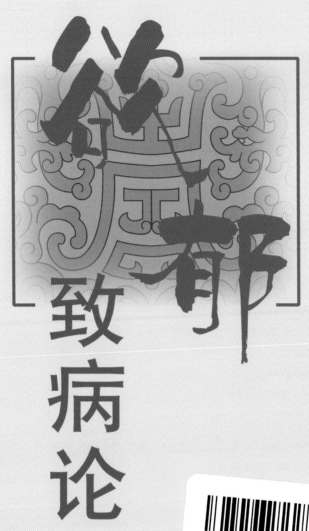

纵郁致病论

刘大新 主编

中国中医药出版社

·北京·

图书在版编目（CIP）数据

欲郁致病论 / 刘大新主编 . —北京：中国中医药出版社，2020.8

ISBN 978 - 7 - 5132 - 6294 - 1

Ⅰ.①欲… Ⅱ.①刘… Ⅲ.①解郁 Ⅳ.① R256

中国版本图书馆 CIP 数据核字（2020）第 114084 号

中国中医药出版社出版

北京经济技术开发区科创十三街 31 号院二区 8 号楼

邮政编码　100176

传真　010-64405750

三河市同力彩印有限公司印刷

各地新华书店经销

开本 710×1000　1/16　印张 17　彩插 0.5　字数 233 千字

2020 年 8 月第 1 版　2020 年 8 月第 1 次印刷

书号　ISBN 978 - 7 - 5132 - 6294 - 1

定价　68.00 元

网址　www.cptcm.com

社 长 热 线　010-64405720

购 书 热 线　010-89535836

维 权 打 假　010-64405753

微信服务号　zgzyycbs

微商城网址　https://kdt.im/LIdUGr

官 方 微 博　http://e.weibo.com/cptcm

天猫旗舰店网址　https://zgzyycbs.tmall.com

如有印装质量问题请与本社出版部联系（010-64405510）

《欲郁致病论》编委会

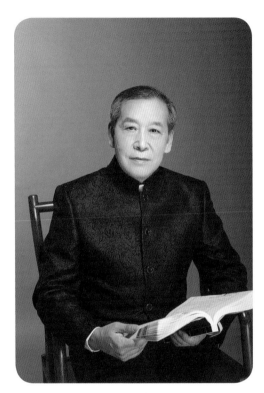

刘大新教授

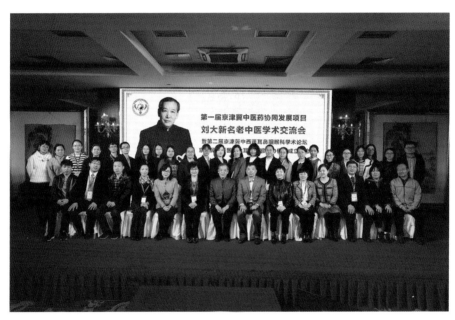

第一届京津冀中医药协同发展项目刘大新名老中医学术交流会

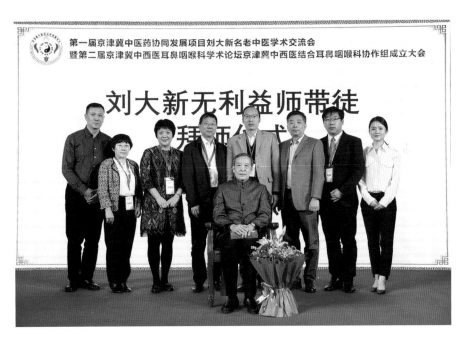

刘大新无利益师带徒拜师仪式

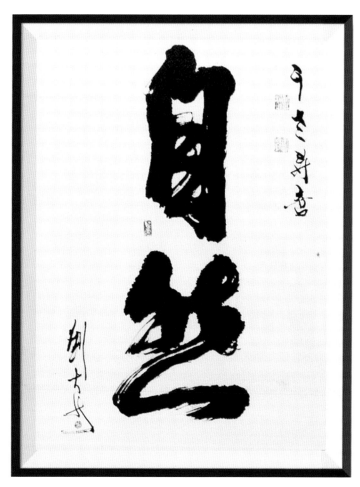

在著名中医耳鼻喉科学家、国医大师、中医现代耳鼻喉学科
奠基人之一、第一届中华中医药学会耳鼻喉科分会主任委员
干祖望教授百岁寿辰上，刘大新教授赠送干老手书"自然"

内容提要

　　本书是对刘大新教授40余年临床经验、诊疗理念的高度总结，分析了当今社会十分普遍的"欲－郁"致病现象。上篇根植于中医理论，深入阐述"欲"与"郁"的概念、古今之郁的不同、郁与气的关系；中篇阐述"郁"在实际临床中与疾病的关系；下篇提示临床中如何从理、法、方、药、针方面对"郁证"进行深入认识与有效治疗。各篇皆附有若干典型临床案例加以分析说明，突出强调了"欲－郁"致病的普遍性，并为中医治疗此类疾病的优势提供佐证。临床注重当代"郁"证特性及诊疗思路对治疗有一定提示作用。

编者的话

　　《欲郁致病论》是对刘大新教授数十年临床诊疗经验的高度概括。在数十年临床实践中，刘大新教授与其弟子门人不断深入分析疾病现象，总结归纳临床规律，结合历代先贤的宝贵经验，逐渐形成了一套特色鲜明的疾病认识体系与临床诊疗模式。刘教授在多年前就提出"两因学说"概念，强调医者在临床工作中须细审"无形病因"，重视患者生活状态、社会环境、工作性质、人际关系、性格类型、精神心理特点等各种无形因素对疾病的影响。《欲郁致病论》正是在此基础上，结合其多年临床实践进一步总结归纳，由刘大新教授指导，多位弟子门人共同编纂而成。本书指出了当代社会下"欲→郁→病"的疾病发生发展规律，阐述了疾病发生发展与"欲望""郁证"密切联系，强调了医者临证应注重深究患者发病根本原因，重视询问发病过程、生活状态，更应仔细观察、深入分析患者性格、心理因素，判断是否存在"欲－郁"致病，从而采取更有针对性的治疗方法。本书观点与主张皆来源于《黄帝内经》等历代经典医籍，古已有之，系传承而非创新。只因当代社会环境下，"欲－郁"致病特点尤为明显而未得到足够重视，故此书意在抛砖引玉，与中医同仁分享交流，以期为临床治疗提供参考。

　　岁月悠悠，岐黄千载，医家精进，代代相承。张机著《伤寒杂病论》，何以千年之后经历代医家修缮整理而成书？因其在"各承家技，始终顺旧"之时代，深入观察，勤于思考，善于归总，擅于辨析，勤求古训，博采众长，而立六经之论。此后医家及流派辈出，著作众多，如东晋葛氏《肘后方》，隋巢氏《诸病源候论》，唐孙氏《备急千金要方》，北宋钱氏《小儿药证直诀》，金元河间《宣明论方》、张氏《儒门事亲》、李氏《脾胃论》、朱氏《格致余论》，明张氏《景岳全书》，清吴氏《医宗金鉴》及温病四大家。观其根本，皆为医者用心，因人、因病、因时、因地，顺势而为，绝非特立独行。吾辈今习之，应醒其之思，而非固守其法。观今之医者，不乏以一技之学，一己之念，固执己见，夸大其词，"以至精至微之事，求之于至粗至浅之思"。更有甚者，独创"学派""流派"，真乃"读方三年，便谓天下无病可治"。

　　沧海横流，日月斗转，境遇变迁，病证变化。吾辈应效前辈之思，细辨病因，知晓病机，而非固守陈念，以执用药。今世道繁杂，人心不稳，志无定数，智无明慧。经曰"五常入五脏"，今五常不常，而致五脏不藏，神形无主，唯以金钱之使，欲望无穷，久欲不遂而成郁，郁而成疾。深究其因，欲而致郁者，或名或利，或情或爱，或家或世，或病或灾……此乃病因之本。《史记·货殖列传》："天下熙熙，皆为利来，天下攘攘，皆为利往。"若取应得之利，心安神定；若取不义之利，心神不宁；欲取高官之权、富豪之利，岂能人人所得？不得而强欲往之，情志不遂，致肝失条达，疏泄不及，气机郁滞，情志抑郁而成病。

《欲郁致病论》由余与后学编纂而成，因其各撰一节，文风难免有异，引经难避重复，但其内容不悖，旨在提示当今病因之一，谬误偏颇之处万望同道指点。

刘大新

2020 年元月

目 录

上篇 论郁

第一章 欲与郁 ……………………………………………………… 3

一、欲字解 …………………………………………………………… 3

二、郁字解 …………………………………………………………… 4

三、郁由欲生 ………………………………………………………… 5

第二章 古今之郁，有同有异 ………………………………… 11

一、古之郁 ………………………………………………………… 11

（一）五运六气之郁 ……………………………………………… 11

（二）六郁 ………………………………………………………… 14

（三）情志之郁 …………………………………………………… 15

二、今之郁 ………………………………………………………… 18

第三章 今世之郁，多自欲生 ………………………………… 26

一、社会因素 ……………………………………………………… 28

二、文化因素 ……………………………………………………… 36

三、经济因素 ……………………………………………………… 46

（一）经济发展的社会背景 ……………………………………… 46

（二）经济发展对人类健康的积极影响 ………………………… 46

（三）经济发展对人类健康的消极影响 ………………………… 47

四、生活因素 ……………………………………………… 52

五、性格因素 ……………………………………………… 61

第四章 百病生于气 ………………………………………… 69

一、宇宙人体源于一气 …………………………………… 69

二、正气存内，邪不可干；情牵气动，百病生焉 ……… 71

三、气化阴阳，生寒热，成表里，作百病 ……………… 75

中篇 郁与疾病

第五章 欲郁之为病 ………………………………………… 81

一、梅核气 ………………………………………………… 82

二、脏躁 …………………………………………………… 83

三、百合病 ………………………………………………… 84

四、癫狂 …………………………………………………… 84

五、痛症 …………………………………………………… 84

六、癔症 …………………………………………………… 85

第六章 百病皆有郁 ………………………………………… 94

一、欲郁成疾 ……………………………………………… 96

二、病中忧郁 ……………………………………………… 109

三、欲郁不除，疾病难断 ………………………………… 116

下篇 治疗与调护

第七章 审证求因 …………………………………………… 135

一、追根溯源才能有的放矢 ……………………………… 135

（一）望 ………………………………………………… 136

（二）闻 ………………………………………………… 137

（三）问 ………………………………………………… 138

（四）切 ·· 139

二、博学多闻方可洞悉根源 ························ 140

　　（一）上知天文，因时制宜 ···················· 142

　　（二）下识地理，因地制宜 ···················· 144

　　（三）中晓人事，因人制宜 ···················· 145

　　（四）文化修养 ································ 146

第八章　临证解郁 ·································· 152

一、医患交流解其郁 ······························ 152

　　（一）就诊环境 ································ 152

　　（二）医生形象 ································ 153

　　（三）医患沟通 ································ 154

　　（四）交流解郁 ································ 155

二、辨证论治解其郁 ······························ 163

　　（一）古代经典医著中对郁证的辨证论治 ········ 164

　　（二）郁证的分类 ······························ 169

三、以情胜情 ···································· 176

四、针灸解郁 ···································· 186

　　（一）审气辨郁 ································ 187

　　（二）调气解郁 ································ 188

　　（三）不同类型郁证选穴特点 ·················· 192

第九章　方药探析 ·································· 197

一、郁证常用中药探析 ···························· 197

　　（一）疏肝药 ·································· 197

　　（二）解郁药 ·································· 201

　　（三）养心药 ·································· 203

　　（四）定志药 ·································· 207

　　（五）重镇药 ·································· 209

（六）开窍药 ……………………………………………… 211

二、郁证常用方剂探析 ……………………………………… 214

（一）肝气郁结 …………………………………………… 215

（二）肝郁脾虚 …………………………………………… 218

（三）气郁化火 …………………………………………… 220

（四）火盛伤阴 …………………………………………… 221

（五）气滞血瘀 …………………………………………… 223

（六）痰气互结 …………………………………………… 224

（七）痰郁化热 …………………………………………… 224

（八）心神失养 …………………………………………… 225

（九）心脾两虚 …………………………………………… 225

（十）心肾阴虚 …………………………………………… 226

第十章　自我调节 …………………………………………… 228

一、欲郁致病与抑郁症概述 ………………………………… 228

（一）欲郁致病的自我认知 ……………………………… 228

（二）抑郁症概述 ………………………………………… 229

二、欲郁致病及抑郁症的几种自我调节方法 ……………… 230

（一）阳光疗法 …………………………………………… 230

（二）运动疗法 …………………………………………… 230

（三）音乐疗法 …………………………………………… 231

（四）婚姻、家庭疗法 …………………………………… 232

（五）交际疗法 …………………………………………… 233

（六）饮食疗法 …………………………………………… 233

（七）睡眠疗法 …………………………………………… 233

（八）宣泄疗法 …………………………………………… 234

（九）自嘲幽默疗法 ……………………………………… 234

（十）正念冥想疗法 ……………………………………… 234

三、不同阶段抑郁的自我调节 ⋯⋯⋯⋯⋯⋯⋯⋯⋯⋯⋯235
　　（一）青少年之郁 ⋯⋯⋯⋯⋯⋯⋯⋯⋯⋯⋯⋯⋯⋯235
　　（二）老年之郁 ⋯⋯⋯⋯⋯⋯⋯⋯⋯⋯⋯⋯⋯⋯⋯236
　　（三）产后之郁 ⋯⋯⋯⋯⋯⋯⋯⋯⋯⋯⋯⋯⋯⋯⋯237
　　（四）更年期之郁 ⋯⋯⋯⋯⋯⋯⋯⋯⋯⋯⋯⋯⋯⋯237

附录

9 条目病人健康问卷抑郁量表 ⋯⋯⋯⋯⋯⋯⋯⋯⋯⋯⋯241
抑郁自评量表 ⋯⋯⋯⋯⋯⋯⋯⋯⋯⋯⋯⋯⋯⋯⋯⋯⋯242
医院用焦虑抑郁量表 ⋯⋯⋯⋯⋯⋯⋯⋯⋯⋯⋯⋯⋯⋯244
贝克抑郁量表 ⋯⋯⋯⋯⋯⋯⋯⋯⋯⋯⋯⋯⋯⋯⋯⋯⋯246
老年抑郁量表 ⋯⋯⋯⋯⋯⋯⋯⋯⋯⋯⋯⋯⋯⋯⋯⋯⋯249
流调中心抑郁量表 ⋯⋯⋯⋯⋯⋯⋯⋯⋯⋯⋯⋯⋯⋯⋯251
汉密尔顿抑郁量表 ⋯⋯⋯⋯⋯⋯⋯⋯⋯⋯⋯⋯⋯⋯⋯252
抑郁症中医证候诊断标准中证 – 症对应关系研究 ⋯⋯⋯257
参考文献 ⋯⋯⋯⋯⋯⋯⋯⋯⋯⋯⋯⋯⋯⋯⋯⋯⋯⋯⋯259

上篇
论 郁

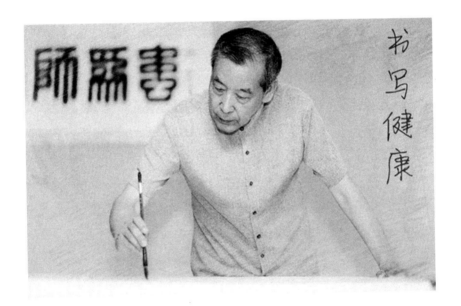

第一章　欲与郁

一、欲字解

欲字从谷从欠，谷者为物，欠者不足。

可见欲字本身就有过求而贪之意。故《说文解字》解释为："贪欲也。从欠谷声。"但是，欲望也是动物天生的为了生存的基本需求，这种原始基本欲望无善恶之分，它是一切动物生存必不可少的条件。人类欲望与其他动物的欲望不同，人的欲望在满足基本生存需求后，是享受更多物质的个人需求、谋求更快发展的社会需求、希望更好地体现个人价值的精神需求等复杂需求结构。欲望随人类生活的历史条件、生存环境变化和个体社会处境的不同而演变。

人类与生俱来的"七情六欲"是一种正常生理现象。

《礼记》："喜、怒、哀、惧、爱、恶、欲，七者弗学而能。"中医结合病因归纳七情为"喜、怒、忧、思、悲、恐、惊"。

对六欲的解释早见于《吕氏春秋》："生、死、耳、目、口、鼻"。后人从不同角度解读为：求生欲、求知欲、表达欲、表现欲、舒适欲、情欲，或为见欲、听欲、香欲、味欲、触欲、意欲。无论解释如何，正常欲望是人类生理及心理需求，不会引发疾病。如《素问·上古天真论》："有圣人者，处天地之和，从八风之理，适嗜欲于世俗之间，无恚嗔之心，行不欲离于世，被服章，举不欲观于俗，外不劳形于事，内无思想之患，以恬愉为务，以自得为功，形体不敝，精神不散，亦可以百数。"其意为：圣人善于生活在天地自然之中，顺从各种自然规律，满足各种正常人生活欲望，没有恼怒愤恨之情，既不脱离现实生活，也不与世俗同流，不让身体过劳所伤，也不让思想受功利牵制，以平常心做有兴趣的事，做事以顺其自然为原则，身体不易生病衰老，也不耗伤精神，便能够活到百岁以上。然而，欲望一旦过度便会成为健康的敌人。

如求生欲过度，则会过度讲究饮食、过度关注身体、过度追求长寿，不能正确对待疾病和死亡；性欲过度，则过度关注异性形貌、仪态，最终对异性过多占有，纵欲伤身；表现欲过度，则会在人群中表现争强好胜，显示自己与众不同，过度运用权力，期待获得他人服从和尊重，于是维护面子、炫耀地位、追求权势；表达欲过度，则总把自己的想法、所见、感受等不辨是非地告知别人，并力求他人认同或同情，于是喋喋不休地表达、抒发己见；享受欲过度，则会尽其所能地寻求使感觉更舒适的行为方式，无不追求更好、再好、极致，力求身体各感官达到欲望的舒适区……

二、郁字解

郁字在简为"郁"，在繁为"鬱"。

简者释为"以手持肉"，意为"肉食"，表示鱼肉充足，形容膏腴之地，富庶之乡；繁者释为"草木丛生，森林茂密"，亦为"愁事积胸，苦闷忧愁"故而"郁郁寡欢"。无论从简从繁，均为持满而过之意。

昔《素问》记载含"郁"字内容共计41处。如《素问·六元正纪大论》："木郁达之，火郁发之，土郁夺之，金郁泄之，水郁折之。"

《素问·本病论》:"木运承之,降而不下,即黄云见而青霞彰,郁蒸作而大风,雾翳埃胜,折损乃作。久而不降也,伏之化郁……"上述所论之郁与五运六气相关。《素问·举痛论》又云"百病生于气也",此处"气"乃人体气机紊乱,而究其原委,多源于情志,可见以郁致病之多。然郁与郁各有不同,凡过之、满之、结之皆可致郁。如寒过之,热过之,湿过之,暑过之,阴过之,阳过之,气过之,血过之,喜过之,情过之及四时变化不合其时等皆可为郁之源。本书论郁,主论情志致郁,多与肝脾相关,是为今人发病重要因素。

三、郁由欲生

承古之论,病发有三:一为外因,风寒暑湿燥火,今又添霾;二为内因,喜怒忧思悲恐惊,今又多欲;三为不内外因,多跌打损伤等。

此三因中,独情志因素难调,所谓郁也。郁者多由欲所生,欲不遂则郁,其病机在脏以心、肝、脾为主。心主神志,心志恬淡,精神乃治,心生欲望则耗伤心气;肝主疏泄,肝气舒畅可令心情舒畅,肝失疏泄,则气机郁遏,情绪郁闷;脾胃司升降,脾胃健运则清升浊降,神清气朗,然其易为思所伤,思则气结,升降失司。肝脾关系密切,脾胃易为肝所犯,若脾失健运,肝亦受累,肝气不舒反又犯脾。再者,胆附于肝而主决断,胆气充则思敏捷而不迟,果断而少虑,反之则寡欢抑郁。

今之郁者,多为情志不遂,肝失疏泄,气机不畅,肝气郁结,久郁化火。此火乃为气郁化火,而非肝胆湿热生火,故谓之肝郁化火,所见嗔怒愤恨,抑郁寡欢,思虑过度,忧心忡忡。肝木郁而横犯脾土,则脾失健运,水湿停聚,而成痰郁;情志过极,损伤心神,心神失守,坐卧不宁,精神惑乱,反侧难寐,胸中懊憹,或委屈欲哭,病程日久,肝失疏泄,脾失健运,心失所养;脏腑阴阳气血失调,而使心神失养或被扰,气机运行失畅,久成郁证。

《素问·上古天真论》：黄帝问曰"余闻上古之人，春秋皆度百岁，而动作不衰；今时之人，年半百而动作皆衰者，时世异耶？人将失之耶？"岐伯对曰"上古之人，其知道者，法于阴阳，和于术数，饮食有节，起居有常，不妄作劳，故能形与神俱，而尽终其天年，度百岁乃去。今时之人不然也，以酒为浆，以妄为常，醉以入房，以欲竭其精，以耗散其真，不知持满，不时御神，务快其心，逆于生乐，起居无节，故半百而衰也。"细读本节，犹言当下。今时之人，无论官场、生意、聚会，哪个不以酒为浆，以妄言妄语甚至妄为为常？起居无定时，淫欲无节制，过度劳思而伤神，只求一时快心乐欲。以此为常，首先伤脾，继之伤肝，久之伤心。今人所求之欲，或名、或利、或色、或物，总有不满者，欲求不得，久而生郁，气血阴阳能不逆乱郁结？故病从此而生。

然医之不明者，望病治病，不究其理，久治不愈，不知其所。欲过而成郁乃当今病因所在，在此论述既醒医家更醒世人。医者治病应先晓治心治人，还须告诫患者严守古训："虚邪贼风，避之有时，恬淡虚无，真气从之，精神内守，病安从来。是以志闲而少欲，心安而不惧，形劳而不倦，气从以顺，各从其欲，皆得所愿。故美其食，任其服，乐其俗，高下不相慕，其民故曰朴。"

综上所述，欲而不达则生郁，郁而日久则生忿，忿而不泄则生怨，怨忿不解久之又生郁，从而造成脏腑经络正常功能受到影响而生病。

《灵枢·百病始生》："夫百病之始生也，皆生于风雨寒暑、清湿喜怒。"欲郁致病的特点是在情志不遂基础上，导致疾病病机发生变化，以致气机紊乱不顺而结，产生复杂多变的临床病证。《素问·举痛论》："百病生于气也。怒则气上，喜则气缓，悲则气消，恐则气下，寒则气收，炅则气泄，惊则气乱，劳则气耗，思则气结。"这些都是情志不遂，气机失常所致的诸多证候。

《黄帝内经》对郁证的认识有"三郁""五郁""六郁"及"情志之郁"。因欲致郁者，最终都可以体现在诸多郁证之中，而非单纯情志之郁。一个郁证可致五脏气机阻滞不畅、气血津液运行失常，初则肝郁为主，久则心郁、脾郁、肺郁、肾郁具可出现。

《素问·六元正纪大论》提出治疗原则："木郁达之，火郁发之，土郁夺之，金郁泄之，水郁折之。"历代医家各有所解，病因错综复杂，万变归宗，最终还要从五脏气机失调角度审病求因。欲郁致病特点与情志变化和五脏生理关系密切，如喜伤心、怒伤肝、思伤脾、忧伤肺、恐伤肾。

欲郁以致肝郁者：欲望不遂，久而成郁，肝失疏泄，气机郁结，肝不条达，愠怒而生。欲郁以致心郁者：心主神志，肝主疏泄，心与肝一为主血一为藏血，一主神明一主情志，若肝失条达藏血之功，神志无所依，气机郁遏，血脉亦瘀。欲郁以致脾郁者：肝失疏泄，脾失运化，肝郁不舒，横逆犯脾，脾失升降，浊阴不降，清阳之气不能上养清窍。欲郁以致肺郁者：肝升肺降，气机调畅，气血流行，脏腑安和；肝升阳道，肺降阴道，升降得宜，则气机舒畅；若肝郁不升，肺气不降，宣降失常，则气机不利。欲郁以致肾郁者：肝肾一家，乙癸同源，母子之间，阴血互养，精血相生，肝气郁结，子病犯母，阴血两伤。总之，郁证变证繁多，病机复杂，亦可多郁并存，临证时必仔细观察，深入分析，方能明其病因病机，掌握病情变化，辨证究其根本。

《旧唐书·孙思邈传》谓其临证："胆欲大而心欲小，智欲圆而行欲方……'如临深渊，如履薄冰'，谓小心也；'赳赳武夫，公侯干城'，谓大胆也。'不为利回，不为义疚'，行之方也；'见机而作，不俟终日'，智之圆也。"《淮南子·主术训》："凡人之论，心欲小而志欲大，智欲员而行欲方，能欲多而事欲鲜。"引此意为强调临证时要胆大心细，方可胸有成竹。面对疾病，面对生命现象，未知太多，不可骄横，不可得意，不可自以为是。审病求因，必以望闻问切，细致周密而不可疏忽大意。对病因分析越深入，辨证施治越准确，如同运筹帷幄。战略越宏伟，策略越细密，计划越大胆，措施越得当。在此强调，欲郁致病是当代患病的主要特点，提示临证时不可只见疾病而不见人，被眼见所惑而不究其本，郁证可导致多重脏腑经络功能失调而产生多种病证。

【临床案例1】

李某，女，63岁，退休。就诊日期：2014年2月26日。

出生地：银川。居住地：北京（40年）。

初次发病节气：小雪。当下发病节气：雨水。

文化程度：初中。曾经职业：商店售货员（粮食商店）。

望：体态清瘦，动作迟缓，搀扶行走，精神不振，神清合作，恶心时作，面色淡黯，目光怨恨，神态疲乏，爪发无华。舌质暗有齿痕，舌苔白微腻。

闻：语音低微，乏力懒言，呼吸略重，偶有嗳气欲呕。

问：间断眩晕伴右侧耳鸣3个月，加重1小时。

3个月前，患者在夫妻口角后突然出现右耳听力下降伴耳鸣、眩晕、恶心呕吐、视物旋转，神志清楚，不能行走，伴两胁胀满、懊憹烦闷、少寐多梦。随即到急诊就诊，经输液等治疗12小时后眩晕缓解，听力无改善。3个月来每遇情志不遂则眩晕，平均每月发作2次，每次持续数小时，经治疗1天左右逐渐缓解。1小时前，患者因与家人口角，心情不舒，突然发病，视物旋转，耳鸣如蝉。平素食饮不思，口淡不渴，大便溏软，小便如常。既往冠心病、陈旧性脑梗死病史。

切：左脉弦细关脉略强，右脉细弱关尺尤甚，两脉小数。

其他检查：血压120/70毫米汞柱，脉搏100次/分。

专科检查：双耳及鼓膜外观无异常。纯音测听：右耳全聋，左耳平均25分贝。声导抗：双侧A型。

病证分析：主症耳鸣、眩晕。纵观病史，患者首次发病因情志不遂，且历次发作皆与情志相关。此次发病因与家人口角。望诊可见目光怨恨，闻之可见嗳气欲呕。年过六旬，身体瘦弱，乏力懒言，语音低微，右脉细弱关尺尤甚，乃脾肾两虚；其食饮不思，大便溏软，故脾虚为甚，以致气血具欠。脾气一虚，升降失职，宗脉气缓，脉有所竭。正如经云："耳者，宗脉之所聚也，故胃中空则宗脉虚，虚则下溜，脉有所竭者，故耳鸣。"脾土不足，木失所养，制阳乏力，肝阳浮越，上扰清窍，所见视物旋转，耳鸣耳聋，少寐多梦；胁胀头痛，所见左脉弦细关脉略强。经曰："诸风掉眩，皆属于肝。""上气不足，脑为之不满，耳为之苦鸣，头为之苦倾，目为之眩。"此亦将土、木关系辨而述之，然病久之因尚不仅于此。患病初始，时值冬日，寒凝收引，气血困钝，经脉阻滞，血脉失畅，清窍失荣。当下时逢初春，肝木生发，肝应春气，性喜条达。情志不遂，气机不畅，以致气滞血瘀，清阳不达耳窍，清窍闭塞，髓海失养，故发眩晕耳鸣。耳鸣者，有实有虚，眩晕者，虚实夹杂。纵观病史，细查表象，其病因源在肝脾，郁而成疾。当下眩晕不解，先治其标，症缓之后，方药固本。

诊断： 耳眩晕，耳鸣。

辨证： 脾虚肝郁，血虚不荣，清窍失养。

治法： 健脾疏肝，养血活血，祛风通窍。

处方： 四君子汤合通气散加味。

党参15克，茯苓20克，白术10克，炙甘草6克，柴胡10克，香附10克，川芎10克，郁金10克，玫瑰花6克，白芍15克，当归15克，丹参20克，钩藤10克，夏枯草10克，石菖蒲10克，远志10克，路路通10克。3剂，水煎服。

针法： 针刺内关、太阳、印堂。内关强刺激30秒，太阳、印堂留针20分钟后症状缓解，可自己行走。内关穴属手厥阴心包经，主治头晕头痛、恶心呃逆、胸胁痛满及情志失和等；太阳穴为经外奇穴，有明目、止痛、定眩之功；印堂为经外奇穴，是三大经络汇集之地，可醒脑安神，宁心开窍。

二诊： 耳鸣、眩晕症状明显缓解，睡眠改善，自行就诊无须家人陪同。前庭功能：右侧水平半规管功能减弱。上方加黄精20克，去远志、钩藤。7剂，水煎服。

三诊：偶有轻微头晕，耳鸣减轻，食欲睡眠正常。临床显效不再服药，指导自我康复治疗。

按：在分析病例同时，需综合考虑患者出生年代、生活地域，以及当时该地域自然环境、经济状况、民众生活与患者体质的关系。此患者居住、工作在北京40年，这40年北京社会变迁、个人工作变化会对其身体、心理造成影响。通过观察患者家属行为态度，判断其家庭关系。问诊时判断患者性格类型、经济状况、社会地位、生活习惯、兴趣爱好、有无不良嗜好等。结合上述信息分析患者身体及精神状况及发病基础。患者既往有冠心病、脑梗死病史，需要综合分析与此次发病是否关联，发病节气，患者体质、性格与疾病有何关系，最终做出此次发病的辨证及施治。

（刘大新）

第二章　古今之郁，有同有异

一、古之郁

郁者，自古有之，但古今之郁各有特点，涵盖内容也有所变化。然古之郁与今之郁，皆有"过度而郁结"之意。当今所提"郁证"，多指情志因素所致，而古时郁证所包含内容则更为广博，大致分为 3 个方面：其一指自然环境气候不合其时，五运六气太过或不及，进而对人产生影响；其二系有形因素如气、血、痰、湿、火（热）、食等阻滞人体气机升降出入，以致人体功能异常；其三为情志因素之郁。正如清代江涵暾《奉时旨要》云："郁有六气之郁，风寒暑湿燥火是也；有七情之郁，喜怒忧思悲恐惊是也；有人事失养之郁，气血痰食是也。当分治之。"

（一）五运六气之郁

古代先贤深入观察自然现象，综合天文、历法、气象、物候等多方面规律，经过长时间归纳总结，最终形成了运气学说。自然界有其规律，古人用木、火、土、金、水五行来说明一年五个季节的基本特性。若这些特性合乎其固有规律，在正常范围之内，即为平气；若失

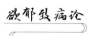

其常度，太过或不及则成郁。

五运之郁各有其特点，早在《黄帝内经》已有系统、详尽的论述。《素问·六元正纪大论》："郁极乃发，待时而作者也……土郁之发，岩谷震惊，雷殷气交，埃昏黄黑，化为白气，飘骤高深，击石飞空，洪水乃从，川流漫衍，田牧土驹。化气乃敷，善为时雨，始生始长，始化始成。故民病心腹胀，肠鸣而为数后，甚则心痛胁䐜，呕吐霍乱，饮发注下，胕肿身重……金郁之发，天洁地明，风清气切，大凉乃举，草树浮烟，燥气以行，霜雾数起，杀气来至，草木苍干，金乃有声。故民病咳逆，心胁满引少腹，善暴痛，不可反侧，嗌干面尘色恶……水郁之发，阳气乃辟，阴气暴举，大寒乃至，川泽严凝，寒氛结为霜雪，甚则黄黑昏翳，流行气交，乃为霜杀，水乃见祥。故民病寒客心痛，腰脽痛，大关节不利，屈伸不便，善厥阴，痞坚腹满……木郁之发，太虚埃昏，云物以扰，大风乃至，屋发折木，木有变。故民病胃脘当心而痛，上支两胁，膈咽不通，食饮不下，甚则耳鸣眩转，目不识人，善暴僵仆……火郁之发，太虚曛翳，大明不彰，炎火行，大暑至，山泽燔燎，材木流津，广厦腾烟，土浮霜卤，止水乃减，蔓草焦黄，风行惑言，湿化乃后。故民病少气，疮疡痈肿，胁腹胸背，面首四肢膜愤胪胀，疡痱呕逆，瘛疭骨痛，节乃有动，注下温疟，腹中暴痛，血溢流注，精液乃少，目赤心热，甚则瞀闷懊憹，善暴死。刻终大温，汗濡玄府，其乃发也。"

可见，五运之变，不论太过或不及皆对自然环境产生巨大影响，而人处自然界中，亦受其累，出现各种疾病。郁之甚者，治之以顺，即《素问·六元正纪大论》所谓"木郁达之，火郁发之，土郁夺之，金郁泄之，水郁折之"。虽本指运气之异变，于人亦有很大指导意义。人生于天地，长于八荒，自然受气运影响，若五气和顺，人自得长养，若五运乖和失度，则五郁之病生也。人与天地自然相应，如《伤寒论序》所云："夫天布五行，以运万类，人禀五常，以有五脏。"天地规律应于人体，以五行统帅五脏乃至全身。《景岳全书·论内经五郁之治》：

"其在于人，则凡气血一有不调而致病者，皆得谓之郁证，亦无非五气之化耳。故以人之脏腑，则木应肝胆，木主风邪，畏其滞抑，故宜达之，或表或里，但使经络通行，则木郁自散，是即谓之达也。火应心与小肠，火主热邪，畏其陷伏，故宜发之，或虚或实，但使气得升扬，则火郁自解，是即谓之发也。土应脾胃，土主湿邪，畏其壅淤，故宜夺之，或上或下，但使浊秽得净，则土郁可平，是即谓之夺也。金应肺与大肠，金主燥邪，畏其秘塞，故宜泄之，或清或浊，但使气液得行，则金郁可除，是即谓之泄也。水应肾与膀胱，水主寒邪，畏其凝溢，故宜折之，或阴或阳，但使精从气化，则水郁可清，是即谓之折也。""达、发、夺、泄、折"五郁治法，是郁证的宏观治疗原则，并非具体治法。观其共通之处，不论达、发、夺、泄、折，皆以顺为法，勿使太过或不及，则五运之气合乎法度，肝木条达气机得顺，心火下温肾水不寒，脾土温燥无湿所侵，肺金宣泄气液畅行，肾水上济心火不亢。人体各部循五行之令，行止有章，生克得法，无太过不及，则五脏和，六腑安。

相比"五郁"的宏观、抽象而言，风、寒、暑（热）、湿、燥、火六气所致之郁则更为具象。如《奉时旨要》所载："风郁之症，由皮毛而入。"《黄帝内经》云："贼风邪气，乘虚伤人，浅者止犯皮毛，深者遍传经络。其症鼻塞身重，或头痛寒热，咳嗽痰喘，失治则风郁。藏于皮肤之间，内不得通，外不得泄，善行而数变，腠理开则洒然寒，闭则热而闷，寒则衰饮食，热则消肌肉。且内舍于肺，则发咳上气……寒郁之症，有由外而入者，有由饮食而致者，有由内而成者，宜分治之。其由外入者，风寒之感也。初起发热恶寒，失治则外寒郁而伤形……其由饮食致者，生冷之伤也。初起吞酸嗳腐，失治则内寒郁而伤脾……暑郁之症，由口鼻而入，轻者为伤暑，重者为闭暑……湿郁之症，身半以下受者居多。雨露之湿本于天，泥潮之湿本于地，酒浆水果汗液之湿本于人。初起在肌表，但发热恶寒，自汗身重，脉滑舌腻，失治则湿郁……燥郁之症，由时令亦由内涸。有脏腑之燥，有血脉之燥。其症咽鼻生干，烦渴咳逆，溺少便难，手足痿弱，失治则燥郁……火郁之症，有贼火，有子火，贼可驱而不可留，子可养而不可害。贼火由六气饮食、暖坑窑灶而得，郁之则熏灼脏腑，烦渴肌消，必至阴涸而后已。"

风、寒、暑、湿、燥、火本为六淫，系外来之邪，而江涵暾将外感与内伤合而论之，统一于六气之中，确有借鉴意义。因不论五郁或六气之郁，外来抑或内生之郁，皆因阻碍人体气机，影响正常生理功能，从而引发疾病。

（二）六郁

"六郁"是古人在"郁证"范畴讨论较多的内容。清代江涵暾谓"气血痰食"是"人事失养之郁"，主要指因饮食、起居、劳作等"人事"失于调养，即生活方式不得法，导致人体内出现"怫郁不通"之处。历代医家所论分类虽然稍有出入，大体不离"气、血、痰、湿、食、热（火）"6 种因素，即所谓"六郁"。《丹溪心法·六郁》："气血冲和，万病不生，一有怫郁，诸病生焉。故人身诸病，多生于郁。"朱震亨在其医论中详细阐述了"六郁"治法，此句提纲挈领，点明六郁致病根本在于怫郁气血，气、湿、痰、热、血、食六者，郁而壅遏气机，"结聚而不得发越也，当升者不得升，当降者不得降，当变化者不得变化也，传化失常，六郁之病见矣。"由此观之，六郁致病根源在于怫郁气血，使气血不得冲和，出入反作，升降失司，继而产生疾病。

肺主气，司呼吸，总司全身气机升降出入，气郁者，肺首当其冲，则见胸胁胀满疼痛，气滞不行，推动无力，不得帅血，故脉沉涩。湿郁者，中焦脾土多受其困，脾阳被遏，阳亏土湿，中气不能达，四肢经络凝涩不运，卫气郁遏，则见周身走痛麻木。诸筋司于肝而会于关节，土湿木郁，筋脉涩结，故肢节枯硬疼痛，遇寒收引更甚，故常遇寒则发。湿郁则血脉不行，故见脉沉细。湿郁甚而结聚成痰，痰郁者，多壅滞肺气，常见动则喘作，寸口脉沉滑。热郁者，邪热积于胸中或循经上扰，则见胸中烦热懊憹、瞀闷，煎熬津液故小便短赤，脉多沉数。血郁不行，周身失于濡养，四肢不荣而见乏力困顿，能食便红，脉沉。食郁则见嗳腐吞酸，腹饱不能食，人迎脉平和，气口脉繁盛。六郁虽各有特点，其间同样联系密切，气郁则生湿，湿郁则成热，热郁则成痰，痰郁则血不行，血郁则食不消而成痞，六者皆相因为病。

（三）情志之郁

情志病在当代社会十分普遍，数千年前，古人就已认识到情志之郁。《素问·举痛论》已指出"百病生于气"，其中就认识到人生百病，不少皆与情绪相关，并详细论述了各种情绪影响人体气机的机理。张机《金匮要略》载"妇人咽中如有炙脔，半夏厚朴汤主之""妇人脏躁，喜悲伤欲哭，像如神灵所作，数欠伸，甘麦大枣汤主之"等从方证角度开创了药物治疗情志疾病的先河。上述《金匮要略》条文皆以"妇人"起头，可见在东汉时期，情志之郁在女性中更为多见。

"妇人咽中如有炙脔"指咽中有异物感，如同烤肉，咯之不出，咽之不下，即后世所谓"梅核气"，此病因情志不遂，气郁痰凝而生，以半夏厚朴汤治之。用半夏、厚朴、生姜，辛以散结，苦以降逆；茯苓佐半夏，利饮行涎；紫苏芳香，宣通郁气，气舒涎去则病自愈。

脏躁一病，根源在悲，五志在肺为悲，五声在肺为哭，悲忧则气消沉。黄元御云："物情喜升而恶降，升则得意而为喜，降则失意而为恐，悲者，恐之先机也。"《灵枢·口问》曰"阳者主上，阴者主下。故阴气积于下，阳气未尽，阳引而上，阴引而下，阴阳相引，故数欠。""欲哭""欠伸"皆因悲伤。脏属阴，阴虚而火乘之则为躁，如神灵所作，则心为火累。以甘麦大枣汤治之，小麦润肺金而除燥，甘草大枣培土补中、养血润燥而息风动，则脏躁得安。

时至明代，张景岳在《景岳全书·郁证》中对郁证做了总结发挥，谓之"总由乎心"，并将其分作三证：一曰怒郁，二曰思郁，三曰忧郁。

"如怒郁者，方其大怒气逆之时，则实邪在肝，多见气满腹胀，所当平也。及其怒后而逆气已去，惟中气受伤矣，既无胀满疼痛等症，而或为倦怠，或为少食，此以木邪克土，损在脾矣，是可不知培养而仍在消伐，则所伐者其谁乎？此怒郁之有先后，亦有虚实，所当辨治者如此。"

张景岳强调"怒则气上"，大怒之时，气循足厥阴肝经上逆，有余于上而成火，火扰神明之府。此时实邪在肝，多见气满腹胀，甚则两胁胀痛，而当泻之平之。怒平之后，火虽得泻，气虽渐平，气机已乱，中气已伤，即木克土，起于肝而损在脾，此即肝郁脾虚证。当代社会，生活、工作、经济等各方压力巨大，人们大多不善于控制、调整情绪，长期处在烦躁、易怒等极端情绪下，气机久不得平复，而脾胃日益受其攻伐，倦怠乏力，少食懒言，腹胀便溏之证比比皆是。

1959年，美国华盛顿大学医学院弗里德曼（Frideman）和罗森曼（Rosenman）领导的研究小组发现，冠心病患者的个性特征与非冠心病患者相比，表现得更主动，精力更充沛，更具支配性，故认为这种个性特征是冠心病易感行为模式。弗雷德曼和罗森曼用4个单词来形容A型性格，即"发怒""恼火""激动""急躁"。1960年提出"A型行为的人易患冠心病"假说。如今，A型性格与功能性消化不良有一定相关性这一认识已不断在临床中得到验证。

"又若思郁者，则惟旷女嫠妇，及灯窗困厄，积疑任怨者皆有之。思则气结，结于心而伤于脾也。及其既甚，则上连肺胃而为咳喘，为失血，为噎膈，为呕吐；下连肝肾，则为带浊，为崩淋，为不月，为劳损。若初病而气结为滞者，宜顺宜开；久病而损及中气者，宜修宜补。然以情病者，非情不解，其在女子，必得愿遂而后可释，或以怒胜思，亦可暂解；其在男子，使非有能屈能伸，达观上智者，终不易却也。若病已既成，损伤必甚，而再行消伐，其不明也亦甚矣。"

思郁以"气结"为主要特征。值得关注的是，张景岳尤其突出"旷女嫠妇"皆有之。"旷女嫠妇"即成年未婚或丧夫女性，与《金匮要略》中半夏厚朴汤证之"妇人咽中如有炙脔……"、甘麦大枣汤证之"妇人脏燥……"强调"妇人"不谋而合。由此观之，中国古代女性相对更容易出现情志疾病。若细究之，与中国古代女性地位、"大门不出二门不迈"的生活方式，以及"夫为妻纲""三从四德"之封建礼教等特定历史时期等综合因素相关，也是女性心理特点所致。"灯窗"原指书生苦学之所，在此泛指物质条件，积疑指平素疑虑较多、思虑过重，任怨提示社会地位不高，常需承受他人抱怨，这几类人更易"思郁"。"思则心有所存，神有所归，正气留而不行"，故气结者，结于心而伤于脾。气结若甚，留而不行，无法发挥正常功能，肺胃之气不得通降，则咳喘、呕吐、噎膈，气不摄血则血失；气结而连及肝肾，在下固摄失司，则为淋、浊，妇人则发崩、带；肾气不行推动无力，则可能出现月经不至、虚劳。

更深一层，张景岳提出了男女不同治疗原则，治女子需遂其愿，方可解其结，或据木土相克，以怒胜思，使其结气得泄。在男子，则需能屈能伸，胸怀宽广，思想通达，智者方能不受思郁所累。更重要的是，若病已成，中气已损，则必兼顾调补，不可过度消伐。

"又若忧郁病者，则全属大虚，本无邪实，此多以衣食之累，利害之牵，及悲忧惊恐而致郁者，总皆受郁之类。盖悲则气消，忧则气沉，必伤脾肺；惊则气乱，恐则气下，必伤肝肾，此其戚戚悠悠，精气但有消索，神志不振，心脾日以耗伤。凡此之辈，皆阳消证也，尚何实邪？使不知培养真元，而再加解散，真与鹭鸶脚上割股者何异？是不可不详加审察，以济人之危也。"

至于忧郁之病，张景岳认为全属大虚而无实邪。究其原因，多为衣食等物质条件的拖累，利益和灾祸的牵连。"衣食"在此依然泛指物质条件，"利害"即利益与损害。生活物质基础成为负累，日夜忧心旦夕祸福，趋利避害，长此以往，则成忧郁；又或悲忧惊恐情绪直接刺激，"悲则心系急，肺布叶举，而上焦不通，荣卫不散，热气在中，故气消矣。"悲忧生于心而伤于肺，悲忧日久则气机消沉，肺脾皆为之伤；"恐则精却，却则上焦闭，闭则气还，还则下焦胀，故气下行矣……惊则心无所倚，神无所归，虑无所定，故气乱矣。"惊恐过极，气机作乱而下行，精气退却，戚戚悠悠，心神耗散而无所归倚，精气日渐消索而累及心脾。

综上所述，古人所论郁者，分而为三：五运六气失其常度所致，是天地之郁；人事失养，气血痰食等有形因素所致，为内生之郁；五志过极，七情内伤所致，乃情志之郁。虽分而论之，其间关系却十分密切。《景岳全书》引朱震亨之言："或七情之邪郁，或寒热之交侵，或九气之怫郁，或两湿之侵凌，或酒浆之积聚，故为留饮湿郁之疾。又如热郁而成痰，痰郁而成癖，血郁而成瘕，食郁而成痞满，此必然之理也。"天人相应，五运六气之郁，影响人体正常功能，亦可出现气、血、痰、食之郁；同时，天地之气亦可影响人的情绪，从而出现情志之郁。郁者，过也，多也，不通也。《张氏医通》："郁证多缘于志虑不伸。而气先受病。"《奉时旨要》引张璐之言："石顽曰：盖东方生木，生生之气，火气即付于木中，故木郁则火郁，土郁，而金亦郁，水亦郁，五行相因，自然之理也。治木郁而诸郁皆开矣，逍遥散是也。""六郁"亦多累及脾胃，情志之郁同理，怒郁亢于肝而克于脾，思郁结于心而伤于脾，亦可连及肝肾，忧郁气消沉而累及心脾。可见郁者，抑而不通之义，肝心脾肺肾皆可受累，但其中以心、肝、脾为主。疏肝理脾养心为治郁之大法，逍遥散意在疏肝理脾，是临床治疗郁证最常用方剂之一。

二、今之郁

今时之郁，既与古时之郁有相通之处，也有与当今社会环境相适应的新特点。当代所提郁证，主要指情志之郁，而当今之郁，很大程度上来源于无穷的欲望。

与古代社会不同，当代社会物质条件丰富，人们生活水平显著提高，社会文化与人的思想、思维方式都发生了巨大变化，生活方式、饮食结构等同样彻底改变，这是古今差异产生的重要原因。随着人类对自然的改造，文明发展对环境产生了巨大影响，五运六气规律日趋变幻，往往阴阳反作，寒热颠倒，风雨骤变，更添"雾霾"。科技进步也让人们体验到冬暖夏凉，甚至能够吃到不合时令的食物。现代人生活方式，已非"法于阴阳，合于术数，食饮有节，起居有常"，反而阴阳相悖，饮食随性，毫无规律节制，作息黑白颠倒，甚至昼伏夜出等，这一切都影响着人类生命规律。

今人郁证以情志之郁最为普遍，其中又以因欲致郁最多见。当今社会环境下，郁证成因更隐匿，易被忽略，其对人体、疾病的影响也更为潜移默化。这种变化同样源于社会环境、生活方式的改变。在古代，除少数贵族之外，大多数黎民百姓物质生活水平都比较低，日出而作，日落而息，勉强维持生计已是难得。各阶级区分相对严格，同一阶级如社会底层大众，彼此之间物质水平相差不大，常言道"不患寡而患不均"，彼此之间差距不明显，无过多比较，因此相较今人而言，古人欲望较为寡淡，攀比、嫉妒、抱怨、愤恨等不良情绪及心理相对少见，情志之郁并不普遍。而如今的社会现状怎样呢？

首先，物质条件很大改善，人们虽普遍过上了衣食无忧的生活，但贫富差距巨大，尤其当金钱、名利、地位、权势成为社会衡量一个人成功与否的标准，导致人们对于名利、物质的欲望越来越大。而大多数人难以满足其过度的欲望，攀比、嫉妒、愤愤不平、怨天尤人等不良情绪比比皆是。在巨大社会压力下，人心浮躁、急功近利、追求眼前利益、焦躁不安、冲动易怒，甚至焦虑、抑郁等不良情绪或性格特点常常变成了主导，影响着一个人的思维方式及行为倾向，郁证便不断滋生。其次，物质需求得到一定程度上的满足后，人们精神需求就会更大，过度关注自己内心，注重精神、心理感受，从而变得更为敏感，思虑重，易激惹，因此也更易产生精神、心理问题。再次，优越的生活环境也让人变得更为惜命，期望长命百岁，从而获得更长久的享受。加之科技发展使当今社会信息传递变得极为方便快捷，人们很容易获取医学信息，这往往导致人们过度关注自身，身体稍有不适，便十分容易过度放大症状感受，忧虑担心，甚至恐慌，继而出现焦虑、抑郁状态。"求生欲"过度同样也是当今社会郁证出现较多的原因。

当代郁证的新特点还体现在患病人群范围与古时相比更大。古人论及情志之郁时，往往强调"女子""妇人"多见，而现代社会环境下，情志病不仅在女性身上可见，男性患者亦不在少数，各年龄层患者均不少见，甚至可见于儿童。同时，城市居民患病率较乡下更高，这也和生活方式、精神压力、思想负担等关系密切。

当今社会，病因藏于万事万物之中，郁证的形成更是如此。人的性别、年龄、家庭、工作、地位等，生活中方方面面皆有可能成为疾病的种子。若非善于观察，深入分析思考，只关注疾病表现的局部症状，对病开药，则难以把握生病的根本原因。医者须重视无形病因，了解季节气候对人的影响，知晓各地风土人情，同时深谙世间人情世故，即须"上知天文，下晓地理，中傍人事"，方能洞悉患病根源，以求取得更好疗效。

【临床案例 2】

张某，女，56 岁。就诊日期：2019 年 5 月 4 日。

出生及长期居住地：黑龙江。现居住地：广西南宁。

初次发病节气：雨水。当下发病节气：谷雨。

职业：购物商场保洁。

望：形体稍胖，精神欠佳，眉头不展，目光呆滞，略显疲惫。舌质淡胖，略暗，边有齿痕，苔白腻略厚。

闻：语声较低，语速偏慢。

问：失眠 2 月余。

患者 2 个月前逐渐出现入睡困难，眠后多梦易醒，醒后难眠，晨起昏沉不清，常觉口干，疲乏无力，精神不振，活动后疲惫症状有所缓解。平素大便溏稀不成形，每日 1 行。生长于黑龙江，近半年随儿子迁至南方居住，于大型商场从事保洁工作，每日工作 8 小时，每月休息 4 日，休息时间不固定。因儿子 30 多岁仍单身未娶，心有所虑。

切：脉沉弦细。

病证分析：患者以失眠为主诉就诊，入睡困难，多梦易醒 2 月余，中医诊断不寐明确。患者阳气妄动不得入于阴，浮越在外，扰动心神，神动不宁，阳不得归，神不安而不寐。《景岳全书·不寐》："不寐证虽病有不一，然惟知邪正二字，则尽之矣。盖寐本乎阴，神其主也，神安则寐，神不安则不寐，其所以不安者，一由邪气之扰，一由营气之不足耳。有邪者多实证，无邪者皆虚证……如痰，如火，如寒气、水气，如饮食忿怒之不寐者，此皆内邪滞逆之扰也。舍此之外，则凡思虑劳倦，惊恐忧疑，及别无所累而常多不寐者，总属其阴精血之不足，阴阳不交，而神有不安其室耳。知此二者，则知所以治此矣。"张景岳指出，不寐之病，总由正邪二因，邪扰则不寐，营虚亦不寐。患者常晨起昏沉不清，口干乏力，精神不振，又见长期便溏，舌淡暗，齿痕，此为脾气不足，不得升清之故。脾虚日久则易生湿邪，湿蕴成痰，则成实邪，故见舌苔白腻。患者近半年由东北迁至南宁，南方本湿重，病发于雨水，而就诊于谷雨，外湿因时、地而作，内湿由脾虚而生，虚实相因，共同为祸，痰湿蒙蔽清窍，扰乱心神，引起失眠。同时，患者因家事思虑不解，脉弦细而沉，舌质暗，又兼郁结之象。

诊断：不寐。

辨证：肝郁脾虚，痰湿蒙窍。

治法：疏肝健脾，祛湿开窍安神。

处方：当归尾 15 克，白芍 15 克，柴胡 10 克，茯苓 30 克，炒白术 10 克，太子参 15 克，合欢花 10 克，生龙骨 30 克（先煎），生牡蛎 30 克（先煎），茯神 30 克，法半夏 9 克，陈皮 10 克，竹茹 10 克，牡丹皮 15 克，石菖蒲 10 克。6 剂，水煎服。

二诊：诉服药后总体精神改善，入睡情况较前好转，睡眠时间有

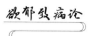

所增加，仍多梦，晨起仍稍有乏力感，便溏次数减少，口干好转。

处方：白芍15克，柴胡10克，茯苓30克，炒白术10克，合欢花6克，合欢皮10克，生龙骨30克（先煎），生牡蛎30克（先煎），法半夏9克，茯神30克，陈皮10克，竹茹10克，石菖蒲10克，远志10克，太子参15克，郁金10克。6剂，水煎服。

按：患者脾虚湿蕴，痰扰心神的病机不难判断，若深入分析，脾虚痰湿之证只是表现、结果，脾虚的根源又是什么呢？笔者诊脉时见沉弦而细，又因其眉头不展，似心有所虑，于是问其家中是否有事烦心扰神。患者诉无大事，只因儿子年逾三十而仍然单身，为之着急，有所思虑。

《景岳全书·不寐》："心有事亦不寐者，以心气之被伐也。盖心藏神，为阳气之宅也，卫主气，司阳气之化也。凡卫气入阴则静，静则寐，正以阳有所归，故神安而寐也……又心为事扰则神动，神动则不静，是以不寐也。故欲求寐者，当养阴中之阳及去静中之动，则得之矣……无邪而不寐者，必营气之不足也。营主血，血虚则无以养心，心虚则神不守舍，故或为惊惕，或为恐畏，或若有所系恋，或无因而偏多妄思，以致终夜不寐，及忽寐忽醒，而为神魂不安等症。皆宜以养营养气为主治。"

患者平素因儿子婚配问题扰心，看似并非大事，但思虑不解，持续存在，必使心神有所牵挂，久则心血暗耗，心神失养而引发不寐。思虑日久又使气结而致肝郁脾虚，而后痰湿渐生。由此观之，情志因素同样十分关键。肝郁、脾虚、痰湿三者相杂为病，故以逍遥散疏肝健脾为主，郁金、合欢花疏肝解郁，茯神、生龙骨、生牡蛎安神潜阳，温胆汤理气祛痰，石菖蒲开窍化湿，再加太子参健脾益气，牡丹皮散气结日久所致瘀象。

【临床案例3】

刘某，男，3岁4个月。就诊日期：2019年4月8日。

出生及居住地：广西南宁。

发病节气：清明。

望：患儿由其母抱入诊室，形体偏瘦，面色黄，口中絮叨不断，自言自语，提问不断，神情亢奋，左顾右盼，多动，时而拿起脉枕及物品敲击桌面，躁扰不宁，难以静坐。口中流涎，胸前所挂围兜已浸湿。舌质淡胖，边尖稍红，苔白腻水滑。

闻：语声高亮，语速较快。

问：厌食3天。

患儿于3天前突然出现厌食，几乎不吃、不喝、不睡，彻夜躁扰不宁，彻夜不眠。连续几日于凌晨三四点要求其母抱其外出。对平日喜食之物亦毫无兴趣。问及发病过程，家属初起诉未察觉明显诱因。后经详细询问，想起患儿发病前有受惊可能。4天前因参加兴趣班，某老师对其大声斥责，第二天出现上述症状。患儿既往食欲一般，挑食，大便一两日1行，偏干，睡眠尚好，偶有夜间惊醒，常口角流涎，本次发病后流涎更甚。

切：脉细滑有力。触及患儿双手皮肤黏滞。

病证分析：患儿以厌食为主诉，发病过程明显，由受惊而得之，系情志致病。小儿本为纯阳之体，肝木生发之气旺盛，因此生长发育迅速，肝气应风动之性，故小儿亦多见好动，男童更甚。《素问·举痛论》曰："惊则气乱……惊则心无所倚，神无所归，虑无所定，故气乱矣。"《素问》载："诸躁狂越，皆属于火。"患儿病发于惊，惊则气乱，心神不得安定，肝气受扰而风动之性更甚；又兼食郁、痰郁，郁而化火扰神，躁动不安。故见患儿神情亢奋，躁扰不寐，左顾右盼，口中言语不休。

虽见实象，本因于虚。心主神志，受惊之后，气乱为标，其本则在于心气不足，心神失养。张景岳谓之："此必于闻见夺气而得之，是宜安养心神，滋培肝胆，当以专扶元气为主治。此固二者之辨，然总之主气强者不易惊，而易惊者必肝胆之不足者也。"《灵枢·本神》：

"肝藏血，血舍魂，肝气虚则恐，实则怒。"肝胆不足也是产生惊恐的原因。

本次发病系受惊所致，肝气乱而躁扰不宁，兼心气虚而彻不寐，为心胆气虚之证。至于厌食，虽因于惊，亦不离脾虚之本。肝木与脾土关系密切，互为因果，肝胆病则脾亦受其累，肝气犯脾则见不思饮食；脾气不足，则见口角流涎。《望诊遵经》："小儿流涎不已者，脾气虚也，流涎滞颐者，脾冷也。"加之平素挑食、食欲不振、口中流涎，皆反映该患儿脾虚状态。脾胃为气血生化之源，长期脾虚，生化之源，肝胆之气亦不足，这也是本次发病基础。在脾虚基础上，患儿舌苔白腻水滑，口中流涎不止，平素大便干结欠畅，又提示食滞、痰湿之象，郁而化火扰神，痰浊蒙蔽清窍，亦可出现躁扰不宁、夜寐不安，故治疗宜从心肝脾，养心安神，平肝定惊，健脾消食，化痰开窍。

诊断：厌食，不寐。

辨证：心胆气虚，脾气不足，痰湿蒙窍。

治法：安神定惊，健脾消食，化痰开窍。

处方：茯神8克，茯苓10克，法半夏6克，陈皮6克，枳壳6克，竹茹6克，远志6克，石菖蒲6克，炒神曲10克，炒山楂10克，炒麦芽10克，生龙骨10克（先煎），煅牡蛎10克（先煎），桑椹6克。6剂，水煎服。

二诊：诉服药1日症状已明显改善，食欲转好，情绪渐安，当晚睡眠转安。

处方：茯神8克，茯苓10克，法半夏6克，陈皮6克，枳壳6克，远志6克，炒麦芽10克，石菖蒲6克，生龙骨10克（先煎），煅牡蛎10克（先煎），桑椹6克，太子参6克，炒白术6克，车前子10克。6剂，水煎服。

服药后患儿未再复诊，回访，家属诉一切安好。

按：本案例患儿就诊时，家长初起并未察觉与受惊有关，只诉患儿突发厌食不寐。笔者观患儿神情躁动不安，不得静坐，口中言语难休，且系突发，而非渐进，故在再三追问其发病过程、起因之下，家属才想起受惊经历，最终疗效显著。试想，若见病治病，只予健脾消食开胃，或兼清心安神之品，未必能取效如前。本案例亦提示问诊的重要性。当今社会环境下，郁证可谓无处不在，3 岁儿童亦可因情志致病，因此医者更应追根溯源，方能洞察病因。

为确定患儿发病前"受惊"经历是否确为病因，笔者接诊时曾于其耳边问该患儿："小朋友，你悄悄告诉我，你最害怕的事情是什么？"不出所料，患儿回答："最怕上平衡车课。"至此方才明了，又当患儿面告知其母，不再带其参加该兴趣班，并以语言安抚患儿，告知不需再上该课，并转移其注意力，加以语言宽慰，其母亲亦配合安抚。

笔者认为，语言疏导作用在本案例中并不亚于服药，当今社会环境下，儿童抑郁症发病率亦逐渐升高，不论成人或儿童，情志因素在各类病因中所占比重越来越大，本书所论皆不离情志致病，意在提示医者在临床过程中对情志因素予以更多重视，以求更全面掌握发病根源，有的放矢，提高疗效。

（陈　灼）

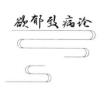

第三章　今世之郁，多自欲生

　　欲郁致病主要根据现代人生存特点如生活起居、生存环境、性格类型、饮食结构、家庭因素、社会因素、从业性质等，深入分析欲从何来及其形成基础，多为各种欲望得不到满足而心生郁闷，导致脏腑经络功能失调，最终以疾病的表现形式发生在人体。

　　20世纪七八十年代，人们生活简单，处于物质生活较贫乏、饮食结构较单一、居住环境较简陋、工作条件较稳定、文化活动较简单、思想较单纯的历史时期。在计划经济体制下，人人享受"大锅饭"的安逸。尽管物质条件较差，百姓的生活大环境是基本平均的，人们习惯和安于这种生活，总体欲望值不高，人与人之间攀比心理不显著。由于整个社会物质条件较差，且每个家庭人口较多，人们只顾及眼前与生活相关的事物如柴、米、油、盐等。

　　40年来，社会的巨大变化颠覆了人们安于平均的生活和思想。随着产业结构改变及经济结构调整，人们工作、生活环境变化可谓翻天覆地。不少人手中的"铁饭碗"被淘汰，部分人"下海"，大家都渴望获得更多，渴望过更好的生活，渴望改善自我现状。然而，每个人的能力、机遇不可能一样，于是个体之间经济落差、思想落差、社会地位落差逐渐产生。昨天的同事今天成了腰缠万贯的老板，昨天还不错的自己今天却一事无成。人们思想观念在社会变革中逐渐转变，以前人们不重视学习，因为学不学都一样，都拿着差不多的工资。现在每个人都意识到学习的重要性，每个家庭都盼望自己孩子从小就上重点学校，家长的经济压力，孩子的学习压力，上学再不是快乐的事。当物质欲望、学习欲望不能满足个人意愿时，负面情绪逐渐滋生，抱怨、愤怒、抑郁、焦虑等病态应运而生。

随着人们物质生活逐渐得到改善，很少人再为吃穿发愁。当基本物质生活得到满足，人在精神层面需求逐渐提高。40年前，大多数人为解决温饱努力生存，无暇顾及精神需求，当再也不为吃穿发愁时，人们发现还有更大需求——精神及心理需求，如自尊、关爱、爱情、精神娱乐，以及得到家庭认可、工作单位认可、社会认可等。与物质需求相比，精神需求更不容易得到满足。

在人们生存环境如此变化的40年，能否适应环境，能否有一种始终如一的积极精神，这与每个人在社会中的状态及文化修养有较大关系。同样位于不利条件时，有的怨天尤人，有的努力进取。同等生活环境，有的看人、看事、看社会，处处不如己愿；有的宽容大度，工作生活顺利。所以，无论是物欲还是情欲，过度需求都不会得到满足，从而由欲望不遂转化为郁闷，心生愤恨。《素问·上古天真论》："适嗜欲于世俗之间，无恚嗔之心，行不欲离于世，被服章，举不欲观于俗，外不劳形于事，内无思想之患，以恬愉为务，以自得为功，形体不敝，精神不散，亦可以百数。"人生于世俗之间，有欲望在所难免，关键是将欲望控制在适度范围内，杜绝思想之患，恬愉自得，精神内守，这才是长寿之道。总而言之，心理与疾病关系密切，长期心理扭曲会通过身体疾病表现出来，疾病只是假象，是临床能看见的"果子"，而种下疾病的种子便是过度的欲望，疾病之果便由此而生。

（颜　玺）

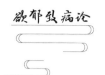

一、社会因素

人是生物性和社会性的和谐统一，马克思主义哲学认为人与其他动物最根本区别在于：人是社会中的人，人具有社会性，这是人的本质属性。在社会群体中，每个个体的生存能力都将远远超过其脱离群体时的生存能力。人与社会环境息息相关，人类能推动社会发展，又无时无刻不受社会环境的影响。因此在现代社会中，社会因素对人类健康具有广泛而深远的影响。其中很大程度上表现为：现代社会环境使得当下人们的欲望越来越大，体现在对金钱的占有、对名利及权势的渴望、对"健康"的过度追求等。欲望的满足远远超过了人们的能力，所求和所得存在较大落差，这就容易使人出现焦躁、不满、焦虑甚至抑郁等不良心理，这种情绪得不到及时、有效地疏导与释放，久而久之便形成郁证，影响脏腑经络功能导致各种疾病。

社会对人的影响包括观念、文化、科学、技术、政治、经济、制度等方面，通过人与社会之间的互动关系、互动方式来体现，一定程度上决定了个人的生命轨迹，同时还影响着每个人的健康观念和生活习惯等。社会对人健康的影响是：通过自我接受与调整达到适应社会环境并保障生命健康的终极目的。德国卫生学家弗兰克提出："居民悲惨的生活是疾病的温床"；德国医学家诺尔曼和病理学家魏尔啸都强调社会经济因素对健康和疾病的重要作用，提出"医学科学的核心是社会科学"。此后随着医学的不断发展，人们逐渐深入地认识到社会学和医学之间的紧密联系。19世纪80年代，世界卫生组织（WTO）提出人人都应享有卫生保健，人在复杂多元的社会环境中生活，会时刻受到社会环境的影响。因此，社会因素对人的影响，也是疾病过程中的重要环节。

社会快速发展使人们的生活方式发生了巨大改变，其中一方面体现在科技进步给人们带来了巨大的便利，如迅捷的交通、发达的互联网等。人们在由各种复杂社会关系网络构成的社会群体中生活，可以从各种社会关系网络中获得精神或物质上的支持与帮助，如从中获取所需的信息与技术，增加个体生产力、改善个体生活质量等。这种便利的信息交换、共享环境对健康的影响具有双面性。一方面，人们患病时可以方便快捷地获得相关疾病与诊疗信息，如某病的权威医院、专家教授乃至其出诊时间与地点等，这得益于信息技术的不断更新与广泛普及。另一方面，随着信息技术的极大发展，人们能够方便地从多种渠道获取健康、疾病相关信息。然而，各种媒体尤其是网络平台上的信息良莠不齐，虚假信息亦不少见。在健康与疾病方面可以见到许多以偏概全甚至无中生有的信息。普通民众并无医学基础，很难分辨信息真伪。同时，即便是正确的信息，也有其适用范围、适用人群等限制条件，或需根据多方面因素综合判断，并不能通过简单文字描述、凭借单一症状表现作出病情判断或得出治疗方案。因此，当人们试图在网络上了解具体症状、疾病的相关问题时，所获取的信息很可能并不准确，从而引起误解，加重对疾病的困扰与忧虑，甚则出现焦虑情绪。在"大健康"时代，各种健康相关节目丰富多样，过度地给普通民众传达专业医疗知识，往往容易过分强调某些症状与疾病之间的联系，进而导致人们对号入座，怀疑自己患病，甚至产生恐慌、焦虑等情绪。更有甚者，一些人或机构为了谋求更大的经济利益，过分夸大某些保健类食品、药品的治疗作用，借机吸引患者购买。这些过度宣传，也在无形中加重了人们对疾病的关注和疑虑，进而更容易引发郁证。

此类现象在临床上并不少见，患者对疾病存在很大疑虑，甚至怀疑自己身患不治之症，于是放大某些不良感受，日久则形成巨大的心理负担，甚至出现焦虑、抑郁状态，这便是郁证。此类郁证产生的根本原因在于人们"求生欲"过大，对健康过度执着，对疾病、死亡有很大恐惧，不接受生老病死的自然过程，这种观念的形成又与当下社会环境中各方面因素关系密切。

社会人际关系也是形成郁证的又一重要社会因素。当代社会中，人们处在多种社会关系构成的复杂人际网络中，每个人都是多种角色的扮演者，维持人与人之间的关系和谐稳定对于人的健康尤为重要。两性关系、家庭关系、同事关系、上下属关系等社会关系都对人的健康产生着重大影响。

两性关系中夫妻关系更是重中之重，对个人的生活、工作、健康都有巨大影响。夫妻关系和睦，双方心情愉悦，生活幸福，会促使全家人心情舒畅，关系融洽，有利于身心健康。若夫妻间相处不和谐、总出现矛盾、经常吵架，或世界观、人生观、价值观不合，会使双方长期处于抑郁、愤怒等消极心理状态，积郁成疾，引发多种疾病，如失眠、冠心病、焦虑抑郁症、高血压等。

随着经济快速发展，社会结构不断变化，离婚率逐年攀升已是不争的事实，这个现象背后，存在一定的因素。一方面，社会飞速发展，职场竞争压力巨大，职业更换频率较高，与数十年前人们大多一生只从事一个职业、服务一个岗位的稳定工作状态截然不同，当下人们所处职业环境波动大、不确定因素多、不稳定性高，大多承受着巨大的身心压力。在这种压力下，事业占据了人们大量的时间与精力，容易忽略对于家庭关系的打理与维系，间接造成夫妻矛盾增加、离婚率升高的现状，也使郁证的发生更为普遍，更进一步引发其他疾病。研究人员发现危险的家庭环境（以冲突、冷漠为特征的家庭）会促进心血管疾病的发生。在患者群体中，家庭冲突（慢性家庭压力）对哮喘患者的发病起到中介作用。另一方面，在家庭关系中，父母作为子女最重要的教养者，被认为是家庭关系中对子女影响最大的因素，对子女心理和行为的健康发展起重要作用。夫妻之间发生冲突会直接影响到家庭成员的身心健康，尤其体现在对子女的性格塑造上。近年来儿童抑郁症发病率也在逐渐升高。当今社会，因家庭关系问题引起郁证的现象十分普遍，究其根本原因，欲望使然。人们欲望过大，为了获得更多的金钱、财富，过分追求物质生活享受，未能把握适度原则，不能很好地平衡工作与家庭之间的关系，间接导致了家庭成员之间矛盾、冲突的产生。

社会因素还包括个体收入水平、个体职业类型、社会地位等，各种社会因素都可能对人体健康造成不同影响。现代社会虽然提倡人人平等、职业不分贵贱，但不同社会等级阶层的人所承受的社会责任与压力有巨大差别。社会阶层是在经济、政治等多种因素作用下形成的，在社会层次结构中存在不同地位的群体，这些群体之间具有客观的社会资源差异，如收入、教育和职业，以及主观上感知到由此造成的社会地位的差异。心理压力、情绪与认知等心理因素是社会阶层影响健康的最重要原因。社会阶层亦直接影响个体承受的压力程度，进而影响个体情绪和认知。

风俗习惯是特定社会文化区域内历代人们共同遵守的行为模式或规范，是文化范畴与健康联系最为密切的。风俗习惯贯穿人们的衣食住行，最为直接地影响着人类健康。不同地域有着不同的风俗习惯，有时人们一旦违背当地的习俗，就会受到当地群众的排斥甚至辱骂。风俗习惯往往是人们牢固的成见，少有变化。它在人类千百年生产生活实践中形成，大部分有其科学性和合理性，也同时具有两面性：一些地区的风俗文化丰富着人们的生活，激发民众生活的激情；但也可能间接使部分人毫不节制自身欲望，贪图享乐，耗气伤血，日久而成虚损之病，或因正气匮乏，邪气侵袭人体而发病。再者，有些地区如今依然保留着古时遗留下来带有封建色彩的思想观念，在一些发展相对落后的地区尤为明显，如重男轻女的观念。这种观念使老一辈抱有强烈的欲望，期望子女能有男性后代以"延续姓氏和血脉"，同时也会对其子女一代造成心理压力，甚至引发婆媳矛盾，若长期求子而不得，也可逐渐形成郁证。

《素问·上古天真论》："恬淡虚无，真气从之，精神内守，病安从来。是以志闲而少欲，心安而不惧，形劳而不倦，气从以顺，各从其欲，皆得所愿。故美其食，任其服，乐其俗，高下不相慕，其民故曰朴。是以嗜欲不能劳其目，淫邪不能惑其心，愚智贤不肖不惧于物，故合于道。所以能年皆度百岁而动作不衰者，以其德全不危也。"由于当代社会结构、物质条件、人们思想观念等因素发生了重大变化，当代人的生活环境、生活方式与上文所阐述的上古真人相去甚远。今人因家庭、生活、工作条件、社会地位等因素影响，欲望太大而不能满足，以致气结，结而成郁，郁久化火，使人焦躁，日久成滞、成瘀，累及气血而致病。

《丹溪心法·六郁》云："气血冲和，万病不生，一有怫郁，诸病生焉，故人身诸病，多生于郁"。欲望过而不达，情志不遂，或突然大悲、大喜、大怒、大忧等精神刺激，致使肝气失于疏泄条达。由于肝的疏泄功能异常，疏泄不及而致气机郁滞所表现的情志抑郁或易怒、善太息，临床或见咽部异物感、耳鸣、耳聋、头痛、眩晕、喉喑、鼻衄、失眠、多梦、纳呆、呃逆、焦虑不安甚至行为异常等多种表现。

李东垣在《脾胃论》中提到要"养生当实元气"，认为"气乃神之祖，精乃气之子，气者精神之根蒂也"。李东垣在著《脾胃论》时，"耳目半失于视听，百脉沸腾而心烦""神气衰于前日，饮食减于囊时"。为了总结自己日渐衰老的原因，告诫世人充实元气，并在《脾胃论·远欲》提出："安于淡薄，少思寡欲，省语以养气，不妄作劳以养形，虚心以维神，寿夭得失，安之于数，得丧既轻，血气自然谐和，邪无所容，病安增剧？苟能如此，亦庶几于道，可谓得其真趣也。"要求人们安于淡泊以养肝气，少思以养心气，寡欲以养肾气，省言语以养肺气，要劳逸适度、饮食有节以养脾气，如此可达到身心健康的养生目的。

总而言之，随着经济发展及社会物质文化水平提高，社会因素致病作用日益突出。在经济飞速发展的今天，社会整体上偏于浮躁，生活压力过大，职场竞争激烈；或家庭环境复杂，夫妻关系、子女关系、婆媳关系紧张；或因收入、生活条件、住房及医疗条件等得不到相应的满足而郁结于胸，从而产生身心健康问题。大多数郁证来源于欲望过大，欲过而郁，郁而成疾。

【临床案例 4】

赵某，女，30 岁。就诊日期：2019 年 3 月 26 日。

出生地：湖南。居住地：北京。

初次发病节气：雨水。当下发病节气：春分。

文化程度：本科。职业：职员。

望：体态清瘦，步态平稳，精神不振，神清合作，面色淡黯，爪发无华。舌淡暗有齿痕，苔白微腻。

闻：语音稍低，少气懒言。

问：咽痛伴咽部异物感 1 个月。

患者 1 个月前因父亲突然生病住院，导致每日上班工作压力较大，下班照顾父亲起居，夜间休息不佳，并与家人发生矛盾，心情抑郁、失眠多日。后出现咽痛，自觉咽部隐约作痛，咽部异物感，吞咽时加重，无碍饮食。无发热。自出现上述症状后终日怀疑自己咽喉部长有"肿瘤"，遂辗转于各大医院耳鼻喉科、普通外科就诊，诊断"慢性咽炎""梅核气"，予养阴清热利咽类中药治疗效果不佳。平素生活不规律，时常加班，情绪焦虑、抑郁，口渴不欲饮，畏寒，下肢甚。偶尔胸闷憋气。纳呆，偶感两胁胀闷不舒，大便黏腻不爽，日 1 行，小便调，失眠多梦。既往患有桥本氏甲状腺炎。无过敏史。

切：脉弦细。

其他检查：血压 120/70 毫米汞柱，脉搏 65 次 / 分。

专科检查：咽部慢性充血，双侧扁桃体 1 度，无充血及脓性分泌物。纤维喉镜示：喉黏膜慢性充血，舌根淋巴滤泡增生，会厌谷隙洁，会厌无充血，双侧声带边缘光滑，运动好，闭合可，双侧杓区黏膜无红肿，双侧梨状窝洁。

诊断：喉痹。

病证分析：患者 1 个月前因工作繁忙，压力较大，长期处于精神紧张、抑郁状态。又逢家人患病，需每日下班照顾饮食起居，劳累形体，因此发病。肝为将军之官，性刚劲，主升发疏泄，喜条达，恶抑郁。患者终日情绪抑郁，肝气郁结，循经阻滞气机，故见两胁胀闷、脉弦。张仲景《金匮要略》有言："见肝之病，知肝传脾，当先实脾……"若肝失条达，肝气郁结，肝木乘克脾土，致使脾气虚弱。脾虚而运化失司，水液代谢异常，聚而生湿，湿浊内阻。脾不升清，难以上养于喉，故咽痛。湿聚成痰，日久痰气互结，则咽部异物感。痰气阻于胸膈，气机不畅，则感胸闷憋气。患者素体脾胃虚弱，运化失权，则纳呆。津液不能上乘于口，故口渴。水湿内停，则口渴不欲饮、便溏。脾为气血生化之源，脾气亏虚则气血化生不足，心神失养而失眠多梦。纵观病史，四诊合参，其病因源在肝脾，兼有痰湿内阻。因病程较长，应标本兼治。

辨证：肝郁脾虚，痰湿内阻。

治法：健脾疏肝，化痰理气。

处方：香砂六君子汤加减。

木香10克，砂仁6克，党参15克，白术10克，茯苓20克，柴胡10克，香附10克，白芍15克，当归15克，郁金10克，玄参15克，合欢花6克，合欢皮6克，姜半夏9克，厚朴10克，生甘草6克。7剂，水煎服。

非药物疗法：

1.中药雾化吸入治疗：以清热养阴中药进行咽喉部局部超声雾化吸入治疗。

2.局部中药穴位贴敷治疗：以理气散结活血中药局部贴敷于天突穴，日1次，成人每次贴4～5小时、儿童1～3小时。皮肤过敏者及婴幼儿、孕妇忌用。

3.耳鼻喉多功能微波咽喉部照射治疗：日1次，每次10分钟。安装心脏起搏器、体内金属支架，以及恶性肿瘤患者，孕妇等忌用。

调护：慎起居，调情志，清淡饮食，忌食生冷辛辣食物，餐后淡盐水漱口。

二诊：患者诉服药后症状明显缓解，心情舒畅，无明显咽痛，稍有咽部异物感。

处方：木香10克，砂仁6克，党参15克，白术10克，茯苓20克，柴胡10克，香附10克，白芍15克，当归15克，郁金10克，玄参10克，合欢花6克，合欢皮6克，姜半夏9克，厚朴10克，生甘草6克，玫瑰花6克，浙贝母10克。14剂，水煎服。

后随访患者症状明显减轻，并逐渐好转。

按：喉痹是指以咽部红肿疼痛，或干燥、异物感，或咽痒不适、吞咽不利等为主要临床表现的疾病。"喉痹"一词，见于《素问·阴阳别论》"一阴一阳结，谓之喉痹"，《素问·至真要大论》"太阴之胜，火气内郁……喉痹"。其含义较广，大抵包含了具有咽喉部红肿疼痛为特点的多种咽喉部急、慢性炎症。该患者发病1个月，属中医"慢喉痹"范畴。慢喉痹在症状上以咽痛、干痒、灼热或异物感为主要表现，病情反复迁延不愈。

《景岳全书》云："人与天地相参，故五脏各以治时感于寒则受病，微则为咳，甚则为泄为痛。乘秋则肺先受邪，乘春则肝先受之。"患者平素性格内向，情绪抑郁，春分时节，肝郁更甚，肝气郁结，乘客脾土，则脾气虚弱。脾虚运化失司，水液代谢异常，聚而为湿，湿浊内阻。痰湿内阻，津液不能上乘于口，则口渴不欲饮。脾不升清，难以上养于喉，故咽痛。湿聚成痰，痰气互结于咽，咽中如有异物，吐之不出，咽之不下。故治法以健脾疏肝，化痰理气为主。

咽与脾胃关系密切，《灵枢·忧恚无言论》曰："咽喉者，水谷之道也。"咽属胃系，脾与胃互为表里，脾主运化水谷精微，化生气血，濡养咽喉，故脾功能的正常运行有助于维持咽喉正常的生理功能。而咽喉是饮食水谷运行的通道，正常的饮食，脾胃运化食物有源，脾胃气机升降有序，咽才能发挥其正常的生理功能。患者平素思虑劳累过度，而伤脾胃，致脾胃虚弱，清阳不升，咽失温养；或脾虚湿浊不化，痰

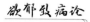

湿内生则浊邪瘀滞清道而发病。针对该患者以香砂六君子汤为主方进行加减治疗，旨在注重局部与脏腑的关系辨证施治，固本治标，标本兼顾，方能奏效。

患者长居北京，生活节奏较快，虽为普通公司职员，但因刚入职不久，为表现自己工作能力，经常加班，作息不规律，较为劳累。其原生家庭属于农村，自尊心强，平时感情较敏感，遇事承受能力较差。此次逢父亲生病住院，每晚悉心照料，劳累形体，又与父亲因治疗方案发生分歧，产生矛盾，故肝气郁结。患者纳少、乏力、便溏，为脾虚表现，综合上述症状为肝郁脾虚证，故服用养阴清热中药效果不佳。治疗咽部疾病不能只看局部，还要注重整体分析，综合论治才能有好的临床疗效。除了调理脏腑功能外，还应重视社会心理因素在疾病发展过程中所起的作用，关注患者的职业、工作环境、阶层地位、家庭关系等，综合分析患者的致病因素，四诊合参，仔细辨证，深入分析，方可取得良效。

（魏　然）

二、文化因素

《易经·贲卦·象传》曰："刚柔交错，天文也；文明以止，人文也。观乎天文，以察时变，观乎人文，以化成天下。""人文化成"一词便出于此，是对"文化"二字的概括。不同时代文化存在差异，每个时代的社会发展都很大程度上受到当时主流文化的影响。《说苑·指武》云："凡武之兴，为不服也，文化不改，然后加诛。"《补亡诗·由仪》曰："文化外辑，武功外悠。"《舟船的起源》作者李二和认为："文化是一切生命文明行为的代称，大自然是人类文化的根本导师和启蒙者。"季羡林先生曾说："文化就是生活，包括物质文化和精神文化两方面，由社会的生产关系所产生相互的物质文化生活方式，如衣食住行，便是物质文化；由社会的生产关系所反映出来的意识形态，如法律、政治、艺术、哲学，便叫精神文化。"文化是人类生活要素的统称，涵盖了生活的方方面面，如风俗习惯、语言文字、饮食起居、传统礼仪等，这些直接或间接影响着一个人的价值观念、生活态度、思维方式等。

中华民族历史悠久，几千年来，结合儒、释、道等多种思想，逐渐形成独特的中华文化，其具体表现为一些深入人心的价值观念，影响着人们的思维模式、处事方式等。

《论语·子罕》记载子在川上曰："逝者如斯夫，不舍昼夜。"孔子望见大江东去，昼夜不息，感叹人生如斯，一去不返。《论语·先进》中季路问事鬼神，子曰："未能事人，焉能事鬼？"曰："敢问死。"曰："未知生，焉知死？"儒家慎言生死，因其主张积极入世，生命有限，逝者如斯，无可奈何，身后之事既不可知，又何苦忧虑死亡？何不乐观生活，积极"事人"？儒家对"死"避而不谈，而着重强调"生"，建立了一套以道德为核心的价值观，提倡忠、孝、仁、义，为国为民可舍生取义、杀身成仁，使人们树立崇高的道德目标，从而超脱对死亡的恐惧。正是在这种思想文化的熏陶下，使近代中国百年屈辱史中涌现出无数为了民族大义奋勇向前、舍生忘死的革命烈士，如董存瑞、黄继光、邱少云等，他们无惧死亡，甚至以为国捐躯为荣。正是他们的血肉，铸成如今繁荣富强的中国。

与儒家相比，道家对死亡的态度则更富浪漫主义色彩，道家注重"自然无为"，顺应天地、自然规律，对生死同等视之，生是自然，死亦是自然，既不悦生，亦不恶死，生死齐一。佛家则将其核心思想"空"运用到生死观之中。佛家认为"诸法因缘生，诸法因缘灭"，万事万物的出现与消亡，都是由于诸多因缘条件的聚合或离散所致，生命亦是如此，"空"即"不永恒"，包括生命在内的万事万物都不可能永恒存在。同时，佛家还认为人生不止一世，死亡只是进入下一个轮回前的过渡，让死亡更容易被人们所接受。

虽然儒、释、道都是中华文化的组成部分，但相对而言，道家、佛家并不像儒家一样被广泛地接受与认可。因此，不论"顺应自然"的道家还是"诸法皆空"的佛家，其生死观都未能真正得到广大民众的认识与接纳，这就使大众对于死亡的认识缺少一份洒脱与豁达。儒家文化是中华民族的主流文化，儒家主论生时如何入世追求更高的人生价值，鲜有谈论死亡与身后归宿等问题，在一定程度上导致人们对死亡缺乏正确认识。有些人传统文化缺失，信仰逐渐淡化甚至丢失，失去了信仰的支撑，往往容易放大对未知死亡的恐惧，并加深对物质生活的不舍，逐渐形成对"健康""长寿"的过分执着与对"死亡"的忌讳、排斥与焦虑。自古以来，上至君王，下至黎民百姓，追求长寿是共同的愿望。君王为了达到长久统治而追求长寿，五石散盛行一时；民众追求长寿，逐渐形成并丰富了以"寿"为主题的民俗文化，如长寿面、寿桃、寿字窗花剪纸、福禄寿三星……这些文化现象背后反映的正是长久以来人们对生命的执着追求。

人们在潜意识里对死亡有着深深的忌讳，甚至连谈论死亡都会受到指责与排斥，认为"不吉利"。长期在这种思想文化的熏陶下，人们极度缺乏对待生老病死的正确态度，一旦真正面对疾病，甚至需要面对死亡之时，将遭遇巨大的打击，无法承受，于是出现抱怨、悔恨、焦虑、抑郁等不良情绪，甚至精神崩溃。这种现象在癌症患者尤其年轻癌症患者身上十分多见，是临床上常见的一类郁证，表现为不接受生病事实，或对疾病存在较大疑虑，执着于让身体"痊愈"、让疾病得到"根治"。求生欲过大，过度在意身体，反而容易放大对疾病的感受，加重病情，不利于疾病的康复。

当下社会，"养生"概念逐渐受到广泛认识，各类以养生为主题的文化产业、健康行业迅速顺势诞生，快速发展。然而，凡事过犹不及，过度强调"养生"，采用的方式不当，很可能反而"害生"。《吕氏春秋·孟春纪·节丧》："审知生，圣人之要也；审知死，圣人之极也。知生也者，不以害生，养生之谓也；知死也者，不以害死，安死之谓也。此二者，圣人之所独决也。凡生于天地之间，其必有死，所不免也。"

《吕氏春秋·孟冬纪·重己》："论其贵贱，爵为天子，不足以比焉；论其轻重，富有天下，不可以易之；论其安危，一曙失之，终身不复得。此三者，有道者之所慎也。有慎之而反害之者，不达乎性命之情也。不达乎性命之情，慎之何益？是师者之爱子也，不免乎枕之以糠；是聋者之养婴儿也，方雷而窥之于堂……使乌获疾引牛尾，尾绝力勯，而牛不可行，逆也。使五尺竖子引其棬，而牛恣所以之，顺也。世之人主贵人，无贤不肖，莫不欲长生久视，而日逆其生，欲之何益？凡生之长也，顺之也；使生不顺者，欲也。故圣人必先适欲。"养生首先要"知生""知死"，了解生命的本质，对生死有一个正确认识，即"达乎性命之情"，然后不过度强求，顺应自然，顺应生命规律，节制欲望，勿使不顺，如此方能养生而不害生。

儒家文化对中华民族影响至深，除生死观念外，其他很多思想主张同样对社会产生着深远影响。《孟子·离娄上》"不孝有三，无后为大"，儒家思想主张通过子子孙孙延续香火，使家族、姓氏得到不断传承。传统文化中重男轻女的封建思想在当今社会某些地区的人们心中依旧根深蒂固，一定程度上影响着家庭的和睦。

中华传统文化观念重视仕途，学子皆以能考取功名为目标，希望衣锦还乡，光宗耀祖。这种对功名、官爵以及权势的追逐也是中华文化的一个特点。古往今来，仕途不顺成就了无数脍炙人口的诗篇，也让众多诗人被人们熟知。杜甫一生坎坷，最终彻悟，写出了"一蓑烟雨任平生"的豁达；李白不愿"摧眉折腰事权贵"，活出了"天子呼来不上船，自称臣是酒中仙"的浪漫；张继落第归家，路过姑苏寒山寺，留下了《枫桥夜泊》这一不朽名篇……这种走入仕途、追逐功名、向往官场的观念同样影响着当代社会，然而真正能走入官场的又有几人？官场之中的斗争、在位与退位的落差，又何尝不会形成巨大的心理压力，从而使人长期处于高压状态，进而影响身心健康呢？这种期望通过仕途成功来实现人生价值的欲望如果太过，同样容易使人产生郁证。

中华文化也有其复杂、矛盾的一面。常言道："害人之心不可有"，传统文化提倡"诚"、讲究"仁"，追求大同社会："大道之行也，天下为公，选贤与能，讲信修睦。故人不独亲其亲，不独子其子，使老有所终，壮有所用，幼有所长，矜、寡、孤、独、废疾者皆有所养，男有分，女有归。货恶其弃于地也，不必藏于己；力恶其不出于身也，不必为己。是故谋闭而不兴，盗窃乱贼而不作，故外户而不闭，是谓大同。"这是社会的最高理想，但现实中，从来没有真正达到过"大同"。在传达"诚信""仁爱"的同时，长辈同样会告诫小辈"防人之心不可无""各人自扫门前雪，莫管他人瓦上霜"。

不可否认，当代社会存在一些诚信、道德缺失的问题。其根源何在？北京大学哲学系、宗教学系教授楼宇烈说，当下中国传统文化已是"失魂落魄"。任何文化都有其精华与糟粕，我们在批判封建礼教的同时，也淡化了人们对"仁、义、礼、智、信"等道德规范的传承，少了道德的约束，人们就会志无所定，神无所依，这是郁证频发的根本原因。

语言文字是文化的重要载体，是人类进行交流的表达符号。现代语言学家叶蜚声说："一门语言是探索一种文化的灯火，一门语言正是了解那个国家那个民族的一个窗口。"文化随着时代改变，促使语言习惯不断发展变化，我们若对民族文化没有一定了解，必然会影响对语言文字的理解。如今传统文化缺失严重，人们对语言文字的来源及其内在含义缺乏最基本的认识与了解，加之网络语言的盛行使文字含义不断发生改变，甚至失去了原有的意义。如"鲜肉"指长相英俊的年轻男性，"鲜花"指年轻貌美的女性，"稀饭"代指喜欢等。这些新兴词汇的出现不符合历年来中华民族文化新生词汇产生的规律，大多只能短暂存在，并随着社会环境的不断变化而继续改变。但这些新兴的网络词汇逐渐融入人们日常生活交流，逐渐覆盖了文字原有的精髓含义，对青少年潜移默化的影响不容忽视。久而久之，人们对于语言文字的认识将更大地偏离，文化传承也将越发困难。

又如中秋、清明、重阳等中国传统节日，是中华民族的历史产物，也是传统文化的重要组成部分，其背后反映中华民族的精神内涵，承载着历代中华人民的信仰与追求。然而，如今舶来文化对传统文化产生了巨大冲击，诸如近年来流行的圣诞节、万圣节、情人节等西方节日在媒体和商家的大肆宣扬下，其热度远远超过本土节日，在年轻一代中尤为盛行。当代年轻人对庆祝这些节日乐此不疲，对传统节日的来由、意义知之甚少。

传统文化的缺失是当下社会现状，但文化的学习与传承是一个循序渐进的积累过程，小到孩童咿呀学语，大到世界文化舞台交流都是我们学习、重拾传统文化的途径。当下社会各界对此逐渐有了认识，传统文化也逐渐受到广大民众的重视，主张传统文化复兴的声音也越来越大，但距离真正重拾传统文化内涵，我们还有很长的路要走。现在依旧有很多青少年对传统文化不屑一顾，甚至弃如敝屣，将时间与精力浪费在过分追求表面华丽的事物上，如风靡当下的整容热潮、争先购买最新电子产品、盲目追星等。古人云"腹有诗书气自华"，此"诗书"非单指诗文、书籍，而是一个人具备广博文化底蕴后，由内到外展现的内涵与修养。这种气质之美无法一蹴而就，需注重个人文化学习，日积月累。

《太上老君养生诀》："且夫摄生者，要先除六害，然后可以保全性命，延驻百年。何者是也，一者薄名利，二者禁声色，三者廉货财，四者损滋味，五者除佞妄，六者去妒忌。六害不除，万物扰心，神岂能清静。"现代社会人类生活节奏快，到处充斥着各种各样的诱惑，嗜欲不止、追逐名利、聚敛财富成为一种普遍的社会现象。人们缺少传统文化熏陶，没有道德观念的约束，丧失信仰的支撑，越发膨胀的欲望得不到克制，更不会满足。人们完全忘却了传统文化和中华美德，妄图通过不劳而获的捷径达到目的，以致迷失自我，甚者道德沦丧，不知何为"仁义礼智信、温良恭俭让、忠孝廉耻勇"，对做出违背传统道德的行为不以为耻，反以为荣，彻底沦为金钱和权力的奴隶。《孟子·告子上》云："仁、义、礼、智，非由外铄我也，我因有之也，弗思耳矣。故曰：'求则得之，舍则失之。'"

文化素养直接决定着人的人生观、价值观和世界观，影响着人的自我行为和认知。人在社会中的行为认知时刻影响着情志的变化，欲望得不到满足日久必会导致情志郁结。实际上，中国传统文化中不乏对"恬淡""平和""淡泊""仁德"等美德的赞颂与宣扬。如《庄子·山木》："谓贤者之交谊，平淡如水，不尚虚华"，宣扬"君子之交淡如水"，而以虚华的势利关系为耻。当代社会传统文化缺失的同时，也随之丢失了恬淡、平和的精神追求，奢靡成风，浮躁成性，人心躁动不安，故百病丛生。

《素问·上古天真论》："恬淡虚无，真气从之，精神内守，病安从来。是以志闲而少欲，心安而不惧，形劳而不倦，气从以顺，各从其欲，皆得所愿。"何为"恬淡虚无"？"恬"指恬静、安静、安然，是一种心理活动；"淡"指淡泊。"恬淡"二字强调内心恬静，乐观向上，顺其自然，以平和的心态看待周围事物，遇事不大喜亦不大悲，做到"不以物喜，不以己悲"，合理调控情绪，保持闲适自然的生活状态。淡泊名利，不随波逐流，减少私欲，豁达开明，守住内心的道德底线。"精神"即"精气"与"元神"的合称，简指内心思维活动及心理状态。"内"指内在，"守"意为守护、坚守。精神守护于内不向外耗散，守得心中一片净土可使心情畅达，气血流畅，病去身安，寿尽天年。现代学者寿世青的《养心说》中有说："未事不可先迎，遇事不可过忧，既事不可留住，听其自来。应以自然，任其自去，忿愤恐惧，好乐忧患，皆得其正，此养心之法也。"教导世人对待事物要以平和的心态顺其自然发展，无论是"未事""遇事"还是"既事"都不可过于劳心伤神、过分留恋，不因物所扰，不被欲所困，这是养生的重要原则之一。

《老子》中记载"恬淡为上，胜而不美"，这是养生之道的精髓所在。"虚无"并非指一无所有，而谓"清静无欲，无所爱恶"，没有杂念，坚守内心清静淡雅。《庄子·刻意》曰："夫恬淡寂寞，虚无无为，此天地之本而道德之质也。"《吕氏春秋·审分览·知度》："君服性命之情，去爱恶之心，用虚无为本。"然物欲横流的今日，人们急功近利，思想浮躁，只追逐眼前利益，不注重文化学习，导致文化素养缺乏，无视自我身心的修养，易被事物表象所蒙蔽。欲望日益膨胀，无法做到以平和娴静的心境面对得失，会引起情绪的剧烈变化。情志与五脏关系密不可分，长此以往导致五脏病变，此即心病引发身病。《庄子·刻意》："平易恬淡，则忧患不能入，邪气不能袭。"此亦在强调恬淡的心态可预防邪气侵袭。可见文化学习不但可以开阔眼界、增长知识，更能修身养性、净化内心，甚至保身长全。《淮南子·原道训》所言："夫精神气志者，静则日充者以壮，躁则日耗者以老。"恬淡少欲，排除杂念，保持平和恬静的精神状态可使身体强壮；心浮气躁，欲望膨胀，耗散精力，会减少寿命。"恬淡虚无"的生活态度可使"真气从之"即"正气存内，邪不可干"。

"恬淡虚无"是一种优雅的中医养生观，同时也是中华传统思想文化所倡导的思想境界。文化对人的养生观念具有鲜明的指导意义。南京中医药大学张焱教授阐述社会人文因素对《黄帝内经》养生学思想的影响，指出文化教育、德教化民的思想观念可使人们的生活质量和养生水平得到大幅度的提高，减少欲望，促进身心健康，增强抗病能力。文化的传承需要大力向全社会普及。文化教育是养生观得以发展和继承的关键所在，提高整个民族的文化素养有利于社会稳定发展、人们生活安宁祥和。当然，每个历史阶段的文化都有其特色，在学习之时要了解时代背景，综合分析，从而去其糟粕，取其精华，批判地继承，而非一味照搬或全盘否定。唯有加强文化修养，提高自我精神境界，才能控制欲望，时刻保持恬淡平和的心态，防止欲过而郁，真正达到"养生"目的。

【临床案例 5】

张某，女，52 岁。就诊日期：2019 年 3 月 6 日。

出生地：江西。居住地：河北。

初次发病节气：小雪。当下发病节气：惊蛰。

文化程度：小学。职业：保洁。

望： 行动自如，步入诊室，体态偏瘦，神清合作，愁眉不展，面色淡黯，爪发少华，目光呆滞。舌质暗，舌苔白。

闻： 语音低微，乏力懒言，时有叹息。

问： 阵发性头痛 20 余年。

患者 20 年前与人争吵后出现后枕部及太阳穴周围阵发性疼痛，发作与季节及月经无明显相关性，曾口服止疼药可轻微缓解。近日头痛发作频繁，后枕部明显，发作时持续数分钟至数小时，无头晕，无恶心呕吐，偶有左肋下疼痛，平素心情不畅，手足不温，饮食欠佳，睡眠差，二便调。既往胆囊切除术后、子宫切除术后。

切： 左脉弦尺脉细，右脉弦尺脉细。

检查： 血压 126/80 毫米汞柱，脉搏 80 次 / 分；鼻旁窦 CT、头颅 CT、头颅 MRI 未见异常。

诊断： 头痛。

病证分析： 头痛者，有实有虚，有外感有内伤。《证治准绳》曰："医书多分头痛头风为二门，然一病也，但有新久去留之分耳。浅而近者名头痛，其痛猝然而至，易于解散速安也。深而远着为头风，其痛作止不常，愈后遇触复发也。"头为诸阳之首，其位最高；脑为元神之府，其用最灵。五脏精华之血，六腑清阳之气，皆上注于头。内而脏腑，外而经络，统帅全身。患者年过五旬，中老年女性，身体瘦弱，饮食欠佳，语音低微，乏力懒言，脉细，为脾虚之证。脾虚而中气不足，清阳不升，浊阴不降，清窍不利；另有脾胃虚弱，气血生化不足，致气血亏虚，不能上荣脑髓，故头痛、睡眠差；平素情志不遂，肝气郁结，上扰清窍，亦可致头痛、肋下疼痛，脉弦；病久阳气耗伤，不能温煦四肢，故手足不温。综合以上故舌暗苔白。纵观病史，细查表象，其病因源在肝脾。

辨证：肝郁气滞，阳虚脾弱。

治法：疏肝解郁，健脾温阳。

处方：逍遥散加减。

当归15克，白芍15克，柴胡10克，茯苓30克，白术10克，郁金10克，玫瑰花6克，合欢花6克，合欢皮10克，葛根20克，木瓜30克，桂枝6克，防风10克，生黄芪30克，炙甘草6克。7剂，水煎服。

二诊：诉头痛发作频率较前减少，1周内肋下未见疼痛，睡眠较前改善。上方加丹参20克，升麻6克。7剂，水煎服。

三诊：症状较前好转。续予上方7剂，水煎服。嘱平素畅情志。

按：本例为常见病头痛患者，30年前患者因生活所迫由江西来到河北，南北方文化差异明显，初期对北方气候、生活方式及风俗习惯等完全不适应，加之语言沟通困难，长期郁郁寡欢，处于压抑焦虑的生活状态。考虑到患者孤身一人来到异地他乡，难免思念亲人，思伤脾，长此以往致使脾阳亏虚；又因患者小学文化程度，知识相对匮乏，学习能力相对欠佳，对周围新鲜事物的接受能力也相对缺乏。在询问病史过程中，得知患者20年前与人争吵原因是语言交流产生误会，致使自己利益受损，难免耿耿于怀。数年来将时间和精力放在获取金钱上，尝试数次后均未成功，生活水平没有得到明显改善。平时亦常因饮食或沟通问题与周围的人发生口角。社会人文的差异使患者融入周围生活困难重重，另因积攒财富的欲望得不到满足，以致肝气郁结引起头痛。若患者想头痛得到明显改善需提高自己的文化修养，学会调畅情志，遇事做到心平气和，不斤斤计较，减少自己对金钱的渴望，从日常生活中体会南北方文化差异，并从根本上接受这种差异的存在。

（滕月红、陈　灼）

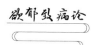
三、经济因素

（一）经济发展的社会背景

历经 40 年不懈努力，中国经济发展翻天覆地，从经济总量来看，1978 年我国经济总量居世界第 11 位，2010 年成为世界第二大经济体；从 GDP 来看，我国 GDP 从 1495 亿美元增加到 12.3 万亿美元，经济总量从占全球 1.8% 提高到占 15.3%，人均 GDP 从 156 美元增加到 8827 美元，超过中等偏上收入国家平均水平，在世界银行公布的 217 个国家（地区）中排名上升到第 95 位。2017 年，我国国内生产总值占世界经济总量的 15% 左右。

全体国民创造了巨大的社会财富，就业机会不断增加，就业结构发生巨大变化，增收渠道日益拓宽，城乡居民收入快速增长，消费支出水平不断提高。人民的生活随之发生巨大变化，根据国家统计局发布的数字显示，城镇居民人均可支配收入从 1978 年的 343.30 元增加到 2017 年的 36396 元。农村居民人均可支配收入从 1978 年的 133.57 元增加到 2017 年的 13432 元。

（二）经济发展对人类健康的积极影响

经济发展提高了居民的物质生活水平，为人们提供衣、食、住、行等基本的物质基础，有利于国家增加卫生投资，促进医疗卫生事业发展。国家、社会对卫生保健的投入及卫生服务的组织实施过程直接关系到人的健康，有利于医学科学技术的进步，为预防控制和消灭某些疾病创造了较好的物质条件。经济发展通过对教育的影响间接影响了人群健康，人们受教育水平的高低将影响人们接受卫生保健知识的多少，开展自我保健活动的能力，进而影响人群的健康水平。2017 年，居民预期寿命由 1981 年的 67.8 岁提高到 2017 年的 76.7 岁。

（三）经济发展对人类健康的消极影响

尽管经济发展有利于健康水平的提高，但随着经济的快速发展，人们在短短几十年间经历了从贫穷到富有的变化，物质水平得到极大提高的同时，思想文化水平并没有得到相应的进步。这在一定程度上影响了人们的价值观。经济因素，如金钱与物质财富逐渐成为人们衡量一个人价值的唯一标准，而忽视了思想道德层面的要求。随之而来的是人们的欲望不断膨胀，物质利益成为人们做事的首要甚至唯一目的。加上缺乏文化修养，没有道德约束，于是为了金钱财富不择手段，甚至无所不用其极，出现众多违法犯罪行为。

由于经济发展带来的环境破坏以及人们生活方式的改变，也会产生一些负面效应，带来一些新的健康问题。随着社会经济的发展，交通的高度发达、人口流动性增加以及自然资源的开采、大量化学合成物质的使用等改变了人们的生活条件和生活方式，提高了人们的生活质量，但也在一定程度上促使人们的物质享受欲望不断增加，进而出现众多不良生活方式。吸烟、酗酒、吸毒、不良饮食及睡眠习惯、运动缺乏等现象越来越普遍，直接对人类健康产生有害影响，导致肥胖症、冠心病、高血压、糖尿病、恶性肿瘤等疾病的发病率不断升高，被称为"现代社会病"。随着人们生活水平的提高，收入的增加，带来的是人们对各种物质需求的不断增加。对于金钱的追求是无止境的，对于各种物质的追求也是无止境的。此外，社会贫富差距的不断加大，也是导致当今社会人们出现"欲""郁"的重要因素。富人看不起穷人，穷人仇视富人；金钱的诱惑、欲望的膨胀使人们变得越来越自私；缺少道德修养、是非观念的教化，社会阶级矛盾也越来越大，郁证也由此滋生。当今社会，随着人们"钱袋子"越来越充裕，临床上因为经济纠纷而出现情志致病的情况不在少数，经济因素在疾病发病过程中的影响越来越明显，这也是医者在临床中需要重视的问题。

【临床案例 6】

张某，女，51 岁。就诊日期：2019 年 4 月 9 日。

出生及居住地：北京。

初次发病节气：惊蛰。当下发病节气：清明。

文化程度：高中。职业：退休。

望：面色少华，体态如常，步态平稳，神清合作。舌淡暗，苔略黄腻。

闻：语音如常。

问：左耳耳鸣伴听力下降 1 个月。

患者 1 个月前情志不遂后出现左耳耳鸣伴有听力下降，耳鸣如蝉，无头晕，无视物旋转，次日于北京某医院耳鼻咽喉科就诊，查纯音测听提示双耳高频听力下降，诊断为"突发性耳聋"，给予天麻素、银杏叶提取物注射液静脉输液，腺苷钴胺注射液肌注，泼尼松片口服治疗。1 周后，患者自觉听力明显恢复，但耳鸣症状改善不明显。此后间断服用银杏叶片、甲钴胺片、耳聋左慈丸等药物治疗均不满意，遂来诊。刻下症见：左耳耳鸣如蝉，夜间入睡时明显，影响睡眠，伴有咽部堵闷感，自觉有痰不能咳出。平素性情急躁，胸胁胀满，自诉绝经后更加急躁，至今仍时有潮热，不欲饮食，眠差，大便干，二三日一行。既往体健，有噪音接触史。

切：脉弦。

其他检查：血压 130/70 毫米汞柱，脉搏 88 次 / 分。

专科检查：纯音测听：双耳高频听力下降。

病证分析：中医古籍对耳鸣耳聋与脏腑和经络的关系论述较多，尤其是关于肝胆的论述。《素问·热论》云："伤寒……三日少阳受之，少阳主胆，其脉循胁络于耳，故胸胁痛而耳聋。"认为外感之邪侵犯少阳胆经，胆失疏泄而发耳聋。《素问·藏气法时论》云："肝病者，虚……则耳无所闻。"认为内伤肝虚而发耳聋。《素问·六元正纪大论》说："木郁之发……甚则耳鸣眩转。"肝的特点是阴中之阳，又称厥阴，喜条达，恶抑郁，主升发，主藏魂。其功能主疏泄、主藏血、主筋华爪、开窍于目，与胆相表里。疏泄有"舒畅""疏通""条达"之意，在正常生理状态下，这个功能体现在疏通气机上。气机为气的升降出入，人体脏腑经络全有赖于气的升降出入。肝的特点主升，所以肝的气机疏通、畅达、升发是否正常，对气的升降出入平衡起调节作用。肝疏泄功能正常则气机条达，升降有常，气血顺畅，脏腑功能及经络运行正常。如肝失疏泄，则导致肝气郁结，气机不畅，出现胸胁胀满疼痛不适。肝脾不和，脾失健运则见脘腹痞满，食欲不振，纳谷不化等脾胃功能障碍。肝气郁结，气机不畅，还可致痰浊内生、水湿停留等。若肝气上逆，升发太过则会出现耳鸣耳聋等。肝气横逆犯脾，脾胃失调可见食欲不振，脘腹痞满，便秘不爽等。肝属木，喜条达，恶抑郁，此与欲郁致病尤其相关。此患者发病诱因为情绪激动，怒气伤肝，肝郁气滞。而情志内伤最易扰乱气机，日久暗耗肝血。气郁化火、生痰、滞血、耗血，均可导致耳窍郁闭，即可见耳鸣耳聋。纵观病史，四诊合参，其病因源在肝，兼有湿瘀内阻。因病程较长，当下标本兼治。

诊断：耳鸣。

辨证：肝郁气滞，湿瘀内阻。

治法：疏肝理气，化瘀除湿。

处方：柴胡10克，香附10克，川芎10克，路路通10克，白芍15克，茯神20克，合欢花10克，合欢皮10克，牛膝10克，栀子10克，生牡蛎30克（先煎），生龙骨30克（先煎），生甘草6克，远志10克，石菖蒲10克，知母6克，丹参30克，清半夏9克，浙贝母10克，葛根20克，黄精20克。14剂，水煎服。

二诊：2周后复诊，患者诉耳鸣略有减轻，仍为蝉鸣，夜间睡眠时明显。此次就诊时患者主动讲述此次发病原因是其丈夫擅自将存款300万借与朋友做生意，未与其商量，且事后朋友生意失败，造成迟迟不能如期归还钱款。该患者多次因此事与丈夫争吵，导致此次耳鸣耳聋发作。

处方：柴胡10克，香附10克，川芎10克，路路通10克，白芍15克，合欢花10克，合欢皮10克，牛膝10克，生牡蛎30克（先煎），生龙骨30克（先煎），生甘草6克，远志10克，石菖蒲10克，郁金10克，丹参30克。14剂，水煎服。

按：上方以通气散为主加减。清代名医王清任在《医林改错》中提到："耳孔内小管通脑，管外有瘀血，靠挤管闭，故耳聋。晚报此方，早服通气散，一日两剂，三二十年耳聋可愈。"方中柴胡味苦、辛，性微寒，归肝、胆经，可升阳达郁；川芎味辛，性温，归肝、胆、心包经，可行气调血；香附味辛、微苦、微甘，性平，归肝、三焦经，可开郁散滞。三药合用，可以行气活血、条达郁滞。

本案为临床提供可借鉴之处有如下几点。第一，因经济原因导致患者发病的问题应该加以重视，患者初诊时未曾明确提供病因，只是含糊其辞言其因与家人争吵导致情志不遂而发病，但二诊时主动讲明发病真正原因是其丈夫私自将家中存款外借，且短时间内不能追回，一方面涉及患者家庭隐私，不是所有患者都能做到"病不忌医"；另一方面，初诊服药后，症状有所缓解，增加了患者的依从性，故能使患者袒露心声。第二，耳鸣患者病情均较为复杂，社会因素、家庭因素、体质因素等均应考虑在内，且应建议患者以自行煎服汤药为首选。第三，在临床治疗过程中，注意调整患者睡眠亦是取得疗效之关键。"阳入于阴而能寐"，入夜能寐是阴阳调和之重要标准。阴平阳秘，精神乃治，百病弗生。

【临床案例7】

刘某，女，35岁。就诊日期：2019年3月21日。

出生及居住地：河北廊坊。

初次发病节气：不详。当下发病节气：春分。

受教育程度：初中。职业：农民。

望： 面色萎黄，表情淡漠，闷闷不乐。舌质淡、偏瘦、舌尖稍红，苔白，中后部偏腻。

闻： 语速较慢，语言表达不流利，少气懒言，焦虑不安。

问： 双耳听力下降3年余，双耳鸣伴头鸣2年余。

患者3年前因与丈夫争吵后突然出现双耳听力下降，但不影响日常生活与交流，未就医。2年前丈夫外出务工，开始出现双耳耳鸣，性质如蝉，夜间尤甚，自觉耳鸣声多变。睡眠差，入睡困难，夜间易醒，醒后难眠，自觉夜半耳鸣加重，头目沉闷，伴搏动性耳鸣。患者育2女，爱人长期外出打工，平素焦虑、心烦易怒，纳食正常，大便基本规律，偶有便溏。

切： 脉沉弦。

诊断： 耳鸣。

治法： 疏肝养血，安神开窍。

处方： 柴胡10克，香附10克，川芎10克，远志10克，路路通10克，白芍15克，丹参30克，葛根30克，生龙骨10克（先煎），生牡蛎10克（先煎），盐知母6克，盐黄柏6克，女贞子10克，墨旱莲6克，茯神30克，郁金10克。14剂，水煎服。

二诊： 服药后，耳鸣、头鸣声音白天较前减弱，夜间基本同前。此次就诊患者无意中谈到3年前因丈夫用家中积蓄私自购买股票，且损失过半，得知此情况后患者即出现双耳听力下降。因家中经济出现严重困难，故患者当时未就医，导致后期出现双耳耳鸣，耳鸣呈波动性，声音多变。睡眠时颅内冲逆感有所改善，头目渐轻，搏动性耳鸣、头鸣发作频率降低。睡眠有所改善。舌质淡暗，苔白腻。

处方： 柴胡10克，香附10克，川芎10克，远志10克，路路通10克，白芍15克，丹参30克，葛根30克，生龙骨10克（先煎），生牡蛎10克（先煎），盐知母6克，盐黄柏6克，女贞子10克，墨旱莲6克，茯神30克，郁金10克，桂枝6克，炙甘草6克。7剂，水煎服。

三诊：耳鸣较前减轻，仍呈波动性，昼轻则夜重，昼重则夜轻，搏动性耳鸣、头鸣数天发作一次，程度减轻，睡眠时颅内、耳内冲逆感减轻。睡眠改善。舌质淡、稍暗，苔白稍腻。脉沉弦。

处方：柴胡10克，香附10克，川芎10克，远志10克，路路通10克，白芍15克，丹参30克，葛根30克，石菖蒲10克，郁金10克，合欢花6克，合欢皮10克，玫瑰花6克，茯神30克，茯苓30克，姜半夏9克，炒薏苡仁30克，泽泻15克。7剂，水煎服。

按：耳鸣虽为耳部症状，但在临床治疗中切不可"头痛医头，脚痛医脚"，切勿以固有"疾病"概念先入为主，更不可以现代医学"微循环障碍"认识耳鸣，千篇一律以活血化瘀为法。局部症状为全身状况在局部之表现，与精神、心理、作息、家庭等因素关系密切。患者务农，听力下降3年，长期独自料理家事，带两女，丈夫长期不在身边，不能过正常的夫妻生活。其耳鸣加重亦与经济相关，案例6中因丈夫借钱发病，此案因丈夫炒股亏损导致疾病加重，因家中经济窘迫，诸事弗顺，长此以往，肝郁气滞，心烦易怒，焦虑不安，睡眠差，为气郁日久稍有化火之象。故以疏肝养血，安神开窍为法。舌淡、脉弦为其本，虽稍显气郁化火之象，当以疏肝为主，兼轻清相火，而不可重用寒凉。后续复诊，大法不变，随症加减，佐以健脾祛湿，重视心理疏导，收效确切。中医临证应全面考虑患者生活状态、工作、性格、心理等诸多因素，统筹把握，才能抓住症结所在；细辨舌脉，重视情志因素，以患为师，辨证论治方为中医真谛。

（姜　辉）

四、生活因素

随着社会发展与进步，生活中许多因素也成为常见病因。古代物质匮乏，条件艰苦，自然环境恶劣，人类生活首先以单纯满足生存需要为目的进行各种活动。当温饱问题得到解决，人类就出现更高的生活要求。随着衣食住行日臻完善，物资不断丰富，生活条件不断提高，人的物欲也越来越苛刻，越来越极端。当对物质的欲望达到一定高度时，衣食住行等物质的量变无法再满足人们的要求，精神需求自然而然成为新的欲望目标。

《灵枢·本脏》："志意者，所以御精神，收魂魄，适寒温，和喜怒者也……志意和则精神专直，魂魄不散。悔怒不起，五脏不受邪矣。寒温和则六腑化谷，风痹不作，经脉通利，肢节得安矣，此人之常平也。"人的心理状态和思维活动可以统御精神，收摄魂魄，使人体能够适应外界环境变化，调节人体自身情绪稳定。

《素问·上古天真论》："上古之人，其知道者，法于阴阳，和于术数，食饮有节，起居有常，不妄作劳，故能形与神俱，而尽终其天年，度百岁乃去。今时之人不然也，以酒为浆，以妄为常，醉以入房，以欲竭其精，以耗散其真，不知持满，不知御神，务快其心，逆于生乐，起居无节，故半百而衰也。"内经提出了理想的生活方式与态度，也对致病日常行为进行了列举。又云："皆谓之虚邪贼风，避之有时，恬淡虚无，真气从之，精神内守，病安从来。是以志闲而少欲，心安而不惧，形老而不倦，气从以顺，各从其欲，皆得所愿。故美其食，任其服，乐其俗，高下不相慕，其民故曰朴。是以嗜欲不能劳其目，淫邪不能惑其心，愚智贤不肖，不惧于物，故和于道。所以能年皆度百岁而动作不衰者，以其德全不危也。"当今社会，食不厌精，脍不厌细，饮食除了满足生存需要，更上升为社交手段，不再如古人只求温饱，反而是膏粱厚味，饕餮日进。生活条件极大改善也使现代人的体质有别于古人，一年四季，无论寒暑，饱食恒温，人体自身的调节功能已经大大退化；加之体力劳动较少，疏于锻炼，甚至以"宅"字为荣，"宅男""宅女"大行其道。人的欲望更多的指向了口腹之欲、感官之欲、两性之欲。当欲望不能得到满足，情绪上的抑郁就应声来到。

《灵枢·口问》："夫百病之始生也，皆生于风雨寒暑，阴阳喜怒，饮食居处，大惊卒恐……"《素问·五运行大论》："怒伤肝，悲胜怒""喜伤心，恐胜喜""思伤脾，怒胜思""忧伤肺，喜胜忧""恐伤肾，思胜恐"。以五行学说中的相克规律，阐述了各种情绪之间的相互作用，即两种情绪活动之间可以互相影响、互相调节，甚至互相抑制。《素问·举痛论》中指出怒则气上、喜则气缓、悲则气消、恐则气下、惊则气乱、思则气结，说明情绪的变化可以导致气机的变化，甚至气机逆乱。《素问·阴阳应象大论》曰："喜怒伤气，寒暑伤形。暴怒伤阴，暴喜伤阳。厥气上行，满脉去形。喜怒不节，寒暑过度，生乃不固。"

当今社会，人们对自我的关注度空前高涨，对健康的认识也不尽相同，各类自媒体都在焦点问题上大做文章，各类食补药补甚至"秘方"泛滥成灾，从幼儿时期就有家长为孩子补充各类维生素。部分老年人群体对社会、对医疗行业不信任，以及对子女过分爱护，使其对自身健康问题过度重视。而一些不良商家趁机作乱，各类补品层出不穷。欲得天年者常有，而乱吃补品的更大有人在。张子和《儒门事亲》："予考诸经，检诸方，试为天下好补者言之。夫人之好补，则有无病而补者，有有病而补者。无病而补者谁与？上而缙绅之流，次而豪富之子。有金玉以荣其身，刍豢以悦其口；寒则衣裘，暑则台榭；动则车马，止则裀褥；味则五辛，饮则长夜。醉饱之余，无所用心，而因致力于床笫，以欲竭其精，以耗散其真，故年半百而衰也。然则奈何？以药为之补矣。"今时之人，可谓尽是"缙绅之流""富豪之子"，多是"无病而补者"。"好补"同样是当代人生活方式的鲜明特点。岂不闻"人参杀人无过，附子救人无功"？凡药皆为以偏纠偏，无虚而补，盈而益之，其祸匪浅。《素问·五常政大论》："帝曰：有毒无毒，服有约乎？岐伯曰：病有久新，方有大小，有毒无毒，固宜常制矣。大毒治病，十去其六；常毒治病，十去其七；小毒治病，十去其八；无毒治病，十去其九。谷肉果菜，食养尽之，无使过之，伤其正也。不尽，行复如法，必先岁气，无伐天和，无盛盛，无虚虚，而遗人天殃，无致邪，无失正，绝人长命。"无毒治病，十去其九，谷肉果菜尚且不可过服，何况补益之品？本无虚证，无疾而补，更使气机壅滞，运化失常，升降失职，阴阳反作，百病由生。

现代人的生活方式和"好补"的养生观念，根源同样在于欲望。人们皆希望长生久视，追求长寿，畏惧死亡，不接受生老病死的自然过程，故而多补、滥补。对生命没有正确认识，对疾病、死亡没有豁达态度，生活中各种欲望毫无节制，衣、食、住、行等各方面皆追求奢华、贪图极致享受，饮食往往膏粱厚味，辛辣油腻，且毫无规律，饥饱无常，本就容易脾胃积滞，耗伤中气；加之缺乏体力劳动，更无适当运动，工作、生活多久坐久卧，脾胃气血更伤。这种情况下，妄图通过食物、药物滋补又不辨其证，多用滋腻益阴，损脾碍胃之品，岂非南辕北辙？正如孙思邈《大医精诚》所言："若盈而益之……塞而壅之，是重加其疾而望其生，吾见其死也。"

疾病的发生发展有其规律可循，陈无择《三因极一病证方论》中说："六淫，天之常气，冒之则先自经络流入，内合于脏腑，为外所因；七情，人之常性，动之则先自脏腑郁发，外形于肢体，为内所因；其如饮食饥饱，叫呼伤气，尽神度量，疲极筋力，阴阳违逆，乃至虎野狼毒虫，金疮折，疰忤附着，畏压溺等，有悖常理，为不内外因。"当今社会，过度、不当的欲望在生活中随处可见，欲过则成郁，"心病"普遍存在，也是当代社会的疾病特点，欲郁致病是众多疾病发生的始动环节，也是疾病发展过程中的常见影响因素。

郁的形成与不良情绪密不可分，而不良情绪在日常生活中难以避免。《灵枢·百病始生》说："喜怒不节则伤脏，脏伤则病起于阴也。"《素问·阴阳应象大论》说："怒伤肝""喜伤心""思伤脾""忧伤肺""恐伤肾"。《三因极一病证方论·三因论》说："七情人之常性，动之则先自脏腑郁发，外形於肢体。"《三因极一病证方论·五劳证治》说："五劳者，皆用意施为，过伤五脏，使五神（即神、魂、魄、意、志）不宁而为病，故曰五劳。以其尽力谋虑则肝劳，曲运神机则心劳，意外致思则脾劳，预事而忧则肺劳，矜持志节则肾劳。是皆不量禀赋，临事过差，遂伤五脏。"所以情志可直接伤及脏腑，且不同情志刺激所伤的脏腑也有所不同。

怒伤肝，是指过度恚怒，引起肝气上逆，肝阳上亢或肝火上炎，耗伤肝的阴血。《素问·本病论》："人或恚怒，气逆上而不下，即伤肝也。"《灵枢·邪气脏腑病形》："若有所大怒，气上而不下，积于胁下，则伤肝。"《素问·举痛论》："怒则气逆，甚则呕血。"《素问·生气通天论》："大怒则形气绝，而血菀于上，使人薄厥。"《医医偶录》："怒气泄，则肝血必大伤；怒气郁，则肝血又暗损。怒者血之贼也。"

思伤脾，是指思虑过度，脾失健运，气机郁结。《望诊遵经·变色望法相参》："思则气结于脾。"《医述·卷七》："思则气结，结于心而伤于脾也。"《医学衷中参西录·资生汤》："心为神明之府，有时心有隐曲，思想不得自遂，则心神拂郁，心血亦遂不能濡润脾土，以成过思伤脾之病。"《琉球百问·琉球原问》："思虑过多，脾血必耗。"

悲忧伤肺，是指过度忧伤悲哀，可以耗伤肺气。《素问·举痛论》："悲则心系急，肺布叶举，而上焦不通，营卫不散，热气在中，故气消矣。"《医醇剩义·劳伤》："悲则气逆，膹郁不舒，积久伤肺。"

恐伤肾，是指恐惧过度，耗伤肾的精气。肾藏精，《素问·举痛论》："恐则精却。"《灵枢·本神》："恐惧而不解则伤精，精伤则骨痠痿厥，精时自下。"惊伤心胆，是指大惊可以伤心神及胆。《素问·举痛论》："惊则心无所倚，神无所归，虑无所定，故气乱矣。"《济生方·惊悸怔忡健忘门》："夫惊悸者，心虚胆怯之所致也。且心者君主之官，神明出焉，胆者中正之官，决断出焉。心气安逸，胆气不怯，决断思虑得其所矣。或因事有所大惊，或闻虚响，或见异相，登高涉险，惊忤心神，气与涎郁，遂使惊悸。"《三因极一病证方论》："惊伤胆者，神无所归，虑无所定，说物不竟而迫，故经曰：惊则气乱。"《杂病源流犀烛·卷六》："惊者，心与肝胃病也。然则因所触，发为惊者，虽属肝胃，受其惊而辄动者，心也。故惊之为病，仍不离乎心。"所以说惊伤心胆。

七情内伤与外感六淫不同。六淫致病是六淫外邪从皮肤或口鼻而入，由表入里，发病初期常有表证。七情内伤是受到外界的刺激引起情志不调，气机出现各种不利，导致内脏阴阳气血失调而发病；或利益、名誉受损，大怒致病；或贪欲偶尔得获，心理满足，大喜若狂；或因家庭亲友突发意外，悲忧致病；或困难重重，思虑过度致病；或因惊怖恐惧，过恐致病等。

刘大新老师认为，现代医学之病因病理，中医之病机证型，都是人在患病后的变化与表现，是表象。而人患病的根源在于其禀赋、德行、情志等的"无形"因素。情志为"因"，疾病为"果"。现代社会崇尚个体努力和后天成就，绝大多数人某种程度上按照他人和社会的期望调整个体目标，个体奋斗的压力较大。由于社会的开放导致许多人面临资本丧失、地位下降等风险，且时刻处于缺少安全感的状态之下。学生面临学业压力，从"不要输在起跑线上"的学龄前儿童开始，各类早教机构不断轮番上场，辅导机构遍地开花。"兴趣班"原本为兴趣而设，其内容也多以怡情养性、提高自我艺术修养的琴棋书画为主，本无高下之分，云泥之别。新的教育政策下，素质教育成为新热点，因此各类琴棋书画的考级、集训层出不穷，给新时期的学生和家长带来极大心理压力，竞争成为常态。整个社会的学生群体都处在激烈竞争环境下，有竞争就有压力，除了环境压力，还有来自自我心理的极大压力。为了适应形形色色的竞争，家长和学生不得不给自己加压，所谓"逆水行舟，不进则退"，人们潜意识里认为，如果不去竞争，就可能会被这个社会淘汰。父母焦虑不已，孩子课业繁重，常常读书至深夜。熬夜已经成为社会病，而且是从幼儿至老年的流行病。

社会生活中诸多因素都可导致心理压力、思想负担的增加。现代社会亲密和个人化的人际关系带来最大的心理压力是满足他人的期待、满足自己的期待。这样的期待，本质上就是欲望。父母有抚育儿女的压力，子女有赡养父母的压力，中年男女有起早贪黑、抚养后代、赡养老人的压力。新时期的两性关系较过去也有了极大变化，不婚的大龄男女逐年增多，"恐婚族""逼婚族"是现今子女与父母的冲突焦点。财富和职业比出身和血统更为重要。社会崇尚个体奋斗，相当一部分个体生活在升职加薪、嫁给高富帅、迎娶白富美的自身目标下。人有各种欲望，当欲望不被满足时，压力随之而来。这就需要有自我排解、自我开导的能力，良好的心理素质，正确的自我认知，否则生活压力就会内化成为心理压力，心理压力就会导致生理疾病。

当代人生活在一个多元、复杂的社会环境中，不论衣食住行、坐卧行走，还是在工作中、生活中，都面临着诸多精神压力与心理负担。这些皆因有所求、有所欲。适当的欲望使人奋发向上、积极进取；欲望一旦过度，或不合时宜，超越了现阶段个人能力所能达到的程度，不良情绪随之而来。若得不到及时、有效的排解，将形成郁证，进而引发各种疾病。

【临床案例8】

李某，女，61岁，退休。就诊日期：2015年9月26日。

出生及居住地：河北石家庄。

初次发病节气：春分。当下发病节气：秋分。

文化程度：大学。曾经职业：办公室职员。

望：体态清瘦，动作疲乏，行走自然，精神欠佳，神清合作，面色萎黄，目光悲苦，神情郁郁，爪甲无华。舌质淡暗边有齿痕，舌苔白滑。

闻：语声低微，时有太息，嗳气时作。

问：打喷嚏流清涕反复发作半年，加重1周。

半年前，其留学德国的独子即将毕业归国，突遭车祸不幸身故，患者本欲前往参加毕业典礼，突闻噩耗，改为参加葬礼，悲痛难耐，于异乡受凉感冒后出现打喷嚏流清涕，反复发作，涕多如涌，泪水涟涟，鼻酸鼻塞，头昏重，头痛绵绵，伴有两胁胀满，夜寐不安，失眠多梦，至医院就诊治疗后症状较前有改善，半年来每遇思及独子，悲伤不已，症状即出现反复。平均每月发作数次，每遇发病即外用鼻用激素，症状略有缓解。近日受凉，症状较前为重，自用激素后症状改善不明显，平素不欲饮食，郁郁寡欢，口淡不渴，频频嗳气，大便溏薄，小便清长。既往体健。

切： 左脉沉弦细，右脉细弱。

其他检查： 血压 110/70 毫米汞柱，脉搏 75 次 / 分。

专科检查： 双侧鼻黏膜色苍白，双下甲不大，双中甲黏膜苍白，鼻腔通气佳，见少许清涕样分泌物，鼻窦 CT 未见明显异常。

病证分析： 该患者主症为打喷嚏、流清涕，病之所起为过度悲伤，情志抑郁，半年来多次发作均与情绪波动有关。望诊可见目光悲苦，郁郁寡欢，闻诊可见频频太息，时有嗳气。患者年以六旬，身体清瘦，语声低微，左脉沉弦细，右脉细弱，发病时节为春分节气。春行木令，肝属木，为将军之官，为风木之脏，气机之枢，体阴而用阳，肝主疏泄，喜条达，恶抑郁，患者忽闻霾耗，忧（悲）伤肺，耗伤肺气。《素问·举痛论》说："悲则心系急，肺布叶举，而上焦不通，营卫不散，热气在中，故气消矣。"《医醇賸义·劳伤》说："悲则气逆，膹郁不舒，积久伤肺。"思虑过度，脾失健运，气机郁结，此为肺脾两虚，肝气郁结之证。不欲饮食，大便溏薄，脾虚较甚，气血生化不足，以致气血两亏。脾气虚弱，升降失职，宗脉气缓，脉有所竭，脾土不足，肝木本就失养，制阳乏力，加之情志抑郁，悲忿内生，少寐多梦，胁胀头痛，患病时值春分，木旺土弱，加之肝气郁结，气血凝滞，经脉不畅，清阳不能上升，宗气不足，卫气不固，所谓正气存内，邪不可干，藩篱不固，邪必凑之。详察病史，求本溯源，其病因源在肝脾，大悲大郁，气血暗耗，久而成疾。

诊断： 鼻鼽。

辨证： 肺脾气虚，肝气郁结。

治法： 疏肝健脾，益气补肺。

处方： 四君子汤合逍遥散加味。

党参 30 克，茯苓 20 克，白术 30 克，柴胡 10 克，香附 10 克，川芎 10 克，醋青皮 9 克，白芍 15 克，当归 15 克，钩藤 10 克，诃子 9 克，五味子 12 克，乌梅 6 克。3 剂，水煎服。

二诊：症状较前缓解，打喷嚏流清涕数量较前减少。上方加山药 20 克，去钩藤。7 剂，水煎服。

三诊：患者情绪较前稳定，不再泫然欲泣，自诉心中仍有郁郁难解之意，打喷嚏流清涕症状明显减轻。上方继服 7 剂。

四诊：患者精神较前好转，诉无明显鼻部症状，饮食较前好转，两胁胀满亦好转，不再服药。

按：该患者年老失子，实为人生之大变故，生活中的事件极大地影响了患者的心理健康，继而进一步影响到患者的生理健康。观察患者的行为举止，音调语态，可以判读出老母失子的悲痛。作为医者，接诊时倾听患者的诉说，也是对患者的一种心理安慰和治疗。患者年老病久，气血亏虚，《医方考》中说："夫面色㿠白，则望之而知其气虚矣；言语轻微，则闻之而知其气虚矣；四肢无力，则问之而知其气虚矣，脉来虚弱，则切之而知其气虚矣。如是则宜补气。"脾胃为后天之本，气血生化之源，气虚则固摄失职，运化无力，四诊合参，详察病因，患者气虚为主要表现，但致病因素实为肝气郁结，当以匡扶正气为主，疏肝解郁为辅。因此处以四君子汤合逍遥散，患者气机塞滞，两胁胀痛，川芎活血行气，青皮疏肝化滞，患者体弱，涕多如涌，不耐攻伐，加诃子乌梅等药以敛肺止涕。该患者就诊 4 次，两次都泪流满面，令人同情，第 4 次就诊时，身体状况较为理想，情绪平和，仍有哀伤之意，但已能够面对。因此，接诊患者不只是接诊患者的"病"，而是需要善于观察，善于引导，善于宽慰，使患者在解决生理疾病的时候，能够找到心理问题的症结，从而达到心身同治的效果。

（普 薇）

五、性格因素

欲郁致病所论者，无论是过度的欲望还是最终形成的郁证，本质上皆属心病，以不良情绪持续或反复存在为主要表现形式，最终引起人体气血阴阳失常而致病。任何人都会不可避免地出现不良情绪，若能做到及时、有效地排解，未长期受到消极情绪的影响，则不会发展为郁证；但有一部分人得不到及时疏导，长期、反复地处在各种不良情绪中，日久必将出现身心健康问题。这其中一个至关重要的因素，便是人的性格类型与"三观"认知。

西方心理学根据人们的思维、情绪、行为将人的性格类型分为"九型人格"，即：完美主义者、给予者、实干者、浪漫主义者、观察者、怀疑论者、享乐主义者、领导者、调停者。九种性格类型各有特点，一个人可以同时属于多种类型，并在特定情况下可能相互转化。见表1：

表 1　九型人格特征表

九型人格	人格特征
完美主义者	冷静理智、严谨细致、循规蹈矩；爱面子、敏感、害怕出错、迫切希望得到他人肯定，嫉妒心强，易愤怒；工作、生活中永远精益求精，追求尽善尽美
给予者	温暖、和善、友好、平易近人、乐于助人；尽力满足、取悦他人，却常常忽略自己的真实意愿
实干者	理性、务实、雷厉风行、事业心强、目的性强；热衷于名利
浪漫主义者	真诚，喜怒溢于言表；崇尚爱与自由，害怕束缚；不看重金钱、名利
观察者	冷静、沉稳、客观、理性；很少感情用事，不轻易发表言论
怀疑论者	过分谨慎、多疑、缺乏信任；多悲观，首先考虑最坏结果
享乐主义者	乐观、开朗、坦诚、友好，享受生活，人际关系融洽，没有世俗偏见，没有嫉妒心，善于与人打成一片

续表

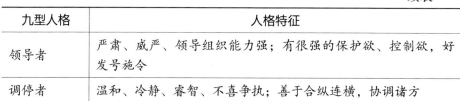

九型人格	人格特征
领导者	严肃、威严、领导组织能力强；有很强的保护欲、控制欲，好发号施令
调停者	温和、冷静、睿智、不喜争执；善于合纵连横，协调诸方

性格描述是人对现实的态度，是一个人在其生活实践过程中经常表现出来的相对稳定、习惯化、具有核心意义的个性心理特征，可以界定为个体思想、情绪、信念、认知、行为、态度以及价值观、人生观、世界观等众多要素的总和。性格形成是多种因素共同作用的结果，随着生物学、生命科学的发展，人们发现性格在一定程度上受到遗传因素的影响，但后天环境对性格的影响往往更大。性格塑造是一个长期、缓慢的过程，最终形成怎样的性格，与其生活环境、接触人群、受教育程度、成长经历等密切相关。因此，人的性格是复杂的、多面的，同时又可以在特定情况下发生改变。

传统性格分类将人分为 A、B、C 三型，介于 A、B 型之间又有中间型 M 型、MA 型与 MB 型。A 型性格又称为外向型，其性格特点为语速较快、语声响亮、动作迅速、性情急躁、缺乏耐心、容易愤怒、竞争性较强、固执己见、争强好胜、习惯于忙碌的生活节奏。B 型性格即内向型，特点为情绪稳定、乐观、平和、深思熟虑；语声偏低沉、语速缓和、动作从容、适应能力强。相比之下，A 型性格的人欲望更大，看重名利、期望受到他人肯定、渴望获得赞誉，故偏于争强好胜，一旦所求得不到充分满足，则容易急躁、愤怒，更易发展成为郁证；而 B 型性格的人相对淡泊，对名利、物质、权势等欲望不大，安贫乐道，宠辱不惊，性格平和，情绪稳定，受外界环境影响小，更有益身心健康。C 型性格指不能良好地表达、宣泄内心不愉快的感受，甚至经常抑制自己情绪的性格。这类人遇事易产生焦虑、不安、愤怒、怨恨、害怕、悲观甚至绝望等不良情绪，但往往很难如实表达，更倾向于掩饰自己内心感受，从而使不良情绪不断放大。如今，越来越多学者通过临床观察研究发现，许多疾病发生、发展都与性格类型有关：A型性格与消化性溃疡以及高血压、冠心病、脑卒中等心脑血管疾病相关；C型性格与恶性肿瘤尤其是乳腺癌、食管癌等相关。

性格决定了一个人的处事方式，影响其遇事时的情绪反应。某种特定性格类型的人往往长期处在一种特定情绪倾向中，如愤怒、担忧、思虑、恐惧等。不良情绪得不到及时、有效地宣泄，将持续对人产生影响，成为引发疾病的基础。因此，一个人的性格同样影响着其易患疾病的类型。如性格张扬、易激动、易愤怒的人多属肝火偏旺、肝阳偏亢。肝火上扰心神则易激动、易愤怒、遇事反应剧烈、难以控制情绪，日久容易引起心悸、不寐、头痛、眩晕等症。长此以往，火盛伤阴，炼液成痰，痰瘀互结，则可能引发胸痹、中风。若思虑较重，或苦心钻营、城府较深之辈，或敏感多疑、易受外物所动之人，抑或过分谨慎、钻牛角尖、追求完美之流，则多见肝气郁结，可能出现胁痛等症。肝气横逆，肝郁脾虚，则出现胃痛、腹痛、纳呆、泄泻等；肝气郁滞还可发展成为气滞血瘀；久之暗耗心血则可见心血不足、心阴不足等证。若性格怯懦、胆小怕事、疑神疑鬼、易受惊吓、常恐惧，或优柔寡断、犹豫不决之人，则多属心气不足、心胆气虚之证。《灵枢·本神》："肝藏血，血舍魂，肝气虚则恐，实则怒。"心主神明，肝司谋虑，胆主决断，这类性格人群亦多见心悸、怔忡、失眠、多梦等症。

《灵枢·通天》根据个体阴阳的不同，将人的体质分为太阴、少阴、太阳、少阳、阴阳和平五种不同的类型，描述了每一种人的生理、心理特征和行为特点："……凡五人者，其态不同，其筋骨气血各不等……太阴之人，贪而不仁，下齐湛湛，好内而恶出，心抑而不发，不务于时，动而后之，此太阴之人也；少阴之人，小贪而贼心，见人有亡，常若有得，好伤好害，见人有荣，乃反愠怒，心疾而无恩，此少阴之人也；太阳之人，居处于于，好言大事，无能而虚说，志发于四野，举措不顾是非，为事如常自用，事虽败而常无悔，此太阳之人也；少阳之人，谛谛好自贵，有小小官，则高自宜，好为外交，而不内附，此少阳之人也；阴阳和平之人，居处安静，无为惧惧，无为欣欣，婉然从物，或与不争，与时变化，尊则谦谦，谭而不治，是谓至治。古之善用针艾者，视人五态乃治之。盛者泻之，虚者补之。"

太阴之人，内心贪得无厌而没有仁义道德，表面谦虚恭敬，其实故作姿态，阴险奸诈，城府较深，贪婪索取而不愿付出，喜怒不形于色，不识时务，只知为自己牟利，行动上惯于后发制人。少阴之人，喜欢贪小便宜，暗藏贼心，嫉妒是其天性，见人有损失则幸灾乐祸，如同自己得到好处一样满足，喜欢伤害他人，见到别人有荣誉则气愤嫉妒，心里恼怒，心性冷漠不讲恩情。太阳之人，喜欢四处表现自己，洋洋得意，爱说大话，没有真才实学，能力不足却言过其实，好高骛远，做事盲目不顾后果、不辨是非，刚愎自用，总认为自己是对的，即使失败也不知悔改，妄自尊大。少阳之人，为人处世小心谨慎，自命不凡，自尊心强，贪慕虚荣，稍有地位则高傲自大，四处宣扬，喜好与人交际，不喜欢平淡、踏实地工作。阴阳和平之人能安静自处，心胸开阔，不慕名利，心安无惧，寡欲无喜，顺应事物发展规律，不计较个人得失，能很好地适应时代变化，即使有很高的地位依然谦逊，品行端庄，胸怀坦荡，处事理智，能让人心悦诚服，为众人所尊敬。

古人不仅以性格特点将人分为五类，更总结了每种性格类型人群的气血、阴阳、脏腑、经脉等生理特点以及其易患疾病特点。并强调治疗时需要充分考虑这五类人不同性格特点，根据其阴阳多少、气血盛衰进行补泻，使阴阳平衡。

"太阴之人，多阴而无阳，其阴血浊，其卫气涩，阴阳不和，缓筋而厚皮，不之疾泻，不能移之。少阴之人，多阴少阳，小胃而大肠，六腑不调，其阳明脉小，而太阳脉大，必审调之，其血易脱，其气易败也。太阳之人，多阳而少阴，必谨调之，无脱其阴，而泻其阳，阳重脱者易狂，阴阳皆脱者，暴死不知人也。少阳之人，多阳少阴，经小而络大，血在中而气外，实阴而虚阳，独泻其络脉则强，气脱而疾，中气不足，病不起也。阴阳和平之人，其阴阳之气和，血脉调。谨诊其阴阳，视其邪正，安容仪，审有余不足，盛则泻之，虚则补之，不盛不虚，以经取之，此所以调阴阳，别五态之人者也。"由此可见，人的性格影响气血阴阳，与疾病的发生发展有着密切联系。

"三观"即世界观、人生观、价值观。世界观是人们对世界的整体看法和根本观点；人生观是人们在实践中形成的对人生目的、价值、意义的根本看法和态度；价值观是基于一定思维感官之上对客观事物价值的根本观点，影响人对事物做出认知、理解、判断或选择。"三观"是一个有机的整体，其中世界观是一个人对世界的总体看法，在这三种观念中起决定性作用；人生观和价值观相辅相成，人生观决定价值取向，价值观引导人生走向；人生观和价值观丰富着世界观。人的性格与"三观"相互影响，统一于每一个个体身上，使每个人都具有各自的独特性，并时刻决定着人们对事物的认知，影响着人们的情绪、态度与行为。

三观之中，价值观与人们日常生活更接近，对人的影响更直接。价值观是人们在社会实践中逐渐形成的关于事物好坏、美丑、损益、正误的评价标准，人们对事物有无价值的评判主要取决于主客体之间关系，即客体属性与主体需求之间是否存在一致性。对于相同事物，不同主体对其价值评判可能存在很大差异，这与每个人的需求、动机、经历相关。价值观对态度、行为具有明显的导向作用。著名社会学家费孝通先生提出"差序格局"的概念，即"以己为中心，像石子一般投入水中，和别人所联系成的社会关系不像团体中的分子一般，大家立在一个平面上，而是像水的波纹一样，一圈圈推出去，愈推愈远，也愈推愈薄"。中国人的价值观结构同样具备这个特点，血缘、地域、经济水平、文化水平等诸多因素共同影响着人们的价值观。如俗语"各人自扫门前雪，莫管他人瓦上霜"所体现的观念，代表着一种以"自我"为中心的价值观。这与《礼记》中"天下为公……故人不独亲其亲，不独子其子……货恶其弃于地也，不必藏于己；力恶其不出于身也，不必为己"的大同社会观念形成鲜明对比。一方面，中国社会自古普遍存在着以"自我"为中心的价值观念，另一方面又在思想上推崇"无我""天下为公""大同""兼爱"等高尚道德追求，由此可见，中国人的价值观结构十分复杂。

"道德"与"富贵"是中国历代学者关于价值观讨论的焦点。追求富贵是大众普遍的价值取向，"升官发财"是人们的共同祈愿，发财则富，升官则贵。同时，道德自古以来又备受推崇，于是出现了道德与富贵是否能够相容的争论。价值观层面对于"道德"与"富贵"分论实际上反映了人们对于"物质"与"精神"的态度。

当代社会物欲横流，人们对于"富贵"的追求依旧强烈。当今的价值观多以经济水平、物质财富等作为价值标准，人们皆崇尚物质享受，人人皆追求享乐，行事皆以经济利益为首要目的。在这样的社会环境中成长、生活，大多数年轻人也形成了信仰金钱、财富至上、享乐为先的人生观与价值观，不断追求奢华、寻求刺激，欲望无穷。而在这种主流价值观、思维方式以及社会文化环境影响下，人们的性格也逐渐变得唯利是图，人与人之间逐渐缺乏信任，社会诚信不存，人们身边缺少了善与美，充斥着无数利益关系。人们长期处在享乐、纵欲、毫无节制的生活方式中，处在钻营、算计、防备的心理状态下，时刻承受着巨大的心理压力与精神负担，长年累月肝气不舒，暗耗心血，百病皆由此而生。

【临床案例 9】

王某，男，31 岁。就诊日期：2018 年 8 月 16 日。

出生及居住地：河北唐山。

初次发病节气：春分。当下发病节气：立秋。

文化程度：大专。职业：金融会计。

望：面色少华，体态如常，神志清楚，步态平稳，两眼无神。舌质紫暗、边有齿痕，舌苔白腻。

闻：语声不扬，时有太息。

问：失眠6个月。

患者6个月前工作变动后出现睡眠障碍，入眠困难，多梦易醒，醒后难眠，胸闷不舒，不思饮食，大便稀溏。患者平素性格较为急躁，做事认真细致，思虑较重，善于与人交流。近6个月来患者寡言少语，不愿与人沟通。曾就诊于当地心理门诊，口服西药（具体不详）治疗，症状无明显改善。

切：脉弦。

其他检查：血压130/80毫米汞柱，脉搏86次/分。

病证分析：主症失眠，属于中医不寐。不寐是以经常不能获得正常睡眠为特征的一类病证，又称"目不瞑""不得卧""不得眠"。《灵枢·本神》云："肝藏血，血摄魂，肝气虚则恐，实则怒。"《素问·灵兰秘典》又有："肝者，将军之官，谋虑出焉。"《景岳全书·杂证谟·不寐》云："劳倦、思虑太过者，必致血液耗亡，神魂无主，所以不眠。"导致不寐的原因众多，因精神、心理、情绪因素者并不少见。该患者病起于工作变动之后，肝气郁结，郁而化火，肝火扰动心神；心神被扰，昼夜不宁，日久则暗耗阴血，故病发不寐，症见失眠多梦，急躁易怒，胸闷不舒，善太息。肝气滞而横克脾土，成肝郁脾虚之证，其病位在肝脾，脾为肝木所乘，失于健运，渐生痰湿，进而痰浊内阻，不思饮食，见舌边齿痕，舌苔白腻。加之该患者平素为人处事认真谨慎，思虑过重，思则气结，肝气不舒为其常态。气滞日久则血瘀而不行，故见舌质紫暗。

诊断：不寐。

辨证：肝郁脾虚。

治法：疏肝健脾、安神定志。

处方：逍遥散加减。

当归15克，白芍15克，柴胡10克，茯苓30克，白术10克，郁全 10 克，合欢花 10 克，合欢皮 10 克，远志 10 克，石菖蒲 10 克，生龙骨 30 克（先煎），生牡蛎 30 克（先煎），党参 15 克，薏苡仁 30 克。7 剂，水煎服。

二诊：患者诉失眠、纳呆症状稍好转，仍多梦，易醒。上方加茯神 30 克，盐泽泻 15 克，盐车前子 15 克，桂枝 6 克，黄芪 30 克，玫瑰花 6 克，去生龙骨、生牡蛎。7 剂，水煎服。

三诊：患者失眠症状较前明显缓解，情志舒畅，纳食渐佳。上方加细辛 3 克，首乌藤 15 克，去盐车前子、薏苡仁、合欢皮、玫瑰花。7 剂，水煎服。

随诊：患者失眠症状明显好转，精神抑郁状态明显好转。

按：本病例为不寐患者。近代名医张锡纯说："欲治肝者，原当升降脾胃。"《素问·气交变大论》云："岁木太过，风气流行，脾土受邪。"脾藏营，主运化，在五行属土，在志为思，情志失调，伤及脾脏气机，影响脾的运化，从而导致脾失健运，气机郁结。患者平素性格急躁易怒，易较真，追求完美，心思细腻，思虑深重。这种性格属于九型人格分类中的"完美主义者"，患者经常或长期处在肝气郁结的状态之中，这是其患病的基础。后又因突发工作变动，情志不遂，加重肝气郁滞，进而出现血瘀表现。患者发病是从无形到有形的过程，平素生活方式、性格类型、情绪状态等诸多无形因素皆对疾病的发生发展产生影响。故医者临证需深入观察，分析判断患者性格类型，把握无形致病因素，方能洞见症结，即所谓治病求本。

（徐伟丽、陈　灼）

第四章　百病生于气

一、宇宙人体源于一气

气是中国哲学最基本的元素，是宇宙中一切事物的本源，万物皆由气化生。中医根植于中国传统哲学与文化之上，因此"气"的内容在中医体系中也是最根本一环，与中医相关的一切都离不开气。《说文解字注》："气，云气也。气、氣古今字。自以氣为云气字。乃又作餼为廩氣字矣。气本云气。引伸为凡气之称。象形。象云起之貌……借为气假于人之气。又省作乞。凡气之属皆从气。"气字最初作为云气之义，写作"气"象形，表示云气涌动之貌。后专以气作云气解，加"食"或"饣"成"餼"或"饩"，"廪"指粮仓，故"餼"或"饩"字表脾胃之气，亦指水谷精气。因此，气可从两个角度认识，一为自然界中的气，二是人体之气。

自然界之气，主宰着万物生长与消亡。古代先贤通过观察天地自然规律，将中医与天文、历法、气象、物候等内容融会贯通，总结形成"五运六气"理论，解释世间万事万物生长、运作、停息、消亡等规律，主要分

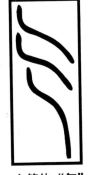

小篆体"气"

述于《黄帝内经》七篇"大论"之中。简而言之，世间万物皆有其规律，顺应规律则和而无害，逆其规律则诸祸由生。气之于人体同样如此，和则为正气，不和则为邪气。《素问·六微旨大论》："其有至而至，有至而不至，有至而太过，何也？岐伯曰：至而至者和；至而不至，来气不及也；未至而至，来气有余也……应则顺，否则逆，逆则变生，变则病……亢则害，承乃制，制则生化，外列盛衰，害则败乱，生化大病。"

气的作用通过运动而发挥，气之运动即气机，升降出入为其基本运动形式。一升一降生化万物，气机升降体现着阴阳互根互用的哲学思想。阳气升而成为天，阴气下降而成为地；地气蒸发升腾成为云，升至极点则下降；天气凝聚下降成为雨，降至极点则上升……天地之气通过云雨互相转化，而升降是其转化形式，自然界气机正常升降，使天地之气得以相互沟通交感，而成云雨。如《素问·阴阳应象大论》所言："积阳为天，积阴为地。阴静阳燥，阳生阴长，阳杀阴藏，阳化气，阴成形。""清阳为天，浊阴为地；地气上为云，天气下为雨；雨出地气，云出天气。"《素问·六微旨大论》："气之升降，天地之更用也。帝曰：愿闻其用何如？岐伯曰：升已而降，降者谓天；降已而升，升者谓地。天气下降，气流于地；地气上升，气腾于天。故高下相召，升降相因，而变作矣。"若自然界中气的升降运动失常，则阴阳离绝，天地失去沟通交感，万物生长、发展、衰退、消亡的过程都不能正常演化。"出入废则神机化灭，升降息则气立孤危。故非出入，则无以生长壮老已；非升降，则无以生长化收藏。是以升降出入，无器不有。故器者生化之宇，器散则分之，生化息矣。故无不出入，无不升降，化有小大，期有近远，四者之有而贵常守，反常则灾害至矣。故曰无形无患，此之谓也。"

天地自然因气机升降出入而得以维持正常运转，人亦如此。人体同样由气化生，全身功能因气机运动而得以正常发挥。中医逐渐将气按其功能分为卫气、营气、宗气、元气；归于脏腑而成肝气、胆气、心气、脾气、胃气、肺气、肾气等。名目虽多，实为一气。而人体生、长、化、收、藏各项功能都依赖气机运动，人的生、长、壮、老、已全过程皆离不开气的升降出入。张景岳言："气之在人，和则为正气，不和则为邪气。凡表里虚实，逆顺缓急，无不因气而至，故百病皆生于气。"

人体之气机，法天地四象，环抱中央之土，应人体五脏。《四圣心源·天人解》："气含阴阳，则有清浊，清则浮升，浊则沉降，自然之性也……清浊之间，是谓中气，中气者，阴阳升降之枢轴，所谓土也。枢轴运动，清气左旋，升而化火，浊气右转，降而化水。化火则热，化水则寒。方其半升，未成火也，名之曰木。木之气温，升而不已，积温成热，而化火矣。方其半降，未成水也，名之曰金。金之气凉，降而不已，积凉成寒，而化水矣。水、火、金、木，是名四象。四象即阴阳之升降，阴阳即中气之浮沉。分而名之，则曰四象，合而言之，不过阴阳。分而言之，则曰阴阳，合而言之，不过中气所变化耳。"依黄元御所论，人体始于中气，中气升降而成阴阳，阴阳浮沉化为水、火、金、木四象，合中土应五脏，因此，人体五脏六腑乃至全身各部，包括诸病所发，皆源于中气。

二、正气存内，邪不可干；情牵气动，百病生焉

六淫邪气是人患病的主要因素。六气生于天地，是气候的六种自然特征，即风、热、湿、火、燥、寒六气，若其至合乎时令，当其时有其气，便是宇宙间六元正气；若非其时而有其气，便为邪气，于自然界而言，是灾害性天气，若于人体而言，则是六淫病因，历代亦归纳为风、寒、暑、湿、燥、火。《灵枢·百病始生》："风雨寒热，不得虚，邪不能独伤人。卒然逢疾风暴雨而不病者，盖无虚，故邪不能独伤人。此必因虚邪之风，与其身形，两虚相得，乃客其形。"外感六淫虽为致病因素，人最终患病，亦因正气不足，邪气至而人体无法抗邪

于外，方才患病；若人正气存内，外来邪气自然无法侵袭人体，即所谓"正气存内，邪不可干"。

人生百病，因外有六淫邪气，内多七情之伤。感自外者，为天地之气，生于内者，乃人体之气。因此，人生百病皆与气密切相关，而情志是影响人体气机运动的主要因素，情志致病也是本书主要讨论内容。情志，本为五脏之志，即怒、喜、思、悲、恐，分别应于肝、心、脾、肺、肾五脏。《素问·阴阳应象大论》："心在志为喜，肝在志为怒，脾在志为思，肺在志为忧，肾在志为恐。"这是五志的五脏归属。后亦有称"七情"，即五志又加"忧""惊"二者，至张景岳《类经》再添"畏"一志，"然情虽有八，无非出于五脏"。

关于情志致病，《素问·举痛论》中有详尽论述："余知百病生于气也。怒则气上，喜则气缓，悲则气消，恐则气下，寒则气收，炅则气泄，惊则气乱，劳则气耗，思则气结，九气不同，何病之生？岐伯曰：怒则气逆，甚则呕血及飧泄，故气上矣。喜则气和志达，荣卫通利，故气缓矣。悲则心系急，肺布叶举，而上焦不通，荣卫不散，热气在中，故气消矣。恐则精却，却则上焦闭，闭则气还，还则下焦胀，故气不行矣……惊则心无所依，神无所归，虑无所定，故气乱矣……思则心有所存，神有所归，正气留而不行，故气结矣。"

怒为肝之志，肝为阴中之阳，阳性趋上，故怒则肝气上行；气为血之帅，血亦被气所迫而上行，如甚则出现呕血；肝木之气为怒所动，横犯脾土，则可出现飧泻。"及飧泄"三字，《针灸甲乙经》作"食而气逆"，亦为气上之症。肝主怒，而肝胆互为表里，升降相因，相互依存，肝气虽强而受到胆气制约，大怒伤肝，气逆而上，胆府亦不得通降。又见《素问·调经论》云"血并于上，气并于下，心烦惋善怒""血有余则怒"，阴阳相顷，血气上下离居，有余于上，心为所累而善怒。《灵枢·本神》："肾盛怒而不止则伤志，志伤则喜忘其前言……肝气虚则恐，实则怒。"《素问·缪刺论》："邪客于足少阴之络，令人嗌痛……无故善怒。"可见，肝、胆、心、肾四脏皆能病怒，并非只因于肝。故《灵枢·行针》云"多阴者多怒";《素问·宣明五气》"阳入之阴则静,阴出之阳则怒"。

喜为心之志,喜则气脉调和,情志畅达,荣卫即是气血,气脉调和故荣卫通达疏利,因而气行从容缓和。然而凡事有度,过喜则气过于徐缓而逐渐涣散,故《素问·调经论》谓:"喜则气下。"《灵枢·本神》曰:"喜乐者,神惮散而不藏。"人体五脏相互依存,喜虽为心之志,与其他脏腑亦紧密关联,张景岳言"喜出于心而移于肺"。《灵枢·本神》:"肺喜乐无极则伤魄。"心肺皆属阳脏,都与喜相关,故《灵枢·行针》言:"多阳者多喜。"

悲为肺之志,本生于心。《灵枢·本神》曰:"心藏脉,脉舍神,心气虚则悲,实则笑不休。"悲则心系急,而心肺相依,俱居膈上,并于肺则肺叶举,故曰心在变动为忧。《灵枢·本藏》:"心小则安,邪弗能伤,易伤以忧;心大则忧不能伤,易伤于邪。"心肺不利则上焦不通,肺本主气,上焦不通故营卫亦不得通利,气渐消沉,即《素问·宣明五气》所谓"精气并于肺则悲",又云"精气并于肝则忧"。《灵枢·本神》"脾忧愁而不解则伤意",因肝强则克脾,脾主中气,中气受抑则生意不伸,中气抑郁则为忧。因此,心肺肝脾四脏,皆与悲忧相关。

恐为肾之志,恐伤肾则精却,却者,退之义。肾精退却则上下不交,水火离绝,故上焦闭。上焦闭则气归还于下,而致下焦胀满气不得行。《灵枢·本神》曰:"忧愁者,气闭塞而不行……恐惧者,神荡惮而不收……肝气虚则恐。"《灵枢·邪气藏府病形》亦云:"愁忧恐惧则伤心。"《素问·调经论》:"血有余则怒,不足则恐。"肝藏血,血舍魂,为将军之官,肝气虚,或肝血不足,则胆怯而生恐惧。恐惧之后,肾水受克于脾,则脾气乘。可见,恐不仅由肾所主,与肝心脾胃同样相关。

惊、恐往往相并而论,猝然受惊则心神无所归倚,心志不得安定,精神涣散,血气分离,阴阳离散,因而气机散乱。张景岳《景岳全书·论惊恐》:"若因惊而病者……此必于闻见夺气而得之,是宜安养心神，滋培肝胆，当以专扶元气为主治。此固二者之辨，然总之主气强者不易惊，而易惊者必肝胆之不足者也。故虽有客邪，亦当知先本后标之义。又如惊则气乱，恐则气下，惊恐虽若同类，而不知恐之伤人，尤甚于惊。何也？盖惊出于暂，而暂者即可复；恐积于渐，而渐者不可解，甚至心怯而神伤，精却则阴痿，日消月缩，不亡不已，此非大勇大断者，必不能拔去其病根，徒资药力，不易及也。"

思为脾之志，思虑过度，则心意存于一点，神志归于一处，正气聚留而不行。心为脾之母，心气结而不行，母病及子，故心脾皆为思虑所伤；脾胃居中焦，为一身气机升降之枢纽，气结而升降失司，则脾胃为之所伤。

综上所述，五脏各有其志，而心主神明，情志亦皆受心所主。情志之伤，因于情志过极而气机升、降、出、入失其常度，故五脏六腑皆受其累，而并非一志独伤一脏。故张景岳《类经·情志九气》云："可见心为五脏六腑之大主，而总统魂魄，兼该志意。故忧动于心则肺应，思动于心则脾应，怒动于心则肝应，恐动于心则肾应，此所以五志惟心所使也。设能善养此心而居处安静，无为惧惧，无为欣欣，婉然从物而不争，与时变化而无我，则志意和，精神定，悔怒不起，魂魄不散，五脏俱安，邪亦安从奈我哉？"

黄元御在《四圣心源·天人解·五情缘起》中运用阴阳升降理论，从另一个角度解释了五脏五志与气机的联系："肝之气风，其志为怒。心之气热，其志为喜。肺之气燥，其志为悲。肾之气寒，其志为恐。脾之气湿，其志为思。盖阳升而化火则热，阴降而化水则寒。离火上热，泄而不藏，敛之以燥金，则火交于坎府；坎水下寒，藏而不泄，动之以风木，则水交于离宫。木生而火长，金收而水藏。当其半生，未能茂长，则郁勃而为怒。既长而神气畅达，是以喜也。当其半收，将至闭藏，则牢落而为悲。既藏而志意幽沦，是以恐也。"黄氏认为，一身之气因于中气升降运动，升则为阳，降则为阴。中气半升为木，此时木气升发未得完满，充满生机，气势旺盛却未得畅达，郁结壅塞而成怒；既长为火，此时木气已得到充分升发，神气畅达，因而为喜；升极而降，当其半降，肃杀之气盛，"牢落"为零落荒芜、孤寂落寞之义，此时生机逐渐消沉，故为悲；至于既藏，生意潜藏，沉沦陷没，故为恐。如此，与"怒则气上，喜则气缓，悲则气消，恐则气下"之论以及诸多情志相关论述不谋而合。如《素问·调经论》"喜则气下"系指中气升至极而始降，悲忧气机消沉，皆言其降。

由此观之，五脏情志亦源于中气之升降。"物情乐升而恶降。升为得位，降为失位，得位则喜，未得则怒，失位则恐，将失则悲。自然之性如此，其实总土气之回周而变化也。"而中焦脾胃应于土，若木、火、金、水四象升降如常，喜、怒、悲、恐正常发生，则中焦健运，升降有度；若升降失常，中焦土气壅滞，气机不得畅达，则生思虑。"己土东升，则木火生长；戊土西降，则金水收藏。生长则为喜怒，收藏则为悲恐。若轮枢莫运，升降失职，喜怒不生，悲恐弗作，则土气凝滞，而生忧思。"

三、气化阴阳，生寒热，成表里，作百病

《四圣心源·劳伤解·阴阳》："中气升降，是生阴阳，阴阳二气，上下回周。阴位于下，而下自左升，则为清阳；阳位于上，而上自右降，则为浊阴。清阳生发于木火，则不至于下陷；浊阴收藏于金水，则不至于上逆。清气之不陷者，阳嘘于上也；浊气之不逆者，阴吸于下也。浊气不逆，则阳降而化阴，阳根下潜而不上飞；清气不陷，则阴升而化阳，阴根上秘而不下走。彼此互根，上下环抱，是曰平人。而清气之左升，赖乎阴中之阳生，阳生则浮动而亲上，权在己土；浊阴之右降，赖乎阳中之阴生，阴生则沉静而亲下，权在戊土。戊己升降，全凭中气，中气一败，则己土不升而清阳下陷，戊土不降而浊气上逆，此阴虚、阳虚所由来也。"黄氏提出，中气升则为阳，降则为阴，气机升降正常，则清气不陷，浊气不逆。如《素问·阴阳应象大

论》："清气在下，则生飧泄；浊气在上，则生䐜胀。此阴阳反作，病之逆从也。"可见，气机和顺，升降从其章法，则阴阳调和而无病，若升降失职，则阴阳反作，疾病渐生。

朱震亨《丹溪心法·火六》提出"凡气有余便是火"，后张景岳《景岳全书·热略》"观丹溪曰：气有余便是火，余续之曰：气不足便是寒"。两大医家虽观点不同，系因所处时代、所遇病人群体之差异，其共通之处在于对气的认识。气是人体根本，寒热皆因正气有余或不足而成。《素问·刺志论》："夫实者，气入也；虚者，气出也。气实者，热也；气虚者，寒也。"气入则为实，气出则为虚，气实则热，气虚则寒，可见，非但寒热因于气，虚实亦源于气的出入。

除情志之外，《素问·举痛论》还提到"寒则气收，炅则气泄……劳则气耗""寒则腠理闭，气不行，故气收矣。炅则腠理开，荣卫通，汗大泄，故气泄……劳则喘息汗出，外内皆越，故气耗矣。"寒则腠理闭，寒束于外则玄府闭密，阳气不能宣达，故收敛于中而不得散。热则开泄流通，腠理开，阳从汗散，气亦随之外泄。疲劳过度，阳气躁动，上奔于肺则见喘息，外达于表而为汗出。阳动则耗散，因喘则气耗于内，汗则气散于表，故谓之"劳则气耗"。寒热之气作用于人体，令腠理过分闭塞或开泄，使人体气机壅滞或外泄；或劳倦过度，使人阳气耗散，影响了气机正常升降出入过程，都将引起疾病。

《景岳全书·天集·诸气》："夫人之有生，无非受天地之气化耳。及其成形，虽有五行五志，五脏六腑之辩，而总惟血气为之用。然血无气不行。血非气不化，故经曰：血者，神气也。然则血之与气，诚异名而同类，而实惟气为之主。是以天地间阴阳变迁，运数治乱，凡神神奇奇，作于杳冥莫测之乡者，无非气化之所为。使能知此而气得其正，则何用弗臧。一有违和，而气失其正，则何往弗否？故帝曰：百病生于气也。又近见应震王氏曰：行医不识气，治病从何据？堪笑道中人，未到知音处。旨哉斯言！是实治身治病第一大纲，而后学鲜有知者……夫百病皆生于气，正以气之为用，无所不至，一有不调，则无所不病。故其在外则有六气之侵，在内则有九气之乱。而凡病之为虚为实，为热为寒，至其变态，莫可名状。欲求其本，则止一气字足以尽之。盖气有不调之处，即病本所在之处也。"

诚如张景岳所言，百病皆生于气，不论六淫邪气之侵，内伤七情九气，抑或气虚、气滞、气陷、气逆，又或血虚、血瘀，万般病证，皆因于气化；病有阴阳、表里、寒热、虚实之辨，于人有五脏六腑、气血津液之别，虽变化多端，亦本与一气，故百病作乱，必有气之不调，调和诸气，则百病皆愈。"凡气有不正，皆赖调和。如邪气在表，散即调也；邪气在里，行即调也；实邪壅滞，泻即调也；虚羸困惫，补即调也。由是类推，则凡寒之、热之，温之、清之，升之、降之，抑之、举之，发之、达之，劫之、夺之，坚之、削之，泄之、利之，润之、燥之，收之、涩之，缓之、峻之，和之、安之。正者，正之。假者，反之。必清必静，各安其气，则无病不除。是皆调气之大法也。"气虽无形，然万物皆由气而生。气者，统帅万物，人体亦由气所主，生命因气而成，疾病缘气而生亦因气而愈。故医者不可只看有形之病而忽略无形之因。临证之时，当如《大医精诚》所言，需省病诊疾，至意深心；详察形候，纤毫勿失；临事不惑，审谛覃思。唯有把握有形疾病背后的无形病因，方能洞见症结，从而有的放矢，以期药到病除。

（陈　灼）

中 篇
郁与疾病

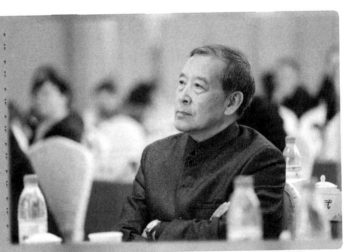

第五章　欲郁之为病

郁证有广义和狭义之分。广义郁证指因外邪、饮食、情志、慢性疾病等内外多种因素导致的气血不和及气机不畅的病证。狭义郁证指情志、精神因素导致的以气机郁滞为特点的一类病证。

郁证历代命名不一，代表性的描述有"运气之郁""脏躁""梅核气""百合病""六郁""五脏之郁""郁证""郁症"。明代以后，郁证病名正式确立。《景岳全书·郁证》："凡五气之郁则诸病皆有，此因病而郁也。至若情志之郁，则总由乎心，此因郁而病也。"此段对郁证的解释影响至今，成为郁证分类及其概念的初步认识。因此，"郁"在中医学有两层含义，一指郁滞、不通畅；二指忧郁。"郁证"的概念也分为两类，一类强调"郁"的病机，即"气血冲和，万病不生，一有怫郁，诸病生焉"。此为脏腑功能紊乱、气血运行失调的病机概括。另一类指情志因素导致的以气机郁滞为主要特征的病证。前者属于广义郁证，后者属于狭义郁证。当前临床所述郁证基本属于狭义郁证范畴。本书所讨论的郁证与疾病内容，主要分为独立为病和伴随其他疾病两方面，二者相互联系又有所区别。

郁证若独立为病，主要表现为心情抑郁、情绪不宁、胸部满闷、胸胁胀痛，或易怒易哭，或咽中如有异物梗阻、失眠等各种复杂症状。《金匮要略》所记载脏躁、百合病及梅核气等病证属于郁证范畴。根据郁证的临床表现及其以情志内伤为致病原因的特点，主要见于西医学的神经衰弱、癔症、抑郁症、焦虑症及更年期综合征等。

郁证又可与其他疾病伴随存在，以至于病证繁多，变化多端，其特征有三。一是七情所伤不同，症状表现有别。如《景岳全书》："怒郁者，气满腹胀；思郁者，上连肺胃，而为咳喘，为失血，为噎膈，为呕吐；忧郁者……神志不振。"二是症状广泛，涉及全身。如《医贯·郁病论》："寒热往来，似疟非疟，恶寒恶热，呕吐，吞酸，嘈杂，胸痛肢痛，小腹胀闷，黄疸温疫，疝气飧泄等症。"三是好发于妇人。中医认为妇人有余于气，不足于血，妇人多郁。如妇人常发的脏躁、梅核气等。因此，郁证涉及症候群复杂多样，变化多端，随着社会压力的增大，这类患者发病率逐年升高。郁证对人体自身的健康、社会的影响非常大，郁证可引发各种疾病，疾病日久不愈又可加重郁证，严重者甚至出现情志异常，有自残、伤人、自杀等风险。

（刘建华）

一、梅核气

梅核气是指以咽部异物感如梅核梗阻，咯之不出，咽之不下为主要特征的疾病。《金匮要略·妇人杂病脉证并治》最早描述了"妇人咽中如有炙脔"的症状。"梅核气"一名首见于宋代，如《仁斋直指方·卷五》："梅核气者，窒碍于咽喉之间，咯之不出，咽之不下，如梅核之状者是也。"《赤水玄珠·卷三》更明确指出："生生子曰：梅核气者，喉中介介如梗状。又曰：痰结块在喉间，吐之不出，咽之不下者是也。"在古代医籍中尚有梅核、梅核风、回食丹等别名。本病多发于中年女性，尽管并不影响呼吸、吞咽等正常生理功能，但由于咽喉的异物感，常令患者忧心忡忡，精神负担过重，甚至有严重的恐癌心理，以致影响正常的工作和生活。

临床表现以咽部异物阻塞感为主要症状。其状或如梅核，或如炙裔，或如贴棉絮，或如虫扰，或如丝如发，或如痰阻，或如球如气，咯之不出，咽之不下，不痛不痒，不碍饮食及呼吸。多于情志不舒、心情郁闷时症状加重。查咽喉各部所见正常，纤维喉镜及食道钡餐或食道镜检查亦无异常发现。本病应注意与慢性咽炎、慢性扁桃体炎及咽喉、食道肿瘤等器质性疾病相鉴别。本病多与肝郁气滞、痰气互结有关。

二、脏躁

脏躁一词始见于《金匮要略·妇人杂病脉证并治》："妇人脏躁，喜悲伤欲哭，象如神灵所作，数欠伸，甘麦大枣汤主之。"妇女精神忧郁，烦躁不宁，无故悲泣，哭笑无常，喜怒无定，呵欠频作，不能自控者，称脏躁。若发生于妊娠期，称"孕悲"；发生在产后，则称"产后脏躁"。本病的发生与患者体质因素有关，脏躁者，脏阴不足也。精血内亏，五脏失于儒养，五志之火内动，上扰心神，以致脏躁。其临床特征有以下特点。

其一，本病是以精神情志异常为主的病证，可发生于妇女各个时期。

其二，本病与更年期综合征之鉴别，更年期综合征发生于更年期，由于卵巢功能衰退，导致内分泌功能失调及自主神经功能紊乱所产生的一系列症候群，可见阴阳失调的多种症状。

其三，本病与经行情志异常有相似之处，但后者主要在于伴随月经周期性发作。

其四，脏躁与百合病相似，但脏躁以哭笑无常，悲伤欲哭为主；而百合病以沉默寡言，抑郁少欢为主。

其五，脏躁与癫狂，脏躁多发于青中年妇女，在精神因素的刺激下呈间歇性发作，在不发作时可如常人。而癫狂则多见于青壮年，男女发病率无显著差别，病程迁延，心神失常的症状极少自行缓解。

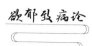

三、百合病

百合病出自《金匮要略·百合狐惑阴阳毒病脉证并治》："百合病者，百脉一宗，悉致其病也。意欲食复不能食，常默然，欲卧不能卧，欲行不能行。饮食或有美时，或有不用闻食臭时。如寒无寒，如热无热。口苦，小便赤，诸药不能治，得药则剧吐利，如有神灵者，而身形如和，其脉微数。"

百合病类是以神志恍惚、精神不定为主要表现的情志病。因其治疗以百合为主药，故名百合病；或谓百脉一宗，其病举身皆痛，无复经络传次，而名百合。起于伤寒大病之后，余热未解，或平素情志不遂，而遇外界精神刺激所致。

四、癫狂

癫狂是临床常见的一种精神失常疾病。癫病以精神抑郁，表情淡漠，沉默痴呆，语无伦次，静而多喜为特征；狂病以精神亢奋，狂躁不安，喧扰不宁，骂詈毁物，动而多怒为特征。均以青壮年患者为多。因二者在临床症状上不能截然分开，又能相互转化，故以癫狂并称。西医学精神分裂症、躁狂抑郁症，其临床表现与本病证类似。

五、痛症

临床表现可见各种疼痛，如头痛、目痛、咽痛、舌痛、牙痛、胃痛、胁痛、乳痛、胸痛、腹痛、肛痛、尿痛、痛经、肩颈痛、背脊痛、肌肉痛、四肢关节痛以及不固定疼痛（痛无定所）等。其临床特征有以下特点。

其一，疼痛因情志波动而变化，属于因郁致痛。

其二，疼痛具有功能性、多样性、广泛性、复发性、怪异性等特性。如患者常见头痛、颈痛、背痛、肌肉疼痛、腹痛及排尿疼痛等，疼痛可广泛见于周身各个部位，疼痛的发生、持续时间、性质、程度呈现多样化或怪异性（指疼痛发生在本不该发生的部位，难以用中西医学常识进行解释）等。

其三，疼痛多表现为不定疼痛，指疼痛的部位、性质、发生时间、持续时间、轻重变化飘忽不定，无任何规律可循。①可表现为身体某部位疼痛，更可见多个部位同时疼痛，此处痛，彼处亦痛。②疼痛部位游走不定，时而此处痛，时而彼处痛。③疼痛部位、区域、范围模糊，无法准确定位。④发作时间不定，时而痛，时而不痛；或集中注意力于自身时疼痛觉重，分散注意力于身外时疼痛觉轻甚至不觉疼痛。⑤疼痛的性质与程度各式各样，不一而足。

其四，运用一般常规的治疗方法，难以有效缓解疼痛，而改为从郁论治或心理疏导后，疼痛能够有效缓解。

六、癔症

癔症一词的原有注释为"心意病也"，也称为歇斯底里，是一种较常见的神经病。目前认为癔症患者多具有易受暗示性，喜夸张，感情用事和高度以自我为中心等性格特点，常由于精神因素或不良暗示引起发病。可呈现各种不同的临床症状，如感觉和运动功能有障碍，内脏器官和自主神经功能失调以及精神异常。这类症状无器质性损害的基础，它可因暗示而产生，也可因暗示而改变或消失。

但癔症的第一次发作，绝大多数是在一定的精神刺激下发病的，以后遇见类似的刺激，或在病人回想起这种刺激的情况下，也可以促使癔症再发。此外，癔症所出现的各种表现，不论是感觉障碍、运动障碍、内脏病变等，其临床症状常是多变的，易通过暗示而改变病变表现的程度、范围，而且这些病变表现常不符合人的解剖生理上的特

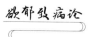

点或疾病的固有规律。这些对于正确判断癔症是很有帮助的。

癔症的精神症状亦可多种多样，但其症状呈现尽情发泄和表演的特点，使人印象很深，有的亦可出现许多幼稚性动作、行为，甚或离家出走，到处游荡等。

【临床案例 10】

张某，女，56 岁。就诊日期：2018 年 7 月 18 日。

出生地：河北。居住地：北京。

初次发病节气：立冬。

文化程度：高中。职业：职员。

望：体态清瘦，精神不振，神清合作，面色淡白，目光无神，倦怠乏力。舌质淡红，舌苔薄黄。

闻：语音低微，乏力懒言，呼吸正常。

问：情绪低落伴耳鸣、失眠半年。

患者平素情志抑郁，长期服抗抑郁药物治疗。近半年情绪低落，伴耳鸣、失眠、头晕，情绪波动后症状加重，诊断为抑郁症，曾服用各种药物，效果不明显。刻下症：情绪低落、心神不宁，双耳鸣呈持续性，失眠多梦，头晕健忘，疲乏无力，食欲不振，大便不成形。

切：左脉弦滑，右脉沉细。

其他检查：血压 120/70 毫米汞柱，脉搏 70 次 / 分。

专科检查：双耳外耳道无分泌物，鼓膜完整。纯音测听：双耳轻度感音神经性耳聋。声导抗：正常。双鼻腔及咽喉检查未见异常。头颅 CT 未见异常。

病证分析：主症情绪低落伴双耳鸣、失眠多梦。纵观病史乃肝气郁结，心脾两虚之证。患者平素情志抑郁，肝气郁结，导致肝失疏泄，调畅气机功能失职，横逆乘土，进而导致脾胃功能出现障碍。《四圣心源》中提出："土之所以升降失职者，木刑之也。"根据五行学说，肝木克脾土，木行亢盛，木旺克土则引起土虚。脾胃受损，脾不主升清、胃不主降浊，从而使中焦气滞，继则引起三焦气机失于调畅，肝脏失于疏泄，继而导致抑郁症发生。另一方面，《四圣心源》指出："木生于水而长于土，土气冲和，则肝随脾升，胆随胃降，木荣而不郁，土弱而不能达木，则木气郁空。"脾胃为后天之本，气血生化之源，脾土亏虚，则气血生化乏源，肝失于濡养，肝血不足；血为气之母，血虚则气不足，肝气虚则疏泄无力，肝喜条达主疏泄的功能受到影响，导致肝气郁滞，也可引起郁证的发生。郁证常有情绪低落、心神不宁等症状，其发生与心有关。脾属土，心属火，脾为心之子，子虚则盗母气；脾土功能受损，则气血生化匮乏，从而心血不足，失其所养则心神不宁，出现失眠多梦等；心脾两虚，气血不足可出现耳鸣、精神不振，面色淡白，目光无神，倦怠乏力等。舌质淡红，舌苔薄黄，左脉弦滑，右脉沉细，均为肝气郁结，心脾两虚之证。

诊断：郁证。

辨证：肝气郁结，心脾两虚。

治法：疏肝健脾，补血养心。

处方：归脾汤加减。

炒白术20克，党参10克，黄芪30克，当归15克，甘草6克，茯神30克，炙远志10克，酸枣仁30克，木香6克，龙眼肉10克，白芍10克，柴胡15克，黄芩10克。7剂，水煎服。

二诊：患者自诉情绪较前改善，精神好转，仍然有耳鸣，睡眠浅，梦多，二便可。舌淡，苔薄白，脉沉细滑。继续予上方加五味子10克、煅牡蛎30克（先煎）。14剂，水煎服。

三诊：患者自诉情绪较前明显改善，耳鸣减轻，睡眠好转，可以入睡，但易醒。舌暗淡，苔薄白，脉细滑。继续予上方加桃仁10克、川芎10克。14剂，水煎服。

四诊：患者自诉情绪如常人，耳鸣减轻，为间断性，睡眠正常，二便调。舌稍暗，苔薄白，脉沉细。续服上方14剂以巩固疗效。并嘱患者注意调畅情志，避免劳累受凉，不适随诊。后患者未再就诊。

　　按：抑郁症是以显著而持久的情绪低落为主要临床特征，多发、临床常见的心理障碍疾病。属于郁证的范畴，其发病与肝、脾、心功能失调密切相关。治疗以疏肝健脾，补血养心为原则。古代医家大多认为郁证与肝关系密切，同时与脾亦密不可分。《四圣心源》指出："脾胃者，四脏之母，母气亏败，四子失养。脉见真脏，则人死焉，故四脏之脉，必以胃气为本。"李东垣也认为劳倦则脾先病，脾胃内伤，百病由生。所以任何疾病均应重视对脾胃的治疗。尤其是现代人工作压力不断加大和社会竞争日趋激烈，劳累、思虑过度所引起的焦虑症也日渐增多。虽然郁证与肝关系密切，但《金匮要略》有"见肝之病，知肝传脾，当先实脾""实脾则肝自愈，此治肝补脾之要妙也"。根据多年的临床经验，凡心脾两虚的抑郁症，均以归脾汤加柴胡、白芍为主方，随症加减。归脾汤始载于南宋严用和的《济生方》，但方中无当归、远志二味药，至明代薛己的《正体类要》将其补入，使益气健脾、补血养心疗效发挥至极。

【临床案例 11】

张某，男，65 岁。就诊日期：2018 年 3 月 25 日。

出生地：四川。居住地：北京。

初次发病节气：冬至。

文化程度：大学。职业：教师。

望：体态矮胖，精神不振，神清合作，面色苍白，目光无神，倦怠乏力。舌质淡红，苔白。

闻：语音低微，懒言，呼吸正常。

问：眩晕反复发作伴左耳听力下降 3 个月。

　　患者 3 个月前因劳累过度，心情郁闷，出现眩晕，觉天旋地转，不欲睁眼，改变体位后症状加重，伴双耳鸣，左耳较重，左耳听力下降，并有闷堵感，在外院诊断为梅尼埃病，经药物治疗后听力无改善，眩晕反复发作。刻下症：眩晕，活动体位后症状加重，走路不稳，双耳鸣，左耳重，耳鸣如蝉，呈持续性，左耳发堵发闷，劳累或情绪波动后症状加重，双脚踝肿胀，倦怠乏力，睡眠可，饮食二便调。

切： 左脉弦滑，右脉沉细。

其他检查： 血压 130/80 毫米汞柱，脉搏 80 次/分。

专科检查： 双耳外耳道无分泌物，鼓膜完整。纯音测听：双耳感音神经性耳聋，左耳为重度，右耳为轻度。声导抗：正常。双鼻腔及咽喉检查未见异常。头颅 CT 未见异常。

病证分析： 主症眩晕伴听力下降。《丹溪心法·头眩》记载："头眩，痰夹气虚并火。治痰为主，夹补气药及降火药。无痰则不作眩，痰因火动，又有湿痰者，有火痰者……又或七情郁而生痰动火，随气上厥，此七情致虚而眩晕也。"其明确指出"无痰不作眩"，存在"七情郁结→生痰（湿痰、火痰）→眩晕"的病因病机逻辑关系。明代张景岳虽提出"无虚不作眩"，对"无痰不作眩"亦有阐述，认为七情可炼脾胃津液为痰走肝致眩。《景岳全书·杂证谟·痰饮》云："痰者，脾胃之津液，或为饮食所伤，或为七情六淫所扰，故气壅痰聚……走于肝，则眩晕不仁，胁肋胀痛。"张景岳的"无虚不作眩"，脏腑虚损是因五志不舒而致。《景岳全书·杂证谟·眩晕》："眩晕一证，虚者居其八九，而兼火兼痰者，不过十中一二耳。"脏腑虚损的产生有四大类情况：一曰伤阳中之阳，计有劳倦过度、饥饱失时、呕吐、泄泻、大汗亡阳、眴目惊心、焦思不释、被殴被辱气夺、悲哀痛楚大叫大呼；二曰伤阴中之阳，计有吐衄便血、痈脓大溃、金石破伤、失血痛极、男子纵欲气随精去、妇女崩淋产后去血；三曰有余中之不足，计有大醉之后湿热相乘（伤阴）、大怒之后木肆其强（伤气）、痰饮留中治节不行（脾弱）；四曰营卫两虚，计有年老精衰、劳倦日积、不眠眩晕。由此可见"无虚不作眩"包含了内、外、妇、伤科多种疾病，其中尤其令人瞩目的是包含了诸如眴目惊心、焦思不释、被殴被辱气夺、悲哀痛楚大叫大呼、大怒等多种情志因素所致的郁证，明确指出"无虚不作眩"存在"七情郁结－虚－眩晕"的病因病机逻辑关系。"无虚不作眩"论存在虚为标、七情郁结为本的情况。部分眩晕看似虚证作祟，实乃因于七情苦恼所致的郁证。该患者因劳累过度、心情郁闷所致，劳累过度可损伤脾胃；心情郁闷可致肝气郁结，肝失疏泄，气机失调，横逆乘土，引起脾胃虚弱。脾胃虚弱，水谷津液运化失常，内生痰湿，痰湿中阻，清阳不升，浊阴蒙蔽清窍，故眩晕、耳鸣耳聋。舌质淡红，舌苔白，脉沉细均为脾虚湿困，痰饮内停之证。

诊断：耳眩晕。

辨证：脾虚湿困，痰饮内停。

治法：健脾利水，温阳开窍。

处方：苓桂术甘汤加减。

泽泻20克，炒白术15克，茯苓30克，桂枝10克，生黄芪30克，石菖蒲10克，郁金10克，路路通15克，菊花10克，白芍20克，炙甘草10克。7剂，水煎服。

二诊：服药后，自觉眩晕明显减轻，仍有双耳鸣，左耳闷堵感，双脚踝肿胀，纳眠可，二便正常。舌淡红，苔白，脉沉细。患者眩晕症状明显改善，治以前法微调原方。原方加生地黄10克。14剂，水煎服。

三诊：眩晕止，仍有双耳鸣，左耳闷堵感，双脚踝肿胀减轻，纳眠可，二便正常，唇暗。舌暗红，苔白，脉弦滑。患者病情进一步好转，原方去桂枝，加葛根30克，桃仁10克。继进14剂，水煎服。

四诊：眩晕未再发作，仍有双耳鸣，左耳闷堵感，双脚踝肿胀消失，自觉左耳听力稍有提高，纳眠可，二便正常。舌尖红，苔白，脉弦滑。患者病情较前明显好转，原方去生黄芪，加太子参15克，怀牛膝10克。继进14剂，水煎服。

2018年6月随访，患者眩晕未再发作，左耳听力提高，左耳闷堵感止。

按：虽然历代医家对眩晕的病因病机看法不一，但综合来看，眩晕的发生因肝脾肾虚损，气血不足，风火痰瘀蒙蔽清窍所致，为本虚标实。本患者为脾虚湿困，痰饮内停所致。治宜健脾利水，温阳开窍。选用苓桂术甘汤加减。苓桂术甘汤见于《伤寒论》第六十八条："伤寒若吐、若下后，心下逆满，气上冲胸，起则头眩，脉沉紧，发汗则动经，身为振振摇者，茯苓桂枝白术甘草汤主之。"《金匮要略·痰饮咳嗽病脉证治》："心下有痰饮，胸胁支满，目眩，苓桂术甘汤主之。"苓桂术甘汤证在《伤寒论》中本因汗解而反用吐下，使中上焦阳气受损，而形成心脾阳气虚而水气上冲的证候。苓桂术甘汤中的"气上冲胸""起则头眩"与梅尼埃病的临床表现相似。在苓桂术甘汤的基础上配以黄芪健脾益气利水，泽泻利水渗湿，石菖蒲、路路通、郁金通络开窍。二诊时患者脉象已由弦滑转为沉细，表明患者有阴虚征象，故加生地黄以养阴生津。三诊时患者双脚踝肿胀减轻，故去桂枝以防辛温助热伤阴，且唇暗，舌暗红考虑患者有瘀象，加葛根、桃仁以通经活络，活血祛瘀。四诊时患者双脚踝肿胀消失，原方去生黄芪以防利水太过伤阴，加太子参、怀牛膝以益气健脾，补肝肾，活血通络。

【临床案例12】

王某，女，43岁。就诊日期：2013年4月8日。

出生地：山东。居住地：北京。

初次发病节气：立春。

文化程度：高中。职业：售货员。

望：体态偏盛，精神不振，神清合作，面色黯有黄褐斑，目光有神，倦怠乏力。舌质暗红，有瘀点，舌苔白。

闻：语音正常，呼吸正常。

问：咽部异物感1个月。

患者于1个月前自觉咽部异物感，如梅核梗阻，吞咽不受影响，可以咯出少量白痰，着急生气则症状加重，无咳嗽及声音嘶哑，自服蓝芩口服液后，症状无改善。刻下症：咽部异物感，可以咯出少量白痰，咽干，胸胁胀满，失眠多梦，倦怠乏力，月经来潮多见血块，量少而色暗，食欲不振，二便如常。追问病史，自述女儿今年参加高考，为女儿考试而担忧。

切： 左脉弦滑，右脉弦。

其他检查： 血压 110/70 毫米汞柱，脉搏 65 次 / 分。

专科检查： 咽部黏膜暗红，双侧扁桃体Ⅰ度大，表面无分泌物。喉镜检查：会厌无充血肿胀，双声带光滑，活动正常，双梨状窝未见异常。双鼻腔未见异常，双耳未见异常。

病证分析： 主症咽部异物感。纵观病史，疾病因患者着急生气，为女儿考试担忧所致。着急生气引起肝气郁结，肝失疏泄，使机体气机运行失常；气为血之帅，气行则血行，气滞则血瘀，瘀血阻滞咽喉，形成咽部异物感。清代唐容川的《血证论》认为："气为血之帅，血随之而运行。血为气之守，气得之而静谧，气结则血凝，气虚则血脱，气迫则血走。"由此可见，气血相互影响，和则俱和，病则俱病，二者相得。虽情志致郁以气伤为要，气郁为诸郁之纲，但气伤必及血，故郁证的治疗关键之一，是流畅气血。气血流通，则脏腑功能运行正常，郁证得以解除。舌质暗红，有瘀点，舌苔白，脉弦滑，均为气滞血瘀之证。

诊断： 梅核气。

辨证： 肝气郁结，瘀血阻滞。

治法： 疏肝解郁，活血祛瘀。

处方： 血府逐瘀汤加减。

柴胡 10 克，枳壳 10 克，桃仁 10 克，红花 10 克，当归 12 克，川芎 10 克，生地黄 15 克，桔梗 10 克，合欢花 10 克，苏叶 10 克，茯苓 15 克，牛膝 10 克。7 剂，水煎服。

二诊： 药后咽部异物感明显减轻，胸胁胀满改善，舌淡红苔薄白，脉弦。上方加玫瑰花 6 克。14 剂，水煎服。

三诊： 咽部异物感消失，胸胁胀满已不明显，失眠多梦、倦怠乏力好转，舌淡红，苔薄白，脉弦。上方加生黄芪 20 克、茯苓 20 克。

14 剂，水煎服。

　　按： 血府逐瘀汤出自王清任所著《医林改错》"立血府逐瘀汤，治胸中血府血瘀证"。书中列举了头痛、胸痛、胸不任物、胸任重物、天亮出汗、食自胸后下、心里热（名曰灯笼病）、瞀闷急躁、夜睡梦多、呃逆、饮水即呛、不眠、小儿夜啼、心跳心忙、夜不安、肝气病、干呕、晚发一阵热等病证。血府逐瘀汤对于头痛、胸部不适、睡眠障碍、心理疾病等均有一定效果。此方治在胸中血府，而心之血脉藏于其中，心神又藏于心，故血府气血不流通会出现咽部异物感，其中也可见郁证。血府逐瘀汤所主诸症中心里热为身外凉，瞀闷为小事不能舒展，因肝气郁结，热不外达，或气机阻滞，瘀血阻滞。血府逐瘀汤除活血化瘀、行气止痛外，理气开郁是本方区别其他活血化瘀诸方的重要特征，主治病证包括精神与躯体症状，与梅核气十分相似。血府逐瘀汤以四逆散合桃红四物汤加减而成，药有柴胡、枳壳、赤芍、炙甘草、桃仁、红花、当归、川芎、生地黄、牛膝、桔梗。其组方配伍，气血兼顾、活中寓养、升降同用。"气有一息不行，则血有一息之不通"，故方中有四逆散调畅气机，桃红四物汤活血化瘀兼以养血，加上动药与静药配伍，柴胡、桔梗上提，牛膝通血脉，引瘀血下行，升降有常，而且枳壳配伍桔梗有取"枳桔汤"之意，旨在宽胸中之大气，故全身之气血皆能流通。

（刘建华）

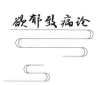
第六章　百病皆有郁

　　郁生于欲，欲又本于人性，源于历史、社会、文化、经济、生活等诸多方面。当下的自然、人文等综合环境共同作用下，形成了一个欲望普遍过重、情志因素广泛存在的社会环境，郁证也就随之大行其道。

　　欲郁成病，若单独为患，则成情志病，相当于现代医学所谓"癔症"、焦虑抑郁状态等范畴，甚则形成抑郁症。然而，郁证更多时候是与客观疾病共同出现的，任何一种疾病，都很有可能伴随着情志之郁。郁证或为该病成因，或在患病过程中出现，继而对疾病产生影响，使病情趋于复杂；亦有病后心结难解，因郁疾病再起、迁延日久、反复难愈者。

　　因郁成疾者，多因欲望过大，得不到满足，进而抱怨、愤怒、郁闷、焦躁，长期处于气机不畅的状态，脏腑经络失衡，气机逆乱，阴阳反作，人体正常生理功能受到影响，从而出现各种疾病。病中成郁者，多因"求生欲"过大，不愿接受生老病死的自然规律，执着于让身体"完全正常"，过度担忧，恐惧死亡；或过度在意自己身体，放大对症状的感受；或对疾病疑虑过重，执着于了解什么原因导致疾病，但没有医学基础往往很难真正明确病因，一知半解反而容易加重焦虑情绪，此类情况多见于疾病久治不愈，症状反复发作的患者。病愈之后亦可生郁，心结不解，抱怨、懊悔，感叹不公，从而产生众多负面情绪；或病愈之后，由于过度的欲望仍然存在，导致郁的因素无法祛除，症状或疾病得不到真正解决，往往反复发作。

实际临床过程中，情志因素伴随着疾病始终，郁证或为因，或为果，果又成因，其对疾病的影响不容忽视。如《素问·疏五过论》中所强调医者需要问及贫贱富贵、长少怯勇，正是为了更全面了解患者的生活经历，由此判断情志因素对人的影响。"尝贵后贱，虽不中邪，病从内生""饮食居处，暴乐暴苦，始乐后苦，皆伤精气，精气竭绝，形体毁沮""故贵脱势，虽不中邪，精神内伤，身必败亡""始富后贫，虽不伤邪，皮焦筋屈，痿躄为挛"，此类生活变故，如经济条件贫富落差，身份地位贵贱变换，都可能伤精气、损精神、坏形体。刘大新主任门诊时，经常遇到因情绪剧烈波动引起暴聋的病人。暴聋出现在与人吵架后，亲人突然离世后，股票大跌后，与上司不合、反复抱怨离职后，离婚后等。发病原因可谓五花八门，而根本原因都在于情志。

剧烈的情绪变化可能引起气血阴阳失常，这种情况在临床中只要留心，不难分辨。但很多时候，患者的情绪问题往往看似不显著、不剧烈，却持续存在或反复出现，甚至患者自己都未曾意识到不良情绪已经存在。这与当代社会压力巨大，人们思想复杂，思虑过重，乃至生活方式、家庭结构等都有很大关系。而更深一层，这又与人的性格、德行、文化修养等相关。如联合家庭中婆媳关系不好，时常闹矛盾，时间长了必然情志不畅；而男方作为中间人，每日面对争吵又难以调解，同样容易肝气郁结。类似的，夫妻关系不好、频繁吵架，子女与父母相处不和谐，工作中与领导、同事有矛盾等都可能成为患病原因。这些因素也许未必与所发疾病有直接联系，但它却无时无刻不对人产生着影响，阻碍人体气机正常运行，自然也会影响疾病恢复。因为这些因素十分普遍，存在于日常生活的方方面面，使得人们更容易忽略不良情绪对身体、对疾病产生的影响。从这个角度上看，百病皆有郁。

（陈　灼）

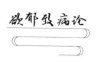

一、欲郁成疾

欲郁致病意在强调由于欲望过度而导致郁证。欲望过度主要表现在两个方面，一是对名利追求过度而没有得到满足，或人生经历大起大落，大喜大悲，乍富乍贫等，于是产生愤愤不平，焦虑怨恨，烦躁不安，恐惧不宁等不良情绪，日久气血逆乱而生郁；二是过度享受性欲而纵欲，日久精气耗伤，气血运行不畅而成郁。在今世环境中为什么欲望容易过度呢？这是值得医者深入观察的社会心理致病因素。

《黄帝内经》在论述疾病病因时，认为人体患病除五运六气、六淫邪气和七情之外，还非常强调社会和精神因素。社会变迁对人类身体的影响，一个人或家庭在社会中大起大落、大喜大悲、大恩大怨、大富大贫等诸多变化，均是疾病产生的重要因素。当社会环境仅以权利、名誉、地位财富的高低多少来衡量一个人的价值时，人们的欲望会普遍过高，而能够达到心理预期的人总是少数，于是抱怨、不平、过激、愤怒、焦虑、郁闷等情绪普遍存在，当这些负面情绪主导一个人思想时，脏腑经络不能保持阴阳平衡、阴平阳秘的正常规律，长期处于不顺畅、不通达状态，以致欲过不达而成郁，久郁阻滞而成结，最终导致疾病发生。

《素问·疏五过论》提到：

"帝曰：凡未诊病者，必问尝贵后贱，虽不中邪，病从内生，名曰脱营。尝富后贫，名曰失精，五气留连，病有所并……良工所失，不知病情，此亦治之一过也。

凡欲诊病者，必问饮食居处，暴乐暴苦，始乐后苦，皆伤精气，精气竭绝，形体毁沮。暴怒伤阴，暴喜伤阳，厥气上行，满脉去形。愚医治之，不知补泻，不知病情，精华日脱，邪气乃并，此治之二过也。

善为脉者，必以《比类》《奇恒》《从容》知之，为工而不知道，此诊之不足贵，此治之三过也。

诊有三常，必问贵贱，封君败伤，及欲侯王。故贵脱势，虽不中邪，精神内伤，身必败亡。始富后贫，虽不伤邪，皮焦筋屈，痿躄为挛。医不能严，不能动神，外为柔弱，乱至失常，病不能移，则医事不行，此治之四过也。

凡诊者必知终始，有知余绪，切脉问名，当合男女。离绝菀结，忧恐喜怒，五脏空虚，血气离守，工不能知，何术之语。尝富大伤，斩筋绝脉，身体复行，令泽不息。故伤败结，留薄归阳，脓积寒炅。粗工治之，亟刺阴阳，身体解散，四肢转筋，死日有期，医不能明，不问所发，唯言死日，亦为粗工，此治之五过也。

凡此五者，皆受术不通，人事不明也。故曰：圣人之治病也，必知天地阴阳，四时经纪，五脏六腑，雌雄表里，刺灸砭石、毒药所主，从容人事，以明经道，贵贱贫富，各异品理，问年少长，勇怯之理，审于分部，知病本始，八正九候，诊必副矣。"

这段文字全面论述了社会因素导致疾病产生的原理，以及医生要具备广博的社会学、心理学素养才能深入分析病因，并指出在诊治上的五种过失是医者不谙世事所造成的。一是临证之时，必应详问患者职业、地位情况，如曾经高官显贵而当下失官失意者，或曾经富贵无忧而当下贫困拮据者，这样人生地位变化的落差可以使人精气内伤而致病。医生如不能发现这些真正病因就是第一种过失。二是临证时必须询问饮食特点、居住环境、生活规律，了解患者有无"暴苦暴乐""始乐后苦"。因为这些变化都可以导致精气内耗而邪气袭入，如果不了解这些情况则是第二种过失。三是善于诊脉的医生，一定要将奇恒之脉进行辨别分析，深入了解病情，如果医者不知这个道理，他水平不足以称道，这是诊病上的第三个过失。四是临证时首先要明察患者社会地位，再了解其有无仕途受折、官职被贬等。这些都是患病因素，如果医生不解其因，不能采取心理干预来扭转患者观念，只是对症看病，是收不到什么效果的。这是临证的第四种过失。临证时必须了解发病之初与当下的病情，审查发病始末变化关系，结合男女生理及脉证特点。如由于亲人分离而念念不忘，以致情志郁结难除及喜怒忧恐等，都可造成五脏空虚，血气离守。医者若不晓如此道理，还谈什么辨证施治。要知道，富有之人一旦失去财势，心神必有大伤，以致筋脉受损，身体虽能够行动但津液已经损伤。如果患者旧伤败结、气滞血瘀、郁而化热、久而成脓、寒热交替，庸医治病，不解病因而反复刺其阴阳经脉，导致气血愈加虚损、身体懈散、四肢拘急时便临近死亡了。这种庸医对此不能明辨秋毫，不深入询查病史分析病因，只知病情危重，此为诊治上的第五种过失。

上述五种过失，都是因为医者学术不精，道理不明，人情事理欠缺所造成的。由此可见，古人多么深刻地告诫我们，看病一定要因人而异，因时而异，因环境而异。《黄帝内经》强调：要"上知天文，下知地理，中晓人事。"其中"中晓人事"不正是提示疾病与人类的生存环境及人与人，人与自然，人与社会等诸多原因相关吗？

作为具备中医思维的医者，要了解自然界的变化，一年四时规律，五脏六腑关联，性别差异，阴阳表里，针砭、毒药治病特点等。做到能知晓人情世故，从患者的富贵贫贱，辨别其发病各自不同表现，根据年龄知其性情勇怯之理，审察病色出现的部位，掌握深层次发病原因，并结合季节气候特点及三部九候脉象深入分析，才会真正明白、理解为医之道，获得良好的疗效。

欲郁致病正是如此。社会变迁，文化缺失，人心不稳，在崇尚物质、名利的环境中，人的欲望不断膨胀，心志昏昏然而无主，行为茫茫然而随波逐流，个人所得达不到预期，不平之忿气内生，肝气不舒而生郁，心气不畅则烦闷，脾气不运则升降不利，久之气血阴阳失衡，诸脏受累皆可生病。

欲郁致病，其纵欲无度而致郁者，当下之世亦普遍存在。在社会变革迅速，经济飞速发展同时，物质与文化发展冲突与失衡，优良文化理念受到忽略、质疑或摒弃，仁义道德变得不齿，人们不再以理智思维看待事物，为了达到物质过度拥有，甚至把两性作为换取更大利益的手段，或以占有更多异性作为能力和成功的标志，于是因纵欲无度而致郁者亦为当代主要病因。

《黄帝内经》把《上古天真论》作为首篇，强调人类外要顺其天地自然之道，内要顺应身体自然成长之需，身体才能正常，寿命才长久。

"余闻上古之人，春秋皆度百岁，而动作不衰；今时之人，年半百而动作皆衰，时世异耶？人将失之耶？岐伯对曰：上古之人，其知道者，法于阴阳，和于术数，食饮有节，起居有常，不妄作劳，故能形与神俱，而尽终其天年，度百岁乃去。今时之人不然也，以酒为浆，以妄为常，醉以入房，以欲竭其精，以耗散其真，不知持满，不时御神，务快其心，逆于生乐，起居无节，故半百而衰也。夫上古圣人之教下也，皆谓之虚邪贼风，避之有时，恬惔虚无，真气从之，精神内守，病安从来。

是以志闲而少欲，心安而不惧，形劳而不倦，气从以顺，各从其欲，皆得所愿。故美其食，任其服，乐其俗，高下不相慕，其民故曰朴。是以嗜欲不能劳其目，淫邪不能惑其心，愚智贤不肖，不惧于物，故合于道。所以能年皆度百岁而动作不衰者，以其德全不危也。"

结合当今社会分析上述内容具有非常契合的现实意义。据传古时黄帝生来聪颖，年纪很小即善于观察周围事物并提出问题、勤勉好学，故在长大之后，成为万众归一的领导。由于他的威望被广泛认可，所以古人常以他的名义著书立说，以期达到使读者信服的目的。《黄帝内经》中体现了古人借黄帝之名对生命现象的思考，对人类生存状态的观察，对生老病死的疑问。

首先提问："听说上古时候的人寿命可以超过百岁，而且动作不显衰老；反观今天的人们，年龄半百行动就显得迟缓无力，这是由于时代不同了还是今天的人养护生命不得其法呢？"针对上述问题，岐伯回答："上古时期那些懂得养生之道的人，能够取法于天地阴阳自然变化之理而顺应生存。主要表现在饮食有所节制，生活作息有规律，不过于操劳，避免房事过度，所以能够精力旺盛不衰，生命可以到百岁左右天赋的自然年龄。反观现在的人就不同了，他们把酒当水喝，无节制地暴饮，醉酒后又行房事，这种恣情纵欲，使得阴精竭绝，为一时之快而耗散真气，根本不顾养精蓄锐，没有自制能力，只求眼前痛快，违背生命自然之道，所以刚到半百之年便形气衰老了。"这段是多么生动形象的现实写照！今天社会又何尝不是如此呢？只能是有过之而无不及，因为古人的物质生活与现代比较还是有限的。现代人希望过度追求物质或想达到某种目的便生欲念、欲望、欲火乃至纵欲。过度需求导致过度行为，权势之间屡见不鲜的权钱交易、权色交易，部分人之间草率而无度的两性行为，烟酒、毒品、娱乐至死的生活方式，这不都是影响寿命及产生疾病的原因吗？如何才能避免这些病因呢？其实医者的作用是有限的。

《黄帝内经》告诫我们：要及时避免外界虚邪贼风侵犯，心境要清净安然，避免杂念妄想，使真气顺畅，精神内守，疾病便无从发生。因此，人们要注重提高个人修养，力争心志安闲，不使欲望过度，情绪平稳而气定神闲，形体劳作而不过度疲倦。如果这样，人人都能随其所欲，满足个人正常需求。此时，无论吃什么食物都觉得甘美，无论穿什么衣服也都感到合适，保持良好风俗习惯而生活愉快。社会地位无论高低贵贱都不攀比，做到朴实无华。达到这种心理状态，就不会贪图那些不正当的嗜欲，也不被淫乱邪僻扰乱心志。无论什么人都不因外界事物变化而干扰，这才符合养生之道。上古之人之所以能够年龄超过百岁而动作不衰，就是掌握了这些修身养性的原则。现实社会的复杂性与人类行为关系息息相关，与人类疾病产生也有深刻联系。这里蕴藏着深刻的社会心理、社会行为、社会变迁、自然环境与社会变化等诸多因素。医者不明其理，就不会深究和发现疾病产生的真正原因，临证思维停留在见疾除疾，见病治病，每遇药所不达其用时，如入迷宫而不能自出。即所谓："是故圣人不治已病治未病，不治已乱治未乱。"故此，医者应知，不是有病皆可治，治病有时还需要良好的社会管理，良好的自然环境，良好的文化传承，从而塑造人类良好的正向思维，良好的行为规范，良好的道德观念等。如此，民生稳定、民心安祥、民意向良、民鲜生病矣。

无论物质之欲还是淫欲之欲，一时欲念一般不会造成脏腑功能受损，但欲念一久，嗔心内生，愤怒、怨恨，看不惯社会，看不惯周围人，看不惯任何事情，感到做什么都不自在。呈现外在表现，望之可见满脸愤怒表情或过激语言动作，目光阴险、奸诈或是恐怖，此为欲已化郁之象。嗔心严重甚至会让人失去理智，无法控制自己的情绪，则闻之言语声强，口出粗言，愤愤懑懑或愤愤不平，此为肝郁化火，怒火中填。医者临证此类患者，不可只辨其病不虑其因，而要见其病，探其因，三分治病，七分治心。《黄帝内经》："百病生于气也。"此处所指的"气"，是欲郁致病所产生的人体气机逆乱。在欲郁致病过程中，负面情绪不断上升，无论烦躁、抑郁、焦虑、恐惧等都会生"气"，表现为无名火旺，无理取闹，脾气暴躁，情绪失控，欲望得不到满足，日久化郁又不能释放。抑郁症如今已成为常见的病证。女性患抑郁症比例更高，特别是在经期前后、产后、更年期等特殊时间。这与此时阴阳容易失调，需要关爱照顾欲望增强有关。此时如得不到身边人群如爱人、恋人、家人、同学、同事的理解，便可因欲生郁。亦有因精神创伤如亲人亡故、婚姻变故、事业失败等原因所致。

欲久生郁影响脏腑正常机能，尤其是对肝、胆、心、脾影响突出。所以治疗欲郁致病时要充分分析病情，细辨证候，审查病机，以脏腑辨证为基础辨证论治。

肝的特点是阴中之阳，又称厥阴。肝喜条达，恶抑郁，主升发，主藏魂。其功能主疏泄、主藏血、主筋华爪，开窍于目，与胆相表里。欲郁所致肝脏受累主要在于条达、疏泄、抑郁，亦可影响藏血、主筋等功能。疏泄有"舒畅""疏通""条达"之意。在正常生理状态下，这个功能体现在疏通气机。气机为气的升降出入。人体脏腑经络全有赖于气的升降出入。肝的特点主升，所以肝的气机疏通、畅达、升发对气的升降出入平衡起调节作用。肝疏泄功能正常则气机条达，升降有常，气血顺畅，脏腑功能及经络运行正常。如肝失疏泄，则导致肝气郁结，气机不畅，出现胸胁、双乳或小腹胀满疼痛不适。肝脾不和，脾失健运则见脘腹痞满、食欲不振、纳谷不化等脾胃功能障碍。肝郁气滞，气滞则血瘀，妇女可见月经不畅，痛经、闭经、经血色暗及血块等。肝气郁结，气机不畅，还可致痰浊内生、水湿停留，甚至出现肿块、痰核等。若肝气上逆，升发太过则会出现头晕目胀，耳鸣耳聋等。肝气横逆犯脾，脾胃失调可见食欲不振，嗳气吞酸，脘腹痞满，便秘不爽等。肝属木，喜条达，恶抑郁，此与欲郁致病尤其相关。《素问·举痛论》"百病生于气也"就是强调包括肝为情志所伤而影响气机调畅。所以肝正常疏泄则气机调畅，气血调和，人的心情舒畅，情绪稳定。若肝郁不舒，气机不畅，则见精神抑郁，闷闷不乐，抑郁日久，阻遏气机，肝火上扰，则心烦易怒，情绪容易激动。肝与胆互为表里，若肝失疏泄，胆道不利，则见胁痛、口苦、食少、反酸、呃逆或呕吐等。凡欲郁致病多可见上述之证。

心为阳脏而主阳气。心与欲郁致病相关的功能主要在于心主神志。心藏神，神是生命活动的外在表现形式，是人对周围事物的认知和反应，主要有思维、意识、精神。人的形象以及面色、眼神、言语、反应等无不包含在神的范围。这些是给医者在临证望诊时的重要提示。心为五脏之君，五脏六腑在心的统领下才能协调正常的生命活动。《灵枢·邪客》："心者，五脏六腑之大主也，精神之所舍也。"心在志为喜，指心与精神情志相关。喜是人对外界良性信息的反应，如喜欢、喜悦、喜爱等。这些正常心理活动有益于心的生理功能。但是过度的喜，如狂喜、惊喜、过喜又可使心神受伤。从心主神志功能分析，君主之官必须中正，太过或不及均会失态，心主神功能过亢则见喜笑不止；心主神功能不及则见易生悲哀。心主神志还主血脉，两者相互依存。血脉及血液是神志活动的物质基础。心血充盛，心神得养，神志活动正常则神志清晰，思考分析周密，思维反应迅速，精神不萎不亢，使人的行为与生存环境相适应。若心主神志功能失调，可出现精神、思维、意识、认知等异常；若心血不足，则心神失养，可见失眠、多梦、健忘、烦躁、焦虑、头晕耳鸣等；如心火旺盛，扰动心神，则表现为烦躁、神昏谵语，甚至昏迷等重度热证；如心火炼液成痰，则可痰迷心窍，见狂躁不安、哭笑无常、登高而歌、弃衣而行等严重精神障碍。欲郁致病所见多限于心神失养而极少见痰迷心窍者。

脾属至阴之脏，为后天之本。欲郁致病与脾的关系，主要由于思虑伤脾及肝郁气滞，横逆犯脾，造成脾的功能障碍而产生的证候。脾主运化，将水谷化为精微，并将精微物质转输至四肢百骸，对营养物质消化、吸收和输送起着重要作用。脾为阴脏，最易被湿邪所困。脾虚亦可内生寒湿，寒湿困脾则影响其运化功能。因脾性喜燥恶湿，寒湿内盛，阻碍脾气及脾阳功能，则纳呆腹胀，食少便溏；脾失健运而不升，胃失调和而不降，则胃气上逆泛酸呃逆，咽喉不适；阴寒内盛表现为口淡不渴，湿浊内停，阻遏气机，则四肢沉重；脾虚清阳之气不升，空窍失养则头昏头晕、耳鸣耳聋、耳胀耳闷；阳虚与阴湿相互影响，加重脾虚以致出现水湿停留，可见肢体浮肿，大便溏泄，小便短少。

欲郁致病的轻重与病因、病程、病情有关，其病机转化主要与上述脏腑相关，但是与其他脏腑亦有不同程度关联。临证时应察、思、析、辨患者综合信息，方可得出正确辨证，达到好的治疗结果。

【临床案例 13】

王某，女，53 岁，退休。就诊日期：2016 年 4 月 12 日。

出生及居住地：甘肃。

初次发病节气：立秋。当下发病节气：清明。

文化程度：大学。曾经职业：公务员（市委书记夫人）。

望：体态中等，动作自如，神志清楚，喷嚏时作，清涕下流，面色白而失润，目光略显焦躁，神态疲乏，爪发少华。舌质暗淡可见齿痕，舌苔白微腻。

闻： 语带鼻音，语音略强，语速稍快，呼吸时闻鼻鸣。

问： 鼻痒、喷嚏、鼻塞、流清涕反复发作20年，加重1个月。

患者20年前于立秋天气渐凉之时发病，当时主要表现为鼻痒，打喷嚏频繁，流清水样鼻涕，鼻塞不通，伴有头昏，鼻塞严重时可有头痛。20年来反复发作，尤以春秋交接之时症状加重。在非春秋季节症状时轻时重，绝经期前曾有痛经，鼻部症状以喷嚏、流清涕为主，多于月经期前1周或睡眠不足时较重。20年来间断治疗，症状加重时曾用"氯苯那敏""开瑞坦"等治疗，效果不佳，局部间断使用激素类滴鼻水，鼻腔通气尚可。平素生活规律，工作不紧张劳累，长期入睡困难，少寐多梦，恶风怕凉，口淡不渴，饮食以温热为主，大便溏软，小便清长。此次鼻部症状加重已经将近1个月，在当地中医就诊，服用中药（处方以玉屏风散合苍耳子散、四君子汤加肉桂）。既往无其他病史。

切： 左脉弦细、关脉略强，右脉弦细弱。

专科检查： 鼻部外观无异常。鼻中隔轻度左偏，鼻腔黏膜颜色暗淡呈淡紫色，轻度肿胀，双侧鼻腔见较多清稀分泌物，中鼻道及嗅裂部位无脓性分泌物，嗅觉略减退但尚可嗅出酒精气味。鼻窦CT可见筛窦及双上颌窦黏膜增厚阴影。过敏原皮肤点刺试验可见屋尘螨、粉尘螨、蒿草、花粉、皮毛程现阳性。

病证分析： 主症鼻痒、喷嚏、鼻塞、流清涕。属于中医鼻鼽一病无可争议。纵观病史，病情已经20年余，历次加重与季节关系密切，而平时发作与月经周期及失眠等状况相关。望诊可见面色白而失润，目光略显焦躁，神态疲乏，爪发少华，此因病程较长，肺、脾、肾三脏虚损所致。肺气虚则卫表不固，见恶风怕凉。脾气不足见神疲少力。年过五旬，天癸竭，正如《素问·上古天真论》云："女子七岁肾气盛，齿更发长……七七任脉虚，太冲脉衰少，天癸竭，地道不通。"又如《素问·宣明五气》："肾为欠为嚏。"此时肾气、肾阳虚则喷嚏频频，爪发少华。如此分析，患者服用玉屏风散合苍耳子散、四君子汤加肉桂，此方符合患者证候为何不效？再观病史，绝经期前曾有痛经，长期睡眠不佳。望诊面色白而失润，目光略显焦躁，舌质暗淡。脉左弦细、关脉略强，右弦细弱。其中目光焦虑，关脉略强，提示有肝郁及肝气不舒之象。此为何来？在按中细表。

诊断： 鼻鼽。

辨证： 肝郁脾虚，脾虚及肺，日久伤肾。

治法： 疏肝健脾，益气固表，温肾通窍。

处方： 逍遥散合玉屏风散、四君子汤加肉桂、郁金、玫瑰花。

柴胡10克，白芍15克，当归15克，薄荷3克，生姜10克，茯苓20克，白术10克，生黄芪30克，防风6克，党参15克，炙甘草6克，肉桂6克，郁金10克，玫瑰花6克。7剂，水煎服。

二诊： 鼻痒、喷嚏、流清涕明显缓解，睡眠改善，身体怕凉减轻。上方加丹参20克，去玫瑰花。7剂，水煎服。

三诊： 鼻痒、喷嚏、流清涕消失，睡眠饮食正常。改服玉屏风颗粒早服1袋，加味逍遥丸晚服1袋，连续服用2周。此次发作季节平稳度过。

按： 本例为常见病鼻鼽患者，按照常规以病论治，当地中医所开处方没有错误，但为何服药不效就值得深入分析。在分析本病例时，除考虑患者生活地区，还应该考虑该地区自然环境、患者经济状况、社会地位、生活与体质关系。此患者居住、工作在甘肃东部，是甘肃草木生长旺盛，粮食生产富足地区。患者长期居住此地，工作是政府公务员，但其还有一个生活身份，即为市委书记夫人。这个身份可使一个女性感到荣耀，心理优越感是不言而喻的。她平时行为会与一般家庭主妇有所不同，在公开场合要注意表现矜持有度，不能随心所欲地讲话或做事，从而维护领导及个人形象。然而一个长期不能宣泄情绪的状态会使人产生肝郁不舒。一个市级领导的工作繁忙也不可能有常人生活规律，上班时间不定，早出晚归是常规状态。作为领导夫人除了享受那份荣耀，也希望有正常的家庭、夫妻生活，但这是不可能的。于是本例病史见到长期失眠，月经不调。睡眠过程是脑细胞功能恢复过程，而长期失眠可引起自主神经功能紊乱，出现焦虑、忧郁，还会导致免疫功能失调，抵抗力下降，内分泌功能紊乱等。本例治疗深入分析这方面因素，认为此鼻衄患者的深在病因是肝郁不舒，结合其年龄特点，从病因入手调整用药，将原方中苍耳子散去掉，改逍遥散加郁金、玫瑰花。服药不到1周便电话告知症状缓解，睡眠改善。再次提示，很多常见病看似简单但久治不愈，原因在于医者以为简单，按套路用药或仅以病开药，没有体现中医审病求因、辨证论治的思维，也就体现不出中医个体化治疗优势。当然，此类患者若想疾病长期改善不是单纯药物所能完全解决的。

【临床案例 14】

陈某，男，32 岁，未婚。就诊日期：2015 年 9 月 15 日。

出生地：北京。居住地：北京、澳大利亚。

初次发病节气：立秋。当下发病节气：立秋。

文化程度：大学。职业：经商。

望：体态自然，体形较胖，行动自如，神志清楚，表情略显急躁。肤色稍黑，目光略显焦躁，神态疲乏。舌质暗红，苔薄黄。

闻：语音略强，语速稍快。

问：左耳听力下降伴耳鸣 3 天。

患者 4 天前从澳大利亚乘飞机返回北京，次日晨起自觉左耳堵闷感伴耳鸣如蝉，同时听力有所下降，但一般对话尚可听到，无头晕、恶心等。平时经常往返于北京与澳大利亚做生意，每个月平均往返二三次，乘飞机时经常会出现耳堵耳闷感，但多在下飞机后消失。4 天前乘机后亦有轻度耳闷，下飞机后症状消失。当日晚到酒吧饮酒娱乐至次日凌晨 3 时，次日 10 时起床后自觉左耳堵闷感、耳鸣伴听力下降而来就诊。既往无其他病史，有烟酒嗜好。

切：左脉弦尺脉弱，右脉弦尺脉弱。

专科检查：双耳外观无异常。双侧鼓膜轻度浑浊内陷，未见积液；鼻中隔轻度左偏，鼻腔黏膜淡红，中鼻道及嗅裂部位无分泌物；咽部慢性充血呈暗红色，鼻咽部未见异常。听力检查：左耳500赫兹至2000赫兹平均在40分贝，右耳听力在正常范围，声导抗双耳呈A型。

病证分析：主症左耳突发堵闷感伴耳鸣、听力减退。属于中医暴聋一病。纵观病史，病情仅3天，既往频繁乘飞机往来于北京与澳大利亚，经常出现堵闷感，在飞机落地后症状消失，此属正常现象。此次发病亦在乘飞机之后，但随即到酒吧娱乐至次日凌晨，期间精神亢奋、疲劳可想而知。望诊可见表情略显急躁，目光焦躁，神态疲乏。患者工作为个体经商，事业有成，经常陪同贸易伙伴饮酒娱乐，生活没有规律，此次发病显然与过度劳累、兴奋相关。《素问·厥论》："少阳之厥，则暴聋。"肝胆互为表里，肝火多由情绪波动而诱发，肝胆疏泄不及，血气循经上逆，逆则经气受阻，以致气滞血瘀，清窍失养则暴聋。并可见舌质暗红、舌苔薄黄，脉弦等表现。

诊断：暴聋（左）。

辨证：肝胆热盛，气滞血瘀，耳窍失养。

治法：清利肝胆，益气活血，通利耳窍。

处方：龙胆泻肝汤和通气散加减。

柴胡10克，泽泻15克，当归15克，车前子30克，通草3克，炒栀子10克，香附10克，川芎10克，远志10克，路路通10克，太子参15克。7剂，水煎服。

二诊：症状消失，电测听检查双耳听力均在正常范围。嘱其注意休息静养。

三诊：2周后又来就诊，症状同前。由于近1周陪同生意伙伴每日饮酒、娱乐，起居无常，故又发病。电测听检查，左耳听力曲线再次下降至初诊时水平。观其舌脉基本同前。上方加丹参20克。7剂，水煎服。

四诊：自述服药3天后症状减轻，电测听检查左耳听力平均在30分贝范围。嘱其务必注意休息静养。

五诊：耳聋今晨突然加重，右耳堵闷感，听力亦有下降，同时伴轻度眩晕。电测听检查：左耳250赫兹至2000赫兹平均在45分贝，右耳250赫兹至1000赫兹平均在30分贝。患者不同意做前庭功能检测。舌脉基本同前。

暴聋多见而似本例频繁反复者不多见，究竟为何？深究其因方恍然大悟。在上方基础上加六味地黄汤，同时强调必遵医嘱。

按：本例为常见病暴聋患者，考虑其工作性质，个体经商，频繁往来北京与澳大利亚，事业有成必是辛劳付出而得，且烟酒过度，起居无常，时常娱乐，亢奋疲劳。结合舌脉得出上述辨证，服之有效但又反复不愈。此在辨证有何失误？返请教经典而悟。《素问·厥论》："岐伯曰：酒入于胃，则络脉满而经脉虚；脾主为胃行其津液者也，阴气虚则阳气入，阳气入则胃不和，胃不和则精气竭，精气竭则不营其四肢也。此人必数醉若饱以入房，气聚于脾中不得散，酒气与谷气相搏，热盛于中，故热遍于身内热而溺赤也。夫酒气盛而慓悍，肾气有衰，阳气独胜，故手足为之热也。"复反问询患者，才得患者直言。其每次到娱乐场所，烟酒过后必与异性同房，且同房时间较长，有时一夜数次。此次发病是因其前夜与4名女性同房，过度疲劳，故而发病。再细询其症状常有手足烦热，反观脉象两尺均弱，为肾虚之象。此时方如梦初醒，正如上段经文所示：酒为辛热升散之品，入于胃中，胃土燥热不调。胃腑燥热而精气竭，脾失水谷精微而不行。此人数次醉饱之后入房，酒食不化，壅阻中气，中气不运，则水火不交。而过欲则肾精枯竭，虚火上升，阳根虚强，反复房事，如火升腾，加之酒气既盛，而慓悍之性泛起，煎熬肾阴，肾阴日衰，阳气独胜，腑脏肢节，虚热熏蒸，所见手足之热也。

此例提示医者，临证时不可因疾病常见而仅凭表象忽视病因。看病观人，细问深究，诚恳忠告，晓以利害，治病治心，人病同治。否则既如扬汤止沸，效果不彰。

（刘大新）

二、病中忧郁

　　临床实践中发现，不管是哪个系统疾病，若是比较重、病程长、比较复杂、被认为是癌前病变的，或是目前无较好治疗方法的疾病，大多数患者具有不同程度的郁证表现。这类患者多有频繁求医的经历，试图寻求治疗疾病的有效方法，多数存在过度医疗和病急乱投医现象。对这类患者进行必要的心理疏导往往效果不佳，因为他们更重视影像学、病理组织报告和化验室检测指标的改变。医者有时对这类患者的反复诉求感到毫无办法。这就提示医生在利用医学手段对疾病治疗的同时，更应重视病中忧郁对病情及其转归的直接影响，才有助于治疗原发疾病和提高临床疗效。凡病皆有郁，比较重的疾病、疑难杂症必有忧郁问题。疾病的产生是某种原因作用于人体，导致人体气血津液运行失常，使某个器官或某个系统产生器质性或功能性改变。现代医学受医学模式的影响，多注重躯体器质性的病变，一般采取对抗性的治疗手段，往往忽视了疾病本身、医疗手段、就诊过程对患者心理产生的不良影响。对患者而言，躯体病变也是一种痛苦的经历，尤其是重病、久病、外伤和手术等一定会对人体的情绪产生不良影响。中医的诊疗模式是看病人，注重人体情志变化对疾病产生的影响。从古到今，名老中医治疗，多注重调畅脏腑气机和恢复气血津液的正常运行。因郁致病，医生和患者都比较重视治郁。但病中忧郁，因病致郁，常得不到医生应有的重视。除了精神、心里异常的疾病外，医生更注重解决患者躯体的病变，而忽视病中忧郁对病势和病情转归的直接影响。辨证论治虽然是中医的主要诊疗理念，但受现代医学分科较细以及应付性诊疗模式的影响，如今不少中医往往已不是在看病人，而是侧重患者躯体局部的病理变化，忽视对患者病中忧郁的同步治疗。当忧郁表现突出并对病情和疾病转归产生影响时，才进行治疗，往往效果欠佳，这其实违背了中医治未病的原则。哪一类患者和哪一个年龄段的人群在患病时容易伴随忧郁证的产生呢？中老年女人、育龄妇女产前产后、鳏寡孤独者、职场或生活不顺心者、分居的男女、患得患失者、先富后贫者、先贵后贱者等，以及遇到重大事情变故或不良事件后出现的疾病，多兼有忧郁证。这时看病人，不能仅关注患者躯体上的变化。若只重视躯体上的疾病，往往疗效不好。久病多郁，多气郁，也多郁滞。怪病多郁滞，多气郁、气滞血瘀和痰郁。临床上有不少中小学生因躯体疾病就医，往往一个简单的疾病，因父母过于关注导致频繁就医。如果医疗干预的效果较差，患者多存在不同程度的忧郁证表现。古有"女人多郁"，其实无论男女、老幼，只要是病程长、疾病较重者皆有郁，只是兼见的忧郁证有轻重不同而已，因此说凡病皆有郁。

病中忧郁、因病致郁涵盖了因外感和内伤等诸多因素而致的脏腑经络气血郁滞。人体一病，则伤及于内，经气血脉结聚而不得发越，产生气机阻滞之变，而见诸气怫郁之弊，或郁于气，或郁于血，或郁于表，或郁于里等。历代医家多注重气郁或疾病产生的病理产物致郁。朱震亨创立的越鞠丸主治气郁兼气郁引起的血瘀、痰结、火郁、湿阻和食积。郁证表现有两个特征，一是情感的变化，包括睡眠障碍；二是躯体的变化，主要是气机的失调和气血运行的异常。郁证的产生与肝、脾、心脏腑功能失调关系密切。肝主疏泄、调畅气机，脾主思和运化，心主血为君主之官。因病致郁，古今医家多注重从肝论治。郁证的产生多责肝失疏泄条达，进而影响其他脏腑气机的升降出入，疾病的部位在脏腑经络、组织器官和气血津液。病情的轻重、病程的长短、疾病的良恶程度以及其他因素，如贫困、不良事件等在疾病的发生过程中起着协同致郁的作用。百病生于气，任何疾病都能影响情绪的改变，中医历来重视情志变化对躯体和疾病的影响。郁的产生，多与肝胆有关，凡十一脏取决于胆也。五脏六腑和组织器官等在生理上互相联系，在病理上互相影响。从因病致郁的产生机制来分析，无论哪个脏腑，哪个部位的疾病，在某个阶段都有可能影响肝脏的疏泄功能，出现不同程度的郁证症状。如患者因患了某种疑难病或者慢性病后，长期治疗而不愈，则会产生抑郁、绝望等悲观情绪，如若长期处于悲观、郁闷不舒的状态中，使消极的情绪得不到疏泄，反而会加重原有的疾病，形成"郁－病－郁"的恶性循环。因此在治疗疾病中，应重视已有或即将产生的郁证表现，除了必要的心理疏导外，在原用药的基础上还是应注重调整机体的气机变化，如注重调整中焦气机的升降，重视气血理论。

有些疾病现代医学诊断清楚，用药原则也符合要求，但疗效并不理想。因中医重视七情对疾病的影响，患者转向中医药治疗时，往往能取得较好的效果。如某些耳鸣患者，担心自己的听力受到影响，或者认为疾病是因颅内或内耳肿瘤所致，频繁就诊。久而久之，患者容易产生焦虑、抑郁倾向，影响睡眠，严重可影响工作和生活。中医在这种情况下进行治疗，兼顾全身状况，辨证论治，干预因病致郁的全过程。中医将这类疾病归属为"心病"，在治疗中加一些疏肝理气、养血安神药物，疗效更优。凡病皆有郁，但这并不意味着凡病皆需要解郁，只有因病致郁，因郁影响疾病的康复进程时，才需要兼解郁证。

【临床案例 15】

刘某，女，30 岁。就诊日期：2019 年 5 月 18 日。

出生及居住地：北京。

初次发病节气：春分。

文化程度：大学。职业：职员。

望：体态清瘦，精神不振，神清合作，面色淡白，目光无神，倦怠乏力，爪发无华。舌质红，舌苔白。

闻：语音低微，乏力懒言，呼吸正常。

问：左耳听力下降伴耳鸣 2 个月。

患者 2 个月前无明显原因突发左耳听力下降，耳鸣，耳堵发闷，头晕。诊断为"左耳突发性耳聋"，静脉点滴银杏叶提取物及激素后，头晕止，左耳听力无改善。刻下症：左耳听力下降，左耳堵发闷，左耳鸣如蝉，劳累或情绪波动时耳鸣加重，烦躁抑郁，胸胁胀满，失眠多梦，倦怠乏力，食欲不振，大便不成形，小便如常。

切：左脉弦，右脉沉细。

其他检查：血压 120/70 毫米汞柱，脉搏 70 次 / 分。

专科检查：双耳外耳道无分泌物，鼓膜完整。纯音测听：左耳轻度感音神经性耳聋，高频听力下降明显，右耳正常。声导抗：正常。双鼻腔及咽喉检查未见异常。头颅 CT 未见异常。内听道核磁未见异常。

病证分析：主症耳聋、耳鸣、失眠。纵观病史，乃心脾两虚，耳窍失养证。凡忧愁、思虑、劳心、惊恐均可导致耳鸣。如宋代《圣济总录·卷一百十四·耳门》载："肾气既虚，风邪干之，复以思虑劳心，气脉内结，不得疏通，则耳内浑焞与气相击而鸣。"明代徐春甫《古今医统大全·耳病门》载："忧愁思虑则伤心，心虚血耗必致耳鸣耳聋。"龚廷贤《寿世保元·卷六·耳病》载："思虑烦心而神散，精脱于下，则真阴不上泥丸，而气不聚，故耳鸣耳重听及耳内痒。"患者因突发性耳聋，治疗效果不好而引起失眠，烦躁抑郁，耳鸣较重，严重影响工作和生活，这是典型的病中忧郁，因病致郁。《普济本事方》中提到："今肝有邪，魂不得归，是以卧则魂扬若离体也。"魂以阴血相附，肝气亢盛或郁结日久易化火，火最伤津耗气；津血同源，故暗耗阴血以致肝血不足，阴血亏耗，则魂无以依附；肝血虚耗，肝不藏魂，致使魂不安，扰动心神；心为君主，主血在脉中运行，血虚最易累及心，久病耗伤阴血，心神无以滋养。正如《素问·举痛论》所说："心无所倚，神无所归，虑无所定。"临床可引起不寐、耳鸣、烦躁等症状。故有医家认为此病乃由心而生，思虑忧愁日久，耗伤心之阴血；脾乃生血之源，母病伤及子，心脾劳伤，脾失运化，生血无源，心神失养加重此病。舌质红、舌苔白，脉弦细均为心脾两虚，耳窍失养证。

诊断：耳鸣，耳聋，不寐。

辨证：心脾两虚，耳窍失养。

治法：健脾益气，养血安神。

处方：天王补心丹加减。

远志6克，柴胡10克，酸枣仁30克，柏子仁10克，当归10克，麦冬30克，玄参10克，生地黄15克，丹参30克，五味子6克，夜交藤30克，茯神30克，合欢花12克，太子参15克。7剂，水煎服。

二诊：患者耳鸣无明显变化，睡眠好转，烦躁抑郁。上方去合欢花，加山萸肉15克、黄精20克。14剂，水煎服。

三诊：患者耳鸣声音减轻，睡眠好转，烦躁抑郁好转，听力无变化。上方去夜交藤、茯神、当归，加知母10克、茯苓30克。14剂，水煎服。

按：情志类疾病发病，先伤心，心不荣则无以养脾，日久可致子脾虚弱，脾虚则无以生血，阴血不能滋养心神。故以健脾益气养血、宁心安神为治法。天王补心丹，具有滋阴清热、养血安神之功效，主治阴虚血少、神志不安证，以及心悸怔忡、虚烦失眠、神疲健忘、耳鸣等。《校注妇人良方》："宁心保神，益血固精，壮力强志，令人不忘。清三焦，化痰涎，祛烦热，除惊悸，疗咽干，育养心神。"《古今名医方论》："心者主火，而所以主者，神也。神衰则火为患，故补心者，必清其火而神始安。补心丹用生地黄为君者，取其下足少阴以滋水主，水盛可以伏火，此非补心之阳，补心之神耳！凡果核之有仁，犹心之有神也。清气无如柏子仁，补血无如酸枣仁，其神存耳！参苓之甘以补心气，五味之酸以收心气，麦冬之寒以清气分之火，心气和而神自归矣；当归之甘以生心血，玄参之咸以补心血，丹参之寒以清血中之火，心血足而神自藏矣。更假远志为向导，和诸药入心而安神明。"

【临床案例16】

李某，女，45岁。就诊日期：2018年11月18日。

出生及居住地：北京。

初次发病节气：秋分。

文化程度：大学。职业：职员。

望： 体态清瘦，精神正常，神清合作，面色红润，目光有神，倦怠乏力。舌质尖红，舌苔微黄。

闻： 语音低微，乏力懒言，呼吸正常。

问： 咳嗽1个月。

患者1个月前因感冒引起咽痛，声音嘶哑，咽痒，咳嗽，经治疗后咽痛愈，声音嘶哑明显好转。但咽干，咽痒，咳嗽，遇冷风后加重，咽部异物感没有缓解。刻下症：咽干，咽痒，咳嗽，咽部异物感，咽部有少量痰，胸胁胀满，情志抑郁，食欲不振，二便调。

切： 左脉弦，右脉细。

其他检查： 血压110/60毫米汞柱，脉搏65次/分。

专科检查： 咽部黏膜暗红，双扁桃体Ⅰ度大，咽后壁黏膜充血。喉部：会厌阴性，双声带光滑，活动正常，双梨状窝未见异常。双耳外耳道无分泌物，鼓膜完整。双鼻腔检查未见异常。血常规及胸部CT未见异常。

病证分析： 主症咽干，咽痒，咳嗽，咽部异物感。纵观病史，辨为少阳郁热证。患者因感冒所致，咳嗽时间较长，治疗效果不好，因此有情志抑郁，胸胁胀满，因病致郁。少阳为初升之阳，其气畏郁，肝胆为疏泄之脏腑，喜条达而恶抑郁，盖人身之气亦喜通达而忌抑郁不伸，所以肝胆之气疏泄调畅，则六腑之气通达无阻。然脾居中州，司升降；胆居于胁，主出入。胆与脾，其气相通，互为影响。故出入不利，升降必不调，气机不利，则郁证因之而生。致郁原因一则由于外邪侵入少阳，居于半表半里，少阳属胆，与肝相表里，邪入则肝胆受病，脏腑气机不和，故肝胆气郁；二则因情志所伤，肝气郁结，逐渐引起脏腑气机不和而致郁证。郁证表现多端，因邪郁部位不同，所见症状迥异，如郁于少阳本经则胸胁苦满，郁于上焦则咳，郁于中焦则不欲饮食、呕逆、腹痛、大便不调。临床慢性咳嗽中属火郁咳嗽者，其证多见病程绵长，夜咳为甚，苔薄白，脉弦，胸胁胀满，口干等。推其病理虽为肺气失宣，但与肝、胆、三焦的气机失调相关。肺主宣降，肝主疏泄，三焦司气机水火的升降，而肺的宣降，又赖肝的疏泄和三焦气机升降来调节。肝胆互为表里，胆与三焦同属少阳，而司相火，其气机郁遏，相火不得泄越，郁而邪火上逆于肺，则发为咳嗽。此类咳嗽病程较长，多在数月以上，符合"久咳不已，三焦受之"。

诊断： 喉痹，喉源性咳嗽。

辨证： 少阳郁热，肺失宣降。

治法： 和解少阳，宣肺止咳。

处方： 小柴胡汤加减。

柴胡10克，黄芩10克，法半夏10克，太子参15克，大枣10克，炙甘草6克，蝉蜕10克，僵蚕10克，杏仁10克，枇杷叶10克，桔梗10克，麦冬20克。7剂，水煎服。

二诊： 患者咳嗽明显减轻，咽干，异物感。上方加百合20克、北沙参10克。14剂，水煎服。

三诊： 患者咳嗽止，异物感消失，咽微干。上方14剂，水煎服。

按： 慢性咳嗽的发病原因很多，多数与外感有关。治疗当以清解三焦郁火，宣肺止咳为法。陈修园云："兼郁火，小柴清，姜细味，一齐烹"，可谓得其治郁火咳嗽之真谛。方予小柴胡汤稍事出入，药如柴胡、黄芩、半夏、生姜或干姜、杏仁、枳壳、甘草之流，取小柴胡汤和少阳、通水津、散郁火、升清降浊。因本证多因外感诱发，可去参、枣之补，加枳壳助柴、芩，以宣畅气机而清解郁火，加杏仁降利肺气；配柴胡又能升清降浊，使痰液下行，共同发挥清解三焦郁火，宣肺止咳的作用。如是则郁火得散，水津得通，肺气得降，其症自平矣。少阳主枢，少阳枢机畅达，则太阳之气可升，阳明之气可降，表里内外气机通达。小柴胡汤通过和枢机达到辛开苦降、补虚泻实的作用，正如陈修园称其不愧为"左右逢源"。临床凡以肝胆为中心，波及脾胃，影响肺气，累及心神，困扰三焦等所致的内伤杂症，皆可用小柴胡汤宣畅三焦，调理气机。横看表里，竖看三焦，外连肌表，内合脏腑，和少阳之枢，开合得宜，有收有散、有攻有补的作用，全面整体地认识小柴胡汤的原理，体现了同病异治、异病同治的原则性和灵活性。

因郁致病与因病致郁虽然有区别，但在疾病的发生中常相互影响，相互转化，故临床上分清以因郁所致还是因病所致，对治疗疾病起很重要的作用。随着现代生活节奏的加快，人们工作、生活上面对的压力也越来越大，因此处于郁证状态的人群数量也在不断增加，通过对"因郁致病"及"因病致郁"的分析，有助于临者分清疾病的病因，从而采取合理的治疗方法，发挥中医中药以及心理治疗的作用，对提高临床治疗疗效，促进医学模式向生物－心理－社会医学模式转变，有着重要的意义。

（刘建华）

三、欲郁不除，疾病难断

郁证虽然自古就有记载，却在当代体现得更为明显，郁证已然成为当代人们患病的普遍特征，较之古代有过之而无不及。这也和当代社会环境、经济现状、文化特点、生活方式等诸多因素密切相关。郁来源于生活中各方各面，在当代社会，欲望是导致郁证最常见的原因，欲望不止，郁证不息。

如前文所述，形成郁证的因素无处不在。当代社会，金钱成为衡量一个人价值的最主要标准，人们无时无刻不在为金钱利益奔波劳碌，进而形成巨大的生活压力。在巨大的社会生活压力下，人们出现紧张、不安、焦虑、愤怒等不良情绪更为频繁与普遍，这又间接引起人际关系的不和谐，尤其以工作环境与家庭环境中的关系表现更为突出。如同事之间、领导与下属之间、夫妻之间、长辈与晚辈之间的关系等。而这些不和谐的人际关系，又使人们的情绪不断波动，压力不断增加，因而更易导致焦虑、抑郁状态的产生，凡此种种，皆是郁证产生的原因。因此，在当今社会环境下，欲望导致郁证十分普遍，这又时刻对人与疾病产生着影响。

郁证若作为独立疾病出现，往往表现为经常性情绪低落，或出现焦虑情绪、失眠、躯体疼痛、疲乏无力、精神不振等症状，相当于神经官能症，亦可表现为癔症。长时间得不到缓解则可能形成焦虑、抑郁状态，甚至发展成为抑郁症。然而，郁证对人的影响更多时候是潜移默化的，郁证与其他具体疾病或症状很难截然分开，往往同时存在，相互影响。临床中很多病人未必有明显的焦虑抑郁状态，但在其他疾病发生、发展过程中往往伴随着不良情绪，这些不良情绪或为疾病的诱发因素，或伴随于疾病过程中，使病机更为复杂。又或在疾病阶段性痊愈后，由于郁证的持续存在，积累到一定程度后使旧疾复发或引起其他疾病。

从某种程度上说，人之所以生病，真正的根源在于性格、德行。在当今这个崇尚物欲的社会，欲望、压力无处不在，其对人的情绪、心理产生影响是不可避免的。凡事都有一个度，适度的欲望、压力甚至挫折，可以成为一个人进步的动力，过度的不良情绪则很可能影响人的身心健康。因此，这诸多因素是否最终导致郁证产生，又与每个人的性格、眼界、看待事物的态度，以及应对不良情绪的方式等相关，一言以蔽之，德行。若一个人思想境界足够高，不论时代如何变迁，社会如何浮躁，都能维持一颗平静、恬淡的心，不受外物影响，则如《上古天真论》所云："恬淡虚无，真气从之，精神内守，病安从来？"

孙思邈《备急千金要方·养性序》："夫养性者，欲所习以成性，性自为善，不习无不利也。性既自善，内外百病皆悉不生，祸乱灾害亦无由作，此养性之大经也。善养性者，则治未病之病，是其义也。故养性者，不但饵药餐霞，其在兼于百行；百行周备，虽绝药饵，足以遐年。德行不充，纵服玉液金丹，未能延寿。故夫子曰：善摄生者，陆行不遇虎兕，此则道德之祐也。岂假服饵而祈遐年哉！圣人所以制药饵者，以救过行之人也。故愚者抱病历年而不修一行，缠疴没齿，终无悔心。此其所以岐和长逝，彭跗永归，良有以也。嵇康曰：养生有五难，名利不去，为一难；喜怒不除，为二难；声色不去，为三难；滋味不绝，为四难；神虑精散，为五难。五者必存，虽心希难老，口诵至言，咀嚼英华，呼吸太阳，不能不回其操，不夭其年也。五者无于胸中，则信顺日跻，道德日全，不祈善而有福，不求寿而自延，此养生之大旨也。然或有服膺仁义，无甚泰之累者，抑亦其亚欤……是以至人消未起之患，治未病之疾，医之于无事之前，不追于既逝之后。夫人难养而易危也，气难清而易浊也，故能审威德所以保社稷，割嗜欲所以固血气，然后真一存焉，三一守焉，百病却焉，年寿延焉。"

嵇康所言名利、喜怒、声色、滋味等，不也正是当代人们最常见的欲望吗？欲望不除，病何以愈？医者治既成之病易，消未起之患难。只治既病之果，不伐其成病之根，病虽暂愈而欲郁如常，病必将再起。欲求长泰久安，必修身养性，性善则百病不生，祸乱不作。古语有云："上医治国，中医治人，下医治病。"亦有"上医治心，中医治人，下医治病。"这被无数医者奉为经典，正因其看到了更深层次的含义。病由心生，生于人心欲望，欲望的产生，又与社会意识形态、主流价值观等密切相关。《礼记》所描述的大同社会："大道之行也，天下为公，选贤与能，讲信修睦。故人不独亲其亲，不独子其子，使老有所终，壮有所用，幼有所长，矜、寡、孤、独、废疾者皆有所养，男有分，女有归。货恶其弃于地也，不必藏于己；力恶其不出于身也，不必为己。是故谋闭而不兴，盗窃乱贼而不作，故外户而不闭，是谓大同。"如此，人们才能真正摒弃过度的欲望，皆"志闲而少欲，心安而不惧，形劳而不倦，气从以顺，各从其欲，皆得所愿。故美其服，任其俗，乐其服，美其食，任其服，乐其俗，高下不相慕"，从而达到"嗜欲不能劳其目，淫邪不能惑其心，愚智贤不肖，不惧于物"的状态，合于大道，则"度百岁而动作不衰"。从这个角度看，治国治人，同出一理。治国即是治心，国泰则民安。

因此，郁证的治疗只依靠针、药是不够的，即使一次病愈，形成郁证的根源不除，疾病还会再生。社会、文化层面因素，短时间内难以改变，但人的欲望可以控制，德行和修养可以提高。医者不仅需要治病，更要治心，不仅养病，更应养性。

孙思邈《备急千金要方·道林养性》所述养性之法，用于当代亦恰如其分。"养性之道，常欲小劳，但莫大疲及强所不能堪耳。且流水不腐，户枢不蠹，以其运动故也。养性之道，莫久行久立，久坐久卧，久视久听。盖以久视伤血，久卧伤气，久立伤骨，久坐伤肉，久行伤筋也。"

早在唐朝，孙思邈就提出了"小劳"的养性之道。郁本为草木茂盛之貌，因郁积而繁茂，又有愤结、积聚、壅滞之义。当代社会，工作、生活压力巨大，导致思虑过重，思则气结，气结则诸气不行。人之气血冲和，百病不生，一有郁结，诸病生焉。思想压力过大而得不到及时、有效地排解，日久形成郁证。另一方面，当代工作、生活方式以"静"为主，人们经常一坐一整天。缺乏活动，阳气不得生发，静则生阴，加重气机郁结。相比之下，古人的生活方式更为动静结合，张弛有道。如《素问·移精变气论》："往古人居禽兽之间，动作以避寒，阴居以避暑，内无眷慕之累，外无伸宦之形，此恬淡之世，邪不能深入也。"流水不腐，户枢不蠹，动则阳生，孙思邈在提出要"动"的同时，更强调了"适度"的原则，不可至"大疲"，不可"强所不能堪"。至于久行久立，久坐久卧，久视久听之类，同样提示要坚持适度原则，不论动静，都不可"过度"，阴阳需要平衡，动静也须相适，这也是中国传统哲学的"中庸之道"。现代医学也逐渐认识到运动对于抑郁状态的改善作用。

除运动之外，孙思邈还强调养性需要控制欲望与情绪。中医认为"百病生于气"，前文已有详细论述，人皆有七情六欲，此亦患病根源。《礼记·礼运》："何谓人情？喜、怒、哀、惧、爱、恶、欲，七者弗学而能。"儒家、佛家、中医三者对"七情"的表述大同小异，却都认识到情绪过度时将对人产生不良影响。《吕氏春秋·贵生》首先提出六欲的概念："所谓全生者，六欲皆得其宜者。"东汉哲人高诱对此作了注释："六欲，生、死、耳、目、口、鼻也。"即由生、死、耳、目、口、鼻所生的欲望。佛学《大智度论》认为六欲是指色欲、形貌欲、威仪姿态欲、言语音声欲、细滑欲、人想欲。至于当代社会，欲望更是时刻伴随着人们的日常生活。暴饮暴食，酒肉无度，忧思难解，大怒大悲，不正是当代普遍的生活方式吗？孙思邈所提"十二少"，恰恰是当代人所亟须的养生方式。

"仍莫强食，莫强酒，莫强举重，莫忧思，莫大怒，莫悲愁，莫大惧，莫跳踉，莫多言，莫大笑；勿汲汲于所欲，勿悁悁怀忿恨，皆损寿命。若能不犯者，则得长生也。故善摄生者，常少思、少念、少欲、少事、少语、少笑、少愁、少乐、少喜、少怒、少好、少恶。行此十二少者，养性之都契也。多思则神殆，多念则志散，多欲则志昏，多事则形劳，多语则气乏，多笑则脏伤，多愁则心慑，多乐则意溢，多喜则忘错昏乱，多怒则百脉不定，多好则专迷不理，多恶则憔悴无欢。此十二多不除，则荣卫失度，血气妄行，丧生之本也。惟无多无少者，几于道矣。"

由生死所产生的欲望，在中国文化环境中尤为突出。儒家文化慎谈死亡，人们普遍对死亡缺乏正确认识，自古长命百岁是所有人的愿望和追求，上至帝王贵族，下至黎民百姓，人人皆期望长生久视，而把死亡当作最大的忌讳。这恰恰造成人们对死亡有着极大的恐惧，不能接受生、老、病、死的自然过程，畏惧疾病，害怕死亡。这种恐惧在患病过程中被极度放大，加上对疾病不了解，往往容易过度忧虑、担心，甚至怀疑是否身患重病，从而很容易加重自身对疾病的感受，进而出现疑虑、担心、紧张、焦虑的不良情绪。而这种不良情绪又将形成郁证，使疾病反复迁延，久治不愈，恶性循环。

口舌之欲是人类众多欲望之一，而饮食在社会生活中占有重要地位。尤其在当代社会，饮食更是成为一大社交方式，人们总是有各种各样的理由聚餐，尤以节假日过后，消化系统疾病患病人数急剧升高，甚至出现急腹症。与此相比，古人情况有所不同。古时物质匮乏，生活条件远远不如当代社会。现如今，人们生活水平普遍提高，缺衣少食、饥寒交迫的生活已不复存在，相反在绝大多数人们的生活中，饮食不节的情况却是屡见不鲜。这正是源于口舌之欲，或暴饮暴食，或肥甘厚味，或贪凉喜冷，其结果往往是饮食无度而伤及脾胃。

《医碥·杂证·伤饮食》："饮食或寒，或热，或过饱，皆能伤人。饮者水也，在人身属无形之气分。多饮则气逆，水载气上浮也。观浴者水浸至胸则气喘可见。盖水满于下，则逼气上浮，如油在水面是也。饮冷则伤肺，水之寒气上射于肺，则肺气受伤。为喘咳，为肿，浸淫于肌肤则肿。为泻……酒者其质则湿，其气则热。饮之而昏醉狂易者，热也……食者物也，在人身属有形之血分。伤食则胸腹痞满，恶心咽酸，嗳败卵臭，恶食头痛，发热恶寒。"《万病回春·饮食·节调饮食说》："夫脾者，阴气也。静则神藏，燥则消亡，饮食自倍，肠胃乃伤。谓食物无务于多，贵在能节，所以保和而遂颐养也。若贪多务饱，饫塞难消，徒损暗伤，以招疾患。盖食物饱甚，耗气非一，或食不下而上涌呕吐以耗灵源；或以不消而作痰咯唾以耗神水；大便频数血泄，耗谷气之化生；溲便滑利而浊，耗源泉之浸润。"

欲望在生活中随处可见，《吕氏春秋·孟冬纪·重己》："室大则多阴，台高则多阳；多阴则蹶，多阳则痿。此阴阳不适之患也。是故先王不处大室，不为高台，味不众珍，衣不燀热。燀热则理塞，理塞则气不达；味众珍则胃充，胃充则中大鞔，中大鞔而气不达。以此长生可得乎？昔先圣王之为苑囿园池也，足以观望劳形而已矣；其为宫室台榭也，足以辟燥备湿而已矣；其为舆马衣裘也，足以逸身暖骸而已矣；其为饮食酏醴也，足以适味充虚而已矣；其为声色音乐也，足以安性自娱而已矣。此五者，圣王之所以养性也，非好俭而恶费也，节乎性也。"居处的房屋过大阴气就重，楼台高阳气就盛，阴阳不调则招致祸端。因此先代的帝王不住大屋子，不建高楼，不尝山珍海味，不穿过暖的衣服。过暖则腠理、经脉阻塞而气行不畅；多吃山珍海味就会使脾胃积滞，脘腹胀满，诸气不能通达，如此又如何能够长寿呢？既往圣王建造园林、池塘，用以游览、活动足矣；宫殿亭台，用来避热除湿就足够；车马衣裘，也只为安身暖体；饮食酒浆亦只为果腹；音乐歌舞，只要能使性情安定，愉悦身心即可。这5种东西，圣人用它们来养生，并非是爱好节俭而厌恶浪费，而是为了调节性情。而当今社会物欲横流，人人皆追求房子越大越好，酒肉越多越好，饮食滋味越重越好……欲望不止又谈何养生？

除了上述生死之欲与耳、目、口、鼻等感官享受的欲望，在现代社会，还存在着其他种种繁多的欲望。如对金钱、物质、权势、异性的欲望，实现自身价值的欲望、得到他人认可的欲望、表达自我的欲望、了解未知的欲望等。凡此种种欲望，一旦过度而得不到满足，必定使人焦躁，逐渐形成郁证。出现郁证之后，正气留而不行，气结于一处，往往又将影响其他疾病的恢复，导致症状反复难愈。正如《素问·上古天真论》所言："恬淡虚无，真气从之，精神内守，病安从来？"若不能做到恬淡虚无，精神内守，日日夜夜为欲望所支配，求而不得，长期处在焦躁不安甚至焦虑抑郁状态，将不断产生各种疾病，又岂能真正健康？

"养生"一词，近些年来逐渐进入大众的认知，得到广泛的重视。然而何谓养生？养生的"生"，更多的是指一种合乎法度的生活方式与生活态度。何谓健康？"健"指身体强健，"康"指心里空旷、通达。如今人们已经足够重视身体，却在一定程度上忽略了心理、精神、思想、情绪等无形的层面。古人云百病生于气，无形支配有形，百病皆由不良情绪所生，而过度的欲望正是产生不良情绪、不良心理状态的重要原因。如孙思邈所言：勿汲汲于所欲，勿悁悁怀忿恨，皆损寿命，若能不犯者，则得长生也。

【临床案例 17】

何某，女，27 岁，未婚。就诊日期：2019 年 7 月 9 日。

出生及居住地：广西南宁。

当下发病节气：夏至。

文化程度：大学本科。职业：数学教师。

望： 形体偏瘦，面色偏黄，神情忧虑，时皱眉头。舌质淡红，舌苔薄白，舌中及舌根略腻，边尖瘀点。

闻： 音色清亮，音量、语速适中。

问： 胃脘胀、腹胀反复发作 2 年，加重 2 周余。

患者反复出现胃脘部、腹部胀满不适，偶有胀痛，进食后症状加重，伴嗳气、干呕，严重时食入则吐，近 1 周每日约呕吐 1 次，吐后胀满症状可明显缓解。春夏、夏秋更替时发作明显。最初因母亲检查发现可疑恶性肿瘤病灶，因部位特殊一直未能确诊，忧虑过度起病。平素食欲好，易觉饥饿，因腹胀不适不敢多食，大便基本规律，日 1 行，成形。因工作原因睡眠稍晚，近期每日凌晨 1 时入睡。睡眠尚好，晨起自觉疲乏，困倦无力，平素月经周期尚规律，量少色淡，偶有痛经，来潮前乳房略胀。问及近期工作生活状态，称正准备换工作，近 2 个月与男友不和，正处考虑分手阶段。

切： 脉弦细略沉。腹部触诊，腹肌略紧张，无明显压痛或反跳痛。

病证分析： 患者以胃脘及腹部胀满不适为主症，阶段性反复发作，属中医胃痞范畴。最初因情志因素起病，本次加重亦因情志不舒引起。悲则气消，思则气结，悲忧过度则气机消沉，肝木之气失于生发，肝气不舒则横逆犯脾，影响脾胃运化；加之思虑太重，气机郁结，脾属己土，以升为用，胃属戊土，以降为通，脾胃居于中焦，为一身气机升降出入枢纽。若气机郁结，正气留而不行，气机升降失司，脾胃必受其累。中气郁遏，则胃气不得通降，留滞而见胃脘及腹部胀满疼痛。胃气不降，受纳功能减弱，故食后腹胀，胃气上逆则伴嗳气，严重时呕吐，吐后缓解。

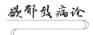

诊断：胃痞，呕吐。

辨证：肝郁脾虚，胃气上逆。

治法：疏肝健脾，降逆和胃。

处方：太子参10克，炒白术10克，茯苓15克，陈皮10克，姜半夏9克，厚朴10克，紫苏梗10克，佛手10克，柴胡10克，香附10克，川芎6克，旋覆花6克，赤芍10克，炒麦芽20克。中药颗粒3剂，冲服。

二诊：诉服药后胀满症状明显减轻，呕吐已止，晨起仍时有恶心。需缓慢进食，进食过快则出现不适，引起干呕。舌质淡红、略胖，苔较前转薄，根部仍稍腻。脉沉较前改善，仍弦细。

处方：太子参10克，炒白术10克，茯苓15克，陈皮10克，姜半夏9克，厚朴10克，紫苏梗12克，柴胡10克，香附10克，炒麦芽20克，旋覆花6克，赤芍12克，郁金10克，玫瑰花6克。中药颗粒3剂，冲服。

按：患者此病反复发作2年，最初因家中突发事件起病，此系患者起病的直接原因。询问发病过程，了解发病原因，是分析疾病是否兼杂郁证因素的重要环节。患者明确因情志因素起病，故肝郁是本病的发病根源和基础，这对治疗起到关键的提示作用。因此，在临床接诊过程中，详细地询问发病经过十分重要。另一方面，患者系年轻女性，无明显器质性疾病，故其自觉症状虽较重且迁延时间较长，仍以功能性障碍为主，治宜调整周身气机。其病在胃家，《素问》言：浊气在上，则生膜胀。故以半夏厚朴汤降胃家气逆；根源在肝郁，则用柴胡、郁金、香附、玫瑰花治其根本；病程日久，加之形体偏瘦、面色发黄，加太子参、白术、茯苓健脾益气。中焦为气机升降之枢，中气健运，气机升降自复，故得收良效。

【临床案例18】

林某，男，30岁，未婚。就诊日期：2019年6月3日。

出生地：广西宾阳。居住地：广东深圳、广西南宁。

初次发病节气：谷雨。当下发病节气：小满。

文化程度：大学本科。职业：既往房地产行业，当下赋闲。

望：形体适中，面色偏黄，晦暗无光，神形疲倦，头发凌乱。舌质胖淡，苔薄白稍腻、水滑。

闻：语声中等，语速偏慢。

问：咽痛、咽部异物感1月余。

患者1个月前感冒，微恶寒发热，咽痛咳嗽，咽部分泌物多，服用中药（荆防败毒散、二陈汤为主）后感冒症状缓解，遗留咽部不适感近1个月。咽微痛，伴堵闷感，异物感，常不自觉清嗓，偶有咽部灼热感。用嗓过度及食用辛辣油腻食物后症状加重。近1个月晨起咽部分泌物较多，质黏稠，口干、口苦明显。平素稍畏寒，恶食生冷，无明显自汗，大便每日1行，常见黏滞挂壁，纳食如常。睡眠略晚，入睡尚可，睡眠偏浅，偶有多梦，醒后偶见昏沉不清。

切：脉弦滑。

病证分析：患者以咽痛，咽异物感为主症，属于中医"喉痹""咽异感"范畴。发病过程清楚，起于感冒，后遗留咽部症状迁延不愈，时作时止，用嗓过度、饮食不当后症状加重。望诊见其面色黯黄无光，神态疲惫，头发凌乱，可以推测其近期生活欠规律，较劳累，加之平素睡眠不好，精神欠佳。在此种状态下，人体阳气得不到升发，感冒后因阳气不足，得不到及时恢复。脾气不足，运化失司，水液运化无力，湿邪困脾，见大便溏黏挂壁。《重楼玉钥·喉科总论》指出："咽者，咽也，主通利水谷，为胃之系，乃胃气之通道也。"咽部与脾胃关系密切，咽部出现不适症状实则因于脾胃气机升降。中焦湿困而持续耗伤脾胃阳气，脾气不得升清，无以濡养咽部而见咽部微痛；胃气不得通降，痰湿聚于上则碍于咽，痰气互结则见咽部堵闷感、异物感反复发作，迁延不愈。痰湿蒙蔽清窍，则可致睡眠不安，醒后昏沉。咽痛异物感已成慢性状态，反复迁延，时好时坏，已非实邪为祸，当以本虚为主。故此病以脾虚为根本，脾虚而生痰湿，升降不利，进而出现诸多症状。因此治宜益气健脾，降气化痰，使中焦湿邪得清，令升降如常，清阳居上，浊阴下行，咽部得以濡养，则病可愈。

诊断： 咽异感症。

治法： 益气健脾，降气化痰。

处方： 太子参10克，炒白术10克，茯苓20克，炙甘草6克，干姜6克，肉桂6克，陈皮10克，姜半夏9克，厚朴10克，紫苏梗10克，紫苏子10克，莱菔子10克，桔梗10克，泽泻15克。4剂，水煎服。

二诊： 诉服药第二三日咽痛、咽异物感症状明显减轻，后症状反复，症状基本同服药前。口干口苦减轻，大便稍溏。舌质淡胖、苔薄白稍腻，脉弦滑。

处方： 太子参10克，炒白术10克，茯苓20克，炙甘草6克，肉桂6克，陈皮10克，姜半夏9克，厚朴10克，紫苏梗10克，紫苏子10克，桔梗10克，泽泻15克，木蝴蝶10克，诃子10克。5剂，水煎服。

三诊： 服药后，症状有所减轻，但依旧反复，时好时坏。大便改善，近几日咽部分泌物较多，入睡较前困难，舌脉同前。

至此，服药共9剂，病人症状虽有改善，但迁延反复，疗效并不满意。为更深入了解病因，更全面把握病人整体情况，遂详细询问病人目前生活、工作、心理等诸多方面。后了解到，病人于深圳工作数年，从事地产相关工作，收入较高，物质生活条件优越。近期因故辞职回家，赋闲3月余未寻得称心的工作。因深圳与南宁两地经济水平差距较大，归家后没有满意的工作，自觉价值得不到体现，心理落差较大。这是病人较为焦虑的一方面。再者，其目前和家人同住，年逾30而仍单身，家长难免时常催促，这又是病人产生焦虑情绪的另一方面因素。了解到该患者当下生活状态，知其存在一定程度上的焦虑状态，随即调整用药思路，改用逍遥散为基础，疏肝健脾，降气化痰，并辅以语言开导。

处方：当归尾10克，赤芍12克，柴胡10克，茯苓15克，白术10克，郁金10克，牡丹皮10克，陈皮10克，姜半夏9克，厚朴10克，合欢花6克，合欢皮10克，紫苏子10克，炒莱菔子10克，白芥子6克。5剂，水煎服。

四诊：服药后，咽部异物感减轻，分泌物减少，仍偶有咽部灼热感。睡眠好转，大便正常。舌质淡胖、苔白稍腻，脉略弦。

处方：当归尾10克，赤芍12克，柴胡10克，茯苓15克，白术10克，牡丹皮10克，陈皮10克，姜半夏9克，厚朴10克，紫苏子10克，炒莱菔子10，白芥子6克，泽泻15克，党参10克，丹参10克。5剂，水煎服。

五诊：咽部异物感已基本消失，无咽痛，晨起仍有少量分泌物。大便正常，舌脉基本同前。

处方：当归尾10克，赤芍12克，柴胡10克，茯苓20克，白术10克，牡丹皮12克，陈皮10克，姜半夏9克，厚朴10克，紫苏子10克，炒莱菔子10克，白芥子6克，党参10克，桔梗10克，玫瑰花6克。5剂，水煎服。

后随访，患者诉诸症已基本消失，偶有不适，不影响正常生活。遂嘱其正常饮食，少食辛辣油腻，保持生活规律，保证充足睡眠，不适随诊。

按：本案例中，患者共服药24剂，治疗时间较长。其病以反复迁延，症状时轻时重为主要特点。发病过程有明显感冒病史，前期治疗以健脾、化痰、降气为主，虽有一定疗效，然而并不十分满意，且症状很快又有反复。此皆由于对病因认识不够深入所致。健脾、化痰皆是从"身体""疾病"角度考虑，故用药针对的只是"生病"之后的表现，是结果，是表象。随后了解到根本病因在于生活中的焦虑状态，针对"郁"用药，方用逍遥散，着重疏肝解郁，并以合欢花、合欢皮"安五脏、利心志"。《神农本草经》谓之"令人欢乐无忧，久服轻身明目得所欲"。除药物治疗外，语言宽慰、开导同样必不可少，后续疗效显著而稳定，逐渐痊愈。

由此可见，诊疗过程中，关注病人的生活状态非常关键，一个人的心理状态很大程度上影响着其身体状况。本案例虽有明确感冒史，从表面看这是原因，而从更深一层分析，其感冒的原因又是什么呢？当一个人处在焦虑，疲惫，睡眠差，精神不振的状态下时，人体各方面功能都将受到影响，往往更容易感冒。而感冒后，这种状态又将导致人体自我恢复的能力相对较差，因而出现某些症状迁延反复，经久不愈。因此，医者除"看病"之外，更应注重"看人"。这正是《素问·疏五过论》中强调要了解病人是否"先富后贫""先官后民"的原因。生活方式的变化给人带来的心理落差很大程度上影响了人的身体健康。当代社会中，人的社会性体现得更为突出，郁证往往普遍存在，医者应善于观察，并深入思考，全面把握人的性格、心理、情绪，从生活状态认识病因，郁证不除，疾病难断，只有针对病因谴方用药，并以语言等各种方式加以辅助，尽可能消除郁证的影响，方能从根本上解决问题。

【临床案例 19】

廖某，女，32 岁，已婚已育。就诊日期：2019 年 7 月 6 日。

出生及居住地：广西南宁。

初次发病节气：惊蛰。当下发病节气：夏至。

文化水平：大学本科。工作：财务。

望：面色微黄，形体略瘦，神情拘谨，眼神飘忽不定，四处观望，不时发笑。舌质淡红，舌尖红甚，舌体偏瘦，苔薄微黄略腻。

闻：音量适中，声调偏高，语速偏慢。

问：咽痛反复发作 4 月余。

患者 3 月 8 日起，出现低热，体温不超过 38℃，后自行泡澡而热退。热退后出现咽痛，咳痰，痰中带血，逐渐出现咳嗽，自服中成药

（具体不详），无效，继服中药（荆防败毒散为主）3 日，咳嗽减轻，咽痛如前，仍痰中带血。半月后，咳嗽再发，咽痛加剧，周身乏力。后经中医治疗，咳嗽痊愈，乏力减轻，咽痛减轻。自此咽痛反复不愈，现疼痛时作时止，似痛非痛，似热非热，莫可名状。尤其在劳累或食用辛辣、油腻、质黏、干燥性食物后症状明显加重。

接受中、西医治疗（具体治疗过程及用药不详），效果不理想。既往月经尚规律，偶有痛经，月经量基本正常，色暗。经前乳房胀痛明显，平素亦常觉乳房发胀。饮食基本正常，大便基本每日 1 行，常便溏，黏滞挂壁。入睡正常，睡眠质量一般，常有困倦疲惫感。患者自述此病给其带来很大困扰，严重影响其日常工作、生活质量。就诊过程中反复询问"是否很严重""多久能好""是否能彻底好转""能否断根"等。

切：脉弦细略涩。

病证分析：患者以咽痛为主症，有明确感冒病史，属于中医"喉痹"范畴。患者治疗过程较长，但治疗效果不理想。此病以反复发作，时作时止，似痛非痛，莫可名状为特点，与单纯的"喉痹"又有着一定区别。从患者外在表现分析，患者处在焦虑状态。根据脉弦细涩，双乳时常胀痛，经色偏暗，痛经等表现，中医辨证当属肝郁气滞证，兼有血瘀之象。气滞血瘀结于咽部，则见咽痛，气行则痛减，气滞则痛剧，故见时作时止。交谈过程中，患者反复询问是否能痊愈、有没有严重问题等，可见此病对患者造成较大困扰，其对疾病存在较大疑虑与心理负担，焦虑程度较重。

诊断：喉痹。

辨证：肝郁气滞血瘀。

治法：疏肝解郁，养血散瘀。

处方：柴胡 10 克，当归尾 15 克，白芍 12 克，茯苓 15 克，炒白术 10 克，郁金 10 克，玫瑰花 6 克，清半夏 6 克，厚朴 10 克，紫苏梗 15 克，诃子 10 克，赤芍 10 克，牡丹皮 10 克，石菖蒲 10 克。中药颗粒 3 剂，冲服。

二诊： 服药后，咽部不适症状稍减轻，但仍有阶段性明显疼痛，时作时止。大便较前通畅，睡眠稍有改善，疲惫感减轻，舌脉基本同前。患者仍存在较大担忧，反复询问是否需要做深入检查。因见其脉弦细显著，加之观其神情及整体外在表现，似有烦恼，遂详细询问其是否有事扰心。患者诉近几月因其小孩选择幼儿园相关事宜，十分烦恼。遂与之详谈，给出建议，并嘱其尽快解决此事。处方守前法，仍以加味逍遥丸化裁，加桃仁活血疏肝，加重疏肝解郁之功，加远志开窍定志。同时行喉镜检查，减轻疑虑，令其心安。喉镜检查结果提示慢性咽炎表现，无明显异常。

处方： 柴胡 10 克，当归尾 15 克，白芍 12 克，茯苓 15 克，炒白术 10 克，郁金 10 克，玫瑰花 6 克，赤芍 10 克，牡丹皮 10 克，桃仁 9 克，桔梗 10 克，甘草 6 克，石菖蒲 10 克，远志 10 克。中药颗粒 3 剂，冲服。

三诊： 服药 3 剂后，诸证较前好转，咽痛发作频率较低，疼痛程度减轻。舌体偏瘦，舌质淡红，边尖仍稍红，苔转薄白。脉弦程度减轻，仍偏细。问及小孩上幼儿园的事，患者诉解决。守前方加减。

处方： 柴胡 6 克，当归尾 15 克，白芍 12 克，茯苓 15 克，炒白术 10 克，郁金 10 克，玫瑰花 6 克，赤芍 10 克，牡丹皮 10 克，桔梗 10 克，石菖蒲 10 克，远志 10 克，木蝴蝶 10 克，丹参 15 克。中药颗粒 6 剂，冲服。

后随访，患者诉咽部症状消失。

按： 此案亦是典型的郁证为病。初诊之时，观患者面色、神态等外在表现，见其面色偏黄，憔悴貌，知其近期处在劳累疲倦状态；眼神飘忽、神态拘谨，反映其可能是一个比较注重细节之人，易钻牛角尖；不时发笑，就同一个问题反复询问，提示其焦虑程度较重。这些细节都在提示病人的性格特点，以及当下生活状态、心理状态。注意观察此类细节，深入分析这些因素与疾病的关系，正是医者"看人"

的方式。

　　患者为孩子选择幼儿园的事情焦虑，原因在于：有两个备选幼儿园，其一成立时间较长，教育、生活等各方面有较好口碑，但距离较远，因老人身体不好，若选择远者则无人接送。离家近的是新办幼儿园，师资、陪护等质量得不到保证。加上是新装修的房屋，非常担心空气质量问题。因各有利弊，难以选择。加之其爱人亦是拿不定主意之人，这就更使其焦虑。

　　在此种状态下，"思则气结"，一身气机留而不行，肝郁气滞，进而血瘀，这正是该患者近几个月的身体基础。咽痛症状迁延难愈，反复无常，正是源于这种心理状态。故以疏肝解郁为根本治法，加以养血散瘀，更重要的是将烦恼之事解决，断其病根，遂逐渐向愈。另一方面，咽部症状给患者造成较大影响，同时引起患者很大疑虑与担忧，害怕出现严重问题，从而过多关注咽部感受，反而容易放大症状。故行喉镜检查，目的非为检查，而是相当于心理治疗。病生于郁，在患病过程中对疾病产生疑虑、担忧，又将使郁证加重，如此恶性循环，不利于疾病康复，故此解其心结也十分关键。

（陈　灼）

下 篇
治疗与调护

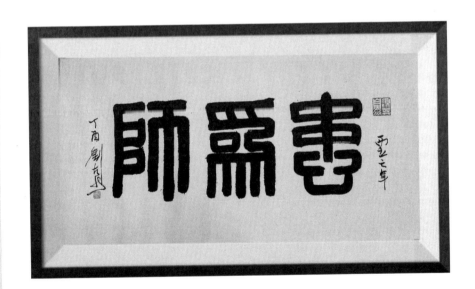

第七章　审证求因

一、追根溯源才能有的放矢

本书讨论"欲郁致病"，意在提示医者在临床诊疗过程中，重视每个病人发病过程中情志因素的影响，思考疾病背后更深层原因，从个人性格特点、生活环境、家庭关系、职业类型、社会地位等众多因素的角度全面综合分析，以加深对中医的理解与对生命的感悟。

黄元御《四圣心源·劳伤解》："人不能有生而无死，而死多不尽其年。外有伐性之斧，内有腐肠之药，重以万念纷驰，百感忧劳，往往未壮而衰，未老而病。"人生病，必然有因，如外感六淫邪气，又如饮食所伤、跌仆金创，此类病因皆显而易见，但未必所有病因都是有形可见的；内伤七情，怒、喜、忧、思、悲、恐、惊等多种情志因素虽也有迹可循，但相对隐蔽，尤其在当代社会，人们更注重"有形"与"物质"，七情之因就更易被忽略；更深一层，"万念纷驰，百感忧劳"所指，与人的性格、德行、思维习惯、心理状态、生活方式、社会地位等无形因素相关，与七情致病有相通之处，但更为无形，对人的影响也更为潜移默化。因此在临床诊疗过程中，作为一名中医，更需要对无形病因给予高度重视。从这个角度，也可将病因分为主观与客观两方面。如风寒暑湿、气血痰瘀，皆是客观、有形的病因，同时又是一种结果，由众多主观、无形的因素支配，在长期影响人体之后所形成。正如树木的果实，先由种子发芽生长后逐渐成果实。而这个种子，正是性格、德行、生活状态等主观、无形的因素。这些因素长期与人相伴，无时无刻不对人体产生着影响。其因无形而易被忽略，虽不见形迹，但绳锯木断，水滴石穿，百病由此而生。

中医治病，讲究整体观，即人体、人与社会、人与自然是一个整体，强调人的身体与自然环境，与性格、德行，与心理、情绪，与家庭、职业、地位等众多关系是一个有机整体。因此，临床诊疗过程中，需要尽可能追根溯源，以便准确抓住患病根源，全面了解发病过程，了解患者生活状态，乃至性格特点、家庭、职业等综合情况，才能真正做到对症下药。然而，如何在短短十数分钟内尽可能了解到更多的信息？这就需要医者具备一定技巧，仔细观察，善于发现细节，方能洞察隐藏在表面现象背后的深层病因。

（一）望

从患者走进诊室开始，诊疗过程就已经开始。观察患者的姿态是自信大方还是小心谨慎，便可初步判断患者的基本性格类型；观察面容及步态是自然舒适还是略带痛苦，由此判断本次患病对其生活质量的影响程度。一个人的着装也有大学问，如着装讲究、得体、整洁利落的人，应该是一个注重细节、严谨、做事认真的人；衣着随意，甚至不修边幅，则大多生活随性，不重视细节，甚至粗心马虎；穿着时尚另类的人，往往具有鲜明个性，通常不在乎他人眼光和意见；喜欢穿套装，常西装革履装束的人，比较注重自身外表，心思重，也比较干练、有主见。善于观察总结，可以从着装看出一个人的审美、文化修养，推测其职业类型、身份、地位甚至性格特点。又如坚毅、明亮或深邃的眼神，提示自信、外向、工作能力强；眼神晦暗、迷离，或回避他人目光，则反映自卑、不善交际等性格特点或不安、紧张、焦虑等情绪；目光呆滞、迟钝、心不在焉，则可能正处于很大的烦恼、忧愁或思虑之中。

我们所能"望"见的一切，穿着、装扮、眼神、神态、面部表情、肢体动作等外在表现，都能在一定程度上反映一个人的性格，提示其当下生活状态。医者可以通过这些信息，更准确地判断患者当下体质状况，更全面把握病因，更深入分析病机，从而开出更准确的处方。

除观察患者本人之外，观察陪同人员，包括患者与陪同者之间的对话方式、语气用词、肢体交流等也很重要。如夫妻二人前来就诊，则可通过其语气、用词、神态、动作等，判断双方的家庭地位。男性主导家庭和女性主导家庭在男女双方性格类型、社会地位、经济水平等方面都有不同特点，通过这些了解患者生活状态、生活环境等同样对疾病治疗有一定参考意义。

（二）闻

闻诊能"闻"什么？若细心留意，声音实际上能很好反映一个人的性格特点。如说话声音洪亮、沉稳有力、底气十足的人多是外向、善于交际的人。正如《红楼梦》中"未见其人，先闻其声"的典型人物王熙凤。若语言用词准确简练、逻辑清晰、音量虽大，但不会给人以咄咄逼人之感，反而给人一种积极、稳重、健谈的印象，这样的人很可能身居管理层。但这类人同时又可能有较强的支配、控制欲望，容易将自己的想法强加于他人。若音量大，让人感到粗鲁、莽撞、急躁易怒，语言缺乏条理性，则属于思想过于单一，以自我为中心的人。这几类人都属于开朗直率的性格，然而我们可以推测，他们性格、受教育程度、身份、地位、职业类型、生活方式可能完全不同。而说话声音小的人，大多内向、胆小、内心敏感、疑心较重。语速慢的人，大多性格沉稳，做事考虑周全，心思细腻；语速较快，则反映出这个人思维敏捷，热情活泼；惜字如金的人，可能不善表达，但为人踏实质朴，真心实意；口若悬河、滔滔不绝的人，则显得八面玲珑，圆滑世故；对同一个问题不厌其烦地反复提问，若加之眉头紧锁、面露愁容，则很可能处于焦虑状态。通过一个人说话的方式、音量、语速等，同样可以窥探其日常生活状态、性格特点，从而分析此性格类型对疾病的影响。

另一方面，医者可以通过口音判断患者长期居住地，进而综合当地地理气候、饮食偏嗜、风俗习惯，对患者病情做出更全面分析，这就要求医者能"下知地理"，具有广博的见识，能分辨各方口音，并对各地情况都有所了解。

（三）问

"十问歌"始见于《景岳全书·传忠录·十问》："一问寒热二问汗，三问头身四问便，五问饮食六胸腹，七聋八渴俱当辨，九因脉色察阴阳，十从气味章神见，见定虽然事不难，也须明哲毋招怨。""十问歌"所提及内容多是从"疾病"角度出发，以分阴阳表里，辨寒热虚实。

然而对于欲郁之病，若只关注疾病本身则稍显不足。因为不论寒热虚实，或气血津液，皆是生病之后的表现，是现象而并非本质。若无欲郁之因，调其气血，温寒清热，补虚泻实，辨证施治，病自可愈。若兼情志之郁，悲忧常作而气消沉，思虑深重而气结聚，则导致疾病发生的根源常在。无形病因不除，只治其病犹如扬汤止沸，兼治其人方能釜底抽薪。如《素问·疏五过论》中强调："凡未诊病者，必问尝贵后贱，虽不中邪，病从内生""凡欲诊病者，必问饮食居处，暴乐暴苦，始乐后苦，皆伤精气""暴怒伤阴，暴喜伤阳，厥气上行，满脉去形"一个人的贵贱贫富、喜怒哀乐，乃至其生活环境、人际关系等，医生问诊时都需要了解清楚。

《景岳全书·明集·杂证谟·郁证》载："一女许婚后，夫经商二年不归，因不食，困卧如痴，无他病，多向里床坐。此思想气结也，药难独治，得喜可解；不然令其怒，使其木气升发，而脾气自开，木能制土故也。因自往激之，大怒而哭，良久，令解之，与药一帖，即求食矣。予曰：病虽愈，必得喜方已。乃绐以夫回，既而果然，病遂不举。"此案恰如张景岳所谓"然以情病者，非情不解，其在女子，必得愿遂而后可释，或以怒胜思，亦可暂解"。年轻婚后两地分居，难解相思之情，日夜思念，日久必使气结。肝郁犯脾，使之大怒而郁结之气得暂泄，气机得复，胃口遂开，但根源未解，日久病必再生。"绐"是欺骗之意，骗其丈夫即将归来，于是情志顺遂，喜则气和志达，荣卫通利，病不药而愈。

由此观之，古代先贤治病，必先了解清楚患者最初发病原因、生活状态、性格特点，乃至日常起居等众多细节，如"多向里床坐"等，对病人情况了解得更详细，对疾病成因、发展过程就能分析得更透彻，治疗上就能更有效。当然，医者也要注意问诊技巧，对于很多不便直接询问的内容，可以通过侧面试探，根据患者的反应做出判断。

（四）切

关于郁证的脉诊，《景岳全书·郁证·论脉》中论述较为详尽："凡郁证之脉，在古人皆以结促止节为郁脉，使必待结促止节而后为郁，则郁证不多见矣，故凡诊郁证，但见血气不顺而脉不和平者，其中皆有郁也。惟情志之郁，则如弦紧、沉涩、迟细、短数之类皆能为之。至若结促之脉，虽为郁病所常有，然病郁者未必皆结促也，惟血气内亏，则脉多间断；若平素不结而因病忽结者，此以不相接续，尤属内虚。故凡辨结促者，又当以有神无神辨之，其或来去有力，犹可以郁证论；若以无力之结促，而悉认为气逆痰滞，妄行消散，则十误其九矣。"

郁证，以"滞塞不通"之义论之，则只要见到气血不顺、脉来不平和者皆有郁。而情志之郁体现于脉上，则多见弦紧、沉涩、短数。中医强调四诊合参，故临证之时，须结合望、闻、问三诊所得信息综合分析，方可无偏无漏。

诊脉时，还应注意观察患者手部状态，亦可获得一些信息。正如观察鸟类爪部皮肤纹理色泽可以大致判断其年龄一样，诊脉时留意患者皮肤细腻或粗糙、肤色、松紧程度、有无手茧及其位置、指甲等，结合年龄，可以判断其工作类型；留意患者佩戴首饰与否，包括其风格类型、价值高低，可判断其工作性质、社会地位、经济水平等，进而推测其生活状态。

以上讨论望闻问切四诊相关内容，其背后所包含内容极其广博，涉及人们生活中所遇到的方方面面。人患病过程极其复杂，患病原因也多种多样，包罗万象，往往一件不起眼的小事却很可能是患者真正的病因。现论述于前文，实如抛砖引玉，意在提示医者接诊过程中须处处留心，不放过任何蛛丝马迹，以求更全面了解患者，尽可能多地收集信息，以知晓患者的生活状态、体质状况，洞察患者致病的深层原因，深入分析发病机理，最终给予患者最恰当、最有效的治疗。中医虽非侦探，但医生临证过程却与侦探查案过程别无二致。正如著名中医干祖望老先生自嘲所言："我不是专家，我是个杂家。"医者需要敏锐的眼光，练就入木三分的观察力，同时又需具有广博深厚的知识积累和文化底蕴，如社会学、心理学等，方能在临证之时追根溯源，洞察真正病因。

二、博学多闻方可洞悉根源

人不仅是生物人，更是社会人。人与自然、社会有着千丝万缕的联系，因此人之所以患病，与世间万事万物都可能有关系。人体就如同宇宙，人类目前对人体的认识程度何尝不相当于对宇宙的认识程度？宇宙中的未知何其广大，人体同样复杂精妙，仍有无数规律尚未被发现。作为医生，只有对人的两种属性都有深刻认识，对自然、社会，对各方各面都有足够的认识与了解，才能更好地诊断、治疗疾病。现代医学，即便当今中医对人的社会性认识也依然不够，大多医生仅仅着眼于"人患的病",而非看清"患病的人"。不可否认,这与社会环境、思想文化等诸多现实问题有很大关系,但最主要的原因在于医者本身学识积累、文化底蕴不够深厚。生命现象之深奥,人体、疾病之复杂,包罗万象,世间万事万物皆与疾病相关,所以医者唯有精勤不倦,博学多闻,积累深厚的文化底蕴,才能更接近生命本质,洞悉患病根源。

明·裴一中《言医·序》中说:"学不贯今古,识不通天人,才不近仙,心不近佛者,宁耕田织布取衣食耳,断不可作医以误世!医,故神圣之业,非后世读书未成,生计未就,择术而居之具也。是必慧有夙因,念有专习,穷致天人之理,精思竭虑于古今之书,而后可言医。"如何才能成为一名合格的医生?学识渊博,贯通古今,知晓天人之理,才华出众,心怀慈悲是先决条件,否则宁可靠织布耕田解决温饱,也不能行医以免耽误世人。唯有心存使命,不断进取,思悟天人之理,遍览古今医书,勤求古训,博采众长,而后可以为医。自古以来,众多医家、医著都在强调,若要为医,广博的学识是前提条件。

《素问·气交变大论》:"帝曰:余闻得其人不教,是谓失道,传非其人,慢泄天宝。余诚菲德,未足以受至道,然而众子哀其不终,愿夫子保于无穷,流于无极,余司其事,则而行之奈何?岐伯曰:请遂言之也。《上经》曰:夫道者上知天文,下知地理,中知人事,可以长久,此之谓也。"

上知天文,应五运六气之变;下识地理,从八荒六合之理;中晓人事,明七情六欲之伤。天文、地理、人事,恰恰与"三因制宜"所述不谋而合。不知天气之常变,如何因时制宜?不明四方之迥异,怎样因地制宜?不晓人性之复杂,不通人事之情理,谈何因人制宜?

孙思邈《大医习业》:"凡欲为大医,必须谙《素问》《甲乙》《黄帝针经》,明堂流注、十二经脉、三部九候、五脏六腑、表里孔穴、本草药对,张仲景、王叔和、阮河南、范东阳、张苗、靳邵等诸部经方,又须妙解阴阳禄命、诸家相法,及灼龟五兆、《周易》六壬,并须精熟，如此乃得为大医。若不尔者，如无目夜游，动致颠殒。次须熟读此方，寻思妙理，留意钻研，始可与言于医道者矣。又须涉猎群书，何者？若不读五经，不知有仁义之道；不读三史，不知有古今之事；不读诸子，睹事则不能默而识之；不读《内经》，则不知有慈悲喜舍之德；不读《庄》《老》，不能任真体运，则吉凶拘忌，触涂而生。至于五行休王，七耀天文，并须探赜。若能具而学之，则于医道无所滞碍，尽善尽美矣。"

中医经典固然需要烂熟于心，而《大医习业》所涉及内容，更多的是孔、孟、老、庄的儒学，又包括佛学、易理、天文、地理、历史，乃至祝由卜筮等，囊括四书五经，涵盖儒、释、道等诸多思想体系，文化、哲学、方技……无所不包。医者对世间万物皆有涉猎，才能更深刻地认识这个世界，了解生命本质，唯有具备广博的文化修养，才能在学医的过程中无所滞碍，尽善尽美。

（一）上知天文，因时制宜

《素问·四气调神大论》所述：

"春三月，此为发陈，天地俱生，万物以荣，夜卧早起，广步于庭，被发缓形，以使志生，生而勿杀，予而勿夺，赏而勿罚，此春气之应，养生之道也。逆之则伤肝，夏为实寒变，奉长者少。

夏三月，此为蕃秀。天地气交，万物华实，夜卧早起，无厌于日，使志无怒，使华英成秀，使气得泄，若所爱在外，此夏气之应，养长之道也。逆之则伤心，秋为痎疟，奉收者少，冬至重病。

秋三月，此谓容平，天气以急，地气以明，早卧早起，与鸡俱兴，使志安宁，以缓秋刑，收敛神气，使秋气平，无外其志，使肺气清，此秋气之应，养收之道也。逆之则伤肺，冬为飧泄，奉藏者少。

冬三月，此为闭藏，水冰地坼，勿扰乎阳，早卧晚起，必待日光，使志若伏若匿，若有私意，若已有得，去寒就温，无泄皮肤，使气亟夺，此冬气之应，养藏之道也。逆之则伤肾，春为痿厥，奉生者少。"

　　《四气调神大论》列于《素问》第二篇，探讨人如何在四季中顺应各个季节的自然规律，遵从阴阳消长规律调整自身作息生活方式，春生夏长，秋收冬藏。更提出春夏养阳，秋冬养阴的原则。中国古人对自然的观察可谓细致入微，经过漫长岁月，归纳总结出一套完备的自然规律，并用以指导人们生活的各个方面。《金匮真言论》："故春气者，病在头；夏气者，病在脏；秋气者，病在肩背；冬气者，病在四肢。故春善病鼽衄，仲夏善病胸胁，长夏善病洞泄寒中，秋善病风疟，冬善病痹厥。故冬不按蹻，春不鼽衄；春不病颈项，仲夏不病胸胁；长夏不病洞泄寒中，秋不病风疟，冬不病痹厥，飧泄而汗出也。"《金匮真言论》更进一步阐述了春、仲夏、长夏、秋、冬各季节气候特点与疾病关系。春季风木生发向上，风为阳邪，其性善行而开泄，故多见鼻鼽、鼻衄；仲夏火热，与心气相通，故病多在胸胁；长夏湿盛，气温由热转寒，脾为至阴，喜温燥恶寒湿，易为寒湿所困，故多发泄泻，人多中焦虚寒；秋风起，肃杀之气重，夏季阴暑内伏，秋季复感风邪而发风疟；冬季寒胜，寒性凝滞，痹阻气血津液，运行不畅而易见肢体麻木疼痛。

　　《素问·玉机真藏论》提出"春脉弦，夏脉钩，秋脉毛，冬脉石"，同样是阐述人与自然相适应之理。《难经》："春脉弦者，肝，东方木也，万物始生，未有枝叶，故其脉之来，濡弱而长，故曰弦。夏脉钩者，心，南方火也，万物之所茂，垂枝布叶，皆下曲如钩，故其脉之来，来疾去迟，故曰钩。秋脉毛者，肺，西方金也，万物之所终，草木华叶，皆秋而落，其枝独在，若毫毛也，故其脉之来，轻虚以浮，故曰毛。冬脉石者，肾，北方水也，万物之所藏也，盛冬之时，水凝如石，故其脉之来，沉濡而滑，故曰石。此四时之脉也。"《难经》更进一步通过类比自然界万物生、长、收、藏的特点，阐释了弦、钩、毛、石之义。春夏秋冬各有其常脉，人与世间万物一样，受阴阳五行规律统帅，感受寒热燥湿气运，遵从天地四时之令，法同草木万物之象。

（二）下识地理，因地制宜

《素问·异法方宜论》提出：

"东方之域，天地之所始生也，鱼盐之地，海滨傍水，其民食鱼而嗜咸，皆安其处，美其食。鱼者使人热中，盐者胜血，故其民皆黑色疏理，其病皆为痈疡，其治宜砭石。故砭石者，亦从东方来。

西方者，金玉之域，沙石之处，天地之所收引也，其民陵居而多风，水土刚强，其民不衣而褐荐，其民华食而脂肥，故邪不能伤其形体，其病生于内，其治宜毒药。故毒药者，亦从西方来。

北方者，天地所闭藏之域也。其地高陵居，风寒冰冽，其民乐野处而乳食，脏寒生满病，其治宜灸焫。故灸焫者，亦从北方来。

南方者，天地所长养，阳之所盛处也，其地下，水土弱，雾露之所聚也。其民嗜酸而食胕，故其民皆致理而赤色，其病挛痹，其治宜微针。故九针者，亦从南方来。

中央者，其地平以湿，天地所以生万物也众。其民食杂而不劳，故其病多痿厥寒热，其治宜导引按蹻。故导引按蹻者，亦从中央出也。

故圣人杂合以治，各得其所宜，故治所以异而病皆愈者，得病之情，知治之大体也。"

所谓"异法方宜"，即根据五方之所宜，选择不同的治病方法。要达到"病皆愈"的目的，则需要"得病之情，知治之大体"。"知治之大体"是"治所以异而病皆愈"的关键，而"大体"背后，是对东南西北中各地地理环境、气候条件、风俗习惯、饮食结构等因素全面把握。这一切都来源于医者自身文化底蕴。人与环境是统一整体，居住于特定环境中，无时无刻不受当地气候特点、地理环境、饮食偏嗜、民俗习惯等众多因素影响。医者若能知晓四方地域特点，包括自然、人文等各个方面，从而全面深入了解病人，才能快速而准确地把握病因，采用最合适的治疗方法，真正做到个体化治疗。这是中医思维内在要求，是辨证论治最高境界。古人在当时交通不便、信息滞涩的年代，都能了解到千里之外的地理环境、风俗习惯，当今社会，交通便利、信息获取无比便捷，医者更不能对地域差异视若无睹。上知天文，下识地理，才能得病之情，知治之大体，从而达到"病皆愈"的目的。

（三）中晓人事，因人制宜

人不同于机器，治病更不是修理机器。人之所以生病，与世间万事万物皆有关系。正如佛学"缘起论"。"有因有缘集世间，有因有缘世间集；有因有缘灭世间，有因有缘世间灭。"一切事物都并非凭空出现，亦不会长久、独立存在，而是众多因素、条件在特定时间内聚合而生，亦将随其因素、条件的离散而消逝。人之患病，同样如此，如风、寒、暑、湿、燥、火六淫邪气虽为病因，亦须"两虚相得，乃客其形。""风雨寒热，不得虚，邪不能独伤人。"即"正气存内，邪不可干"，正气不虚，邪至亦无所惧。相同环境下，有人生病，有人无恙，正说明了人生病的复杂性。每个人先天禀赋、体质条件、性格特点、生活方式、社会地位、人际关系、经济条件等都是独特的，种种因素条件综合作用下，形成一个个独一无二的个体。这就提示医者在临床诊疗时，必须了解患者生活中的方方面面，即《黄帝内经》所强调的"中知人事"。

如《素问·疏五过论》："凡未诊病者，必问尝贵后贱，虽不中邪，病从内生，名曰脱营；尝富后贫，名曰失精，五气留连，病有所并……凡欲诊病者，必问饮食居处，暴乐暴苦，始乐后苦，皆伤精气，精气竭绝，形体毁沮。暴怒伤阴，暴喜伤阳，厥气上行，满脉去形……诊有三常，必问贵贱，封君败伤，及欲侯王。故贵脱势，虽不中邪，精神内伤，身必败亡。始富后贫，虽不伤邪，皮焦筋屈，痿躄为挛……凡诊者必知终始，有知余绪，切脉问名，当合男女。离绝菀结，忧恐喜怒，五脏空虚，血气离守……故曰：圣人之治病也，必知天地阴阳，四时经纪……从容人事，以明经道，贵贱贫富，各异品理，问年少长，勇怯之理，审于分部，知病本始，八正九候，诊必副矣。"一个人的贫富变化、地位落差、喜怒忧思等皆会影响人的气血阴阳。"人事"一词无所不包，万事万物皆是病因，唯有全面了解，深入分析，才能知晓患病始末，洞见症结所在。

笔者跟随刘大新主任门诊遇一男性病人，60岁，农民，主诉胸闷1年，诊断为"胸痹"。曾收入心血管病房、呼吸科病房，查心电图、超声心动、心血管造影、肺功能、CT、核磁等检查，均未发现明显异常，建议耳鼻喉科会诊。刘主任接诊，仔细询问，得知该病人发病前与几兄弟因宅基地分配问题产生矛盾，产生激烈争执，不欢而散，随后出现胸闷胸痛症状，经久不愈。四诊合参，得出结论为情志致病。建议患者大哭一场。该患者2周后胸闷消失。

中医临证，外查六淫邪气，内辨七情所伤。情志致病是中医认识疾病病因的重要组成部分，如何能在临证过程中及时考虑到情志因素，分辨情志之病，就需要医者"中晓人事"，对人情世故足够了解，清楚各个阶层的生活状态，对他们所思所想、所欲所求等做到心中有数。

（四）文化修养

医学知识是船，文化是水，技术是帆，病人是风，中医需要文化承载才能远航。不可否认，当今中国社会正处于文化严重缺失阶段，而中医是中华文化的一部分，脱胎于中国哲学，涵盖了琴棋书画、诗词歌赋、天文地理、人情世故、社会更迭、诸子百家、天地阴阳、气运周转等诸多文化范畴。医学是人类最高艺术，其涵盖世间万事万物，无一不与医学相关。究习音律，体悟"五音入五脏"；研习棋弈，感悟"用药如用兵"；摹习书法，探求文字内涵，深化对古籍论述的认识；晓习丹青，体会泼墨留白，思悟"君臣佐使"；通习天文地理，洞习气运阴阳，参悟"天人合一"；诵习诗词歌赋，博习诸子百家，了解历史文化发展变迁，才能了解古人所处环境、生活方式，领悟古人认识疾病、谴方用药的思维方式。

因此，要真正洞悉疾病根源，需要极其广博的文化作为基础。世间万事万物都可能与疾病相关，都要尽可能去了解，并深入思考。有了深厚的文化基础，才能从更多角度分析疾病。遣方用药之时，多一分思考，也许会多一分疗效；失之毫厘，则可能谬以千里。

【临床案例 20】

段某，男，28 岁，未婚。就诊日期：2017 年 12 月 21 日。

出生及居住地：北京。

初次发病节气：谷雨。当下发病节气：小雪。

文化程度：大学。职业：待业中。

望：患者由其母陪同就诊，体态拘谨，形体偏瘦，行动自如，神志清楚，表情自然。面色略苍白，眼神飘忽不定，眉头略微紧蹙。阵咳时作，以手捂嘴而咳，连咳数声方止。舌质淡胖，苔白微腻水滑。

闻：语声偏低，底气不足。

问：咳嗽反复发作 8 个月，加重 1 月余。

患者最初因准备公务员考试，熬夜、劳累、精神紧张，此种状态持续半个月后发病。经多方诊治，疗效欠佳，8 个月以来咳嗽时好时坏，时轻时重，近 1 月天气转凉后症状加重，已于外院行胸部 CT 等相关检查未见明显异常。现咽痒甚，咳嗽频作，干咳无痰，夜间尤甚。鼻塞少涕，无明显畏风寒，无喷嚏。纳谷如常，大便日一行，时有便溏，睡眠较晚，除因咳嗽频作影响睡眠外，平素总体睡眠质量尚好，偶有入睡困难。无食物、药物过敏史，否认烟酒等不良嗜好。

切：脉沉弦偏细。

病证分析：主症咽痒咳嗽频作，反复 8 个月，属咳嗽一病，已行相关检查排除其他疾病。纵观其发病史，因复习考试紧张劳累过度而发病，源于思虑过重。《素问·举痛论》："思则心有所存，神有所归，正气留而不行，故气结也。"思虑深重，留存于一点，心神失于往来出入，正气随之留而不行，故思虑过重者，心神归存而心气先结；心为脾之母，母病及子则脾气壅滞，心为肝之子，子病犯母则肝气郁结。

故思则气结而肝脾同病。再者，思虑伤脾，使人不思饮食，气血生化之源，脾气虚亦使运化失司，日久则诸气皆虚。《灵枢·本神》："心藏脉，脉舍神，心气虚则悲，实则笑不休。"心气不足易生悲忧，担忧考试则思虑更重。如此，因于思虑，而致一身之气尽皆郁结。肺气郁则宣降逆乱，进而咳嗽不止。此为气病，源于思郁气结，思本伤脾，而肝主疏泄，总司一身气机，肝郁气结又易横逆犯脾。加之患者舌质淡胖，苔白水滑，兼脾虚痰湿之象，故应肝脾同治。

诊断：咳嗽。

辨证：肝郁不舒，脾虚湿蕴。

治法：疏肝理气，燥湿健脾。

处方：柴胡10克，当归15克，白芍15克，茯苓30克，炒白术10克，郁金10克，清半夏9克，陈皮10克，防风10克，丹参30克，桔梗10克，生甘草6克。7剂，水煎服。

二诊：患者诉服7剂尽，咳嗽已愈八九成。遂守原方稍作加减，继服7剂以巩固疗效。

按：咳嗽治法众多，而疏肝治咳相对鲜见。《素问·咳论》虽有相关描述："肝咳之状，咳则两胁下痛，甚则不可以转，转则两胠下满。脾咳之状，咳则右胁下痛，阴阴引肩背，甚则不可以动，动则咳剧。"上述所论属气滞较重者，甚至已出现气滞血瘀之象。本案患者并无相关胁痛症状，虽不完全属于《咳论》中"肝咳"范畴，然而究其原因，确源于肝郁气结。最终考虑以逍遥散为主方，是综合多方面因素的结果。患病初起，虽因考试思郁气结，但考试之事已过去很久，咳嗽仍反复迁延不愈，原因为何？

正如前文所强调，万事万物都是病因，蛛丝马迹之中可能蕴含着患病根源。患者已28岁，母亲陪同就诊，反映出患者平时可能相对缺乏主见与独立性。患者眼神飘忽不定，眉头紧蹙，给人一种紧张、不安、焦虑的印象。这些都从侧面反映着患者性格特点。这样的性格类型，决定着患者平时遇事时的反应，与人交流，与家人、同事相处的状态等。通过这些判断出患者平素容易思虑、担忧的情绪倾向，正是因为这种性格情绪倾向，使患者长期处在或反复出现肝气郁结的情况，才会反复咳嗽，迁延难愈。综合各方面因素，最终选择疏肝理气，燥湿健脾的治疗方向，处方不复杂，疗效却十分明显。因此，抓住患病根源，综合分析患者性格特点，考虑日常生活状态是治疗的关键所在。

【临床案例 21】

吕某，女，35 岁，已婚。就诊日期：2019 年 4 月 6 日。

出生及居住地：广西南宁。

发病节气：清明。

文化程度：大学。职业：销售。

望：形体偏胖，面色略黄，精神欠佳，面容憔悴，略显紧张。舌质淡暗，舌体胖大，苔薄白腻，轻微齿痕，舌边尖可见细小瘀点。

闻：语速偏慢，语声偏低，底气不足。

问：月经淋漓不尽 10 余天。

患者末次月经正常行经 4 天后，变为暗红、褐色分泌物排出，质地较黏稠，量少，无明显异味，淋漓不断 10 余天。小腹及腰骶部轻微坠胀感，乳房胀，微痛。无腰酸腰痛，无头晕目眩。平素大便每日 1 行，食欲一般，食少便溏。入睡困难，眠浅多梦，常觉烦热汗出，易疲劳乏力，少气懒言。患者 2 年前曾出现类似情况，行经期末，暗红褐色分泌物淋漓 1 周，其余无明显不适，未服药，后自愈。

切：脉弦细涩，尺脉沉。

病证分析：患者以月经淋漓不尽 10 余天为主症，平素月经周期规律。本次分泌物呈暗红、褐色，量少，与月经性状有明显区别，发病时间未超过半个月，无贫血表现，故暂不以漏下论之，诊断为月经不调。经详细询问，患者近两三年因工作原因与爱人两地分居，数月才能见面一次，平时独自照顾两个小孩，并在一家公司做销售。试想，一位年轻女性，长期独自生活，独自照顾孩子，很难见到爱人一面，这样的生活方式，势必产生很多负面情绪，而这些情绪得不到及时宣泄，则会影响气机升降出入，进而影响人体正常功能。总体上看，因长期情志不畅，肝郁不舒而致气滞是患者本次患病的基础，即《素问·举痛论》所提"思则气结""悲则气消"。人体功能正常运作皆有赖于一身之气运行如常。气为血之帅，若气机壅滞不行，则可能引起血瘀，瘀阻于胞宫，则滞塞不通，出现上述暗红色分泌物淋漓不尽的症状，同时可见舌质暗，边尖瘀点，脉细涩。患者平素大便偏溏，易疲劳乏力，舌体胖大，边有齿痕，舌质淡，为脾虚之象，究其原因，源于肝郁不舒，肝气横逆犯脾，日久则脾失健运。肝郁日久不得疏泄，而见郁热之象，症见入睡困难，眠浅多梦，烦热汗出时作。

诊断：月经不调。

辨证：肝郁脾虚，气虚血瘀。

治法：疏肝理气，益气健脾，养血散瘀。

处方：柴胡10克，白芍15克，赤芍15克，当归尾15克，牡丹皮15克，黄芪15克，炒白术10克，茯苓20克，郁金10克，玫瑰花6克，菟丝子10克，女贞子10克，旱莲草10克。中药颗粒3剂，冲服。

二诊：服药第二天起，暗红、褐色分泌物变为鲜红色血液，出血量明显增加，质较前转稀，如月经来潮样。服药3剂后，出血量减少。其他一般情况基本同前，舌苔较前有所增厚，较腻，微黄，睡眠仍差。守原方，合温胆汤化裁。中药颗粒3剂，冲服。

后随访，诉已痊愈。

按：此案关键在于深究病因，仅从疾病角度看，有虚有瘀，益气、养血、散瘀是治病之法。然而，若根源依旧存在，只治其病，不断其根，只如扬汤止沸。问诊详尽，才能了解患者常年两地分居的情况，加之工作繁忙，销售工作业绩压力巨大，更需独自一人照顾两个孩子，生活、工作等各方面压力同时存在，患者不可避免地长期处在情志不遂，肝气不舒的生活状态，不良情绪影响气机正常升降出入，日久可以直接表现为具体症状，这些日常生活中的烦恼、不顺、思虑、忧愁才是患者生病最根本的原因。

从疾病本身分析，虽是"出血"，却不能"见血止血"，其根源在于瘀阻，兼脉细涩，恰恰应予以活血、养血之品即所谓"离经之血便是瘀"。针对其病因，重视疏肝、理气、解郁是关键。故方用逍遥散化裁，柴胡、郁金、玫瑰花疏肝解郁，当归尾、白芍养血柔肝，赤芍、牡丹皮活血散瘀，黄芪、白术、茯苓健脾益气，菟丝子、二至丸兼顾肾气，令肝郁得解，气血得复，瘀阻得通，病自愈。

（陈　灼）

第八章　临证解郁

一、医患交流解其郁

医生问诊既是采集病史，了解病情、心理情况，协助诊治的过程，也是治疗的第一步。医患交流中，心理疏导的目的主要在于引起患者重视，明白发病原因及利害关系，树立正确的态度面对疾病；引导患者配合治疗，提高治疗的依从性；指导患者进行疾病调护，养病与治病相结合；消除消极心理，树立战胜疾病的信心。成功的医患交流可以使患者心情愉快地接受治疗，增加患者对医生的信任感，提高治疗效果。诊室环境、医生形象、患者心理、交流方法均可对疗效造成影响。

（一）就诊环境

《素问·移精变气论》中，黄帝对于就诊环境的描述为："闭户塞牖，系之病者，数问其情，以从其意。"也就是说诊治患者需要一个安静的环境，关好门窗，与病人取得亲密联系，耐心询问病情，使病人放下疑虑，尽情倾诉，从而得知其中的真实情况。尤其对于情志病患者，常常有难以启齿的隐私，若诊室环境嘈杂，患者堆积，众目睽睽之下，患者断然不会袒露心声、表露情绪。因此医生需要让无关人员回避，选择安静隐秘的环境，与患者关切真诚地交谈，才能使其敞开心扉，找到问题症结所在，进行心理疏导和药物治疗。

（二）医生形象

孙思邈《大医精诚》给后世医家树立了典范："夫大医之体，欲得澄神内视，望之俨然，宽裕汪汪，不皎不昧。省病诊疾，至意深心。详察形候，纤毫勿失。处判针药，无得参差。虽曰病宜速救，要须临事不惑，唯当审谛覃思，不得于性命之上，率尔自逞俊快，邀射名誉，甚不仁矣。"医生承载了患者对生命和健康的希望，举止宜大方得体、成熟稳重、彬彬有礼、不卑不亢。着装整洁，忌奇装异服、浓妆艳抹。医患交流宜耐心、专心，通过亲切的目光、真诚的表情、轻柔的手势与患者进行感情交流，营造一种让患者感到自在、安全和信任的气氛，使患者能够平静地诉说，增进医患双方的感情，增强患者对医护人员的信任。诊断、鉴别、施针、用药过程须细致入微，严谨专注，不可贪图快速，彰显能耐。医生的神态、语言、动作等各种行为暗示，能够对患者的情绪、态度和行为产生重大影响，缓解其在生活中面临的心理压力，给予病者社会支持，甚至有一定心理治疗作用，减轻患者对病痛的感受。

对待患者，亦如《大医精诚》所言："凡大医治病，必当安神定志，无欲无求，先发大慈恻隐之心，誓愿普救含灵之苦。若有疾厄来求救者，不得问其贵贱贫富，长幼妍蚩，怨亲善友，华夷愚智，普同一等，皆如至亲之想。亦不得瞻前顾后，自虑吉凶，护惜身命，见彼苦恼，若己有之，深心凄怆。勿避险巇，昼夜寒暑，饥渴疲劳，一心赴救，无作工夫行迹之心。如此可做苍生大医，反之则是含灵巨贼。"一个优秀的医生需以人为本，慈悲为怀。尊重生命，无论病人贵贱贫富，老幼美丑，是仇人还是亲近的人，是交往密切的还是一般的朋友，是汉族还是少数民族，是愚笨的人还是聪明的人，一视同仁。看到病人的烦恼，就像自己的烦恼一样，内心悲痛，不避忌艰险、昼夜、寒暑、饥渴、疲劳，全心全意地救护病人，不能产生推托和摆架子的想法，像这样才能称作百姓的好医生。与此相反的话，就是人民的大害。在诊治过程中以仁心服务病人，以仁术救治病人，以仁德关爱病人，以仁举取信病人。

（三）医患沟通

《灵枢·师传》中曰："入国问俗，入家问讳，上堂问礼，临病人问所便。"也就是说到一个国家先要问问当地的风俗习惯，到一家先要问问他们家的忌讳，到人家客堂上要先问问礼节仪式，对于病人要先问问患者的喜爱，以掌握宜忌。只有详细问询与疾病相关的情况，如饮食、起居、气候变化等，综合分析，才能对疾病做出准确的诊断。"人之情，莫不恶死而乐生。"作为医生，对患者应该"告之以其败，语之以其善，导之以其所便，开之以其所苦"。也就是要告诉患者疾病产生的病因、病机、轻重程度，以及对疾病应抱的正确态度，耐心地告诉患者要树立战胜疾病的信心，与医生配合才能取得良好的疗效，引导患者如何进行恰当的调养，把养生方法用到养病的实践中，开导患者解除紧张、恐惧、消极等不良心理情绪，正确面对疾病。这些便是交流中的情志疗法，对于情志病患者尤为重要。《黄帝内经》所言："上知天文，下知地理，中晓人事。""中晓人事"即是要求医者要知晓人情世故、了解各地风俗习惯，关注患者情绪、心理状况及思维方式。在疾病的诊治过程中，要善于洞察和干预患者及其家属的心理活动，根据不同患者心理特点，偏重于不同的交流内容，使诊断、治疗过程始终向着正确方向发展。

受医疗环境影响，一些专家号"一票难求"，患者慕名而来，多方辗转，终得一号。因此具有强烈的诉求愿望，或携备忘录而来，恨不能将所有细节及问题咨询详尽。对于此类患者，应顺势利导，既不能鲁莽打断，又不能任其滔滔而谈。根据患者病况，将交谈向与疾病相关问题引导。而另一部分患者由于文化水平、生活条件限制，对语言的感受、理解和使用也存在很大的差异，加上医患双方医学知识的不对称，增加了交流与沟通的难度。患者多对医生存有敬畏心理，对此类患者，更应亲切和蔼，细致讲解，避免过多专业术语，以防加重患者对疾病的疑虑，放大不适感受。

当代社会互联网信息发达，部分患者产生不适症状后首先上网搜索，而网上信息专业性参差不齐，患者判断能力有限，易产生自以为是的心理。而一些患者自觉病情较轻，对于检查的必要性、是否过度用药等问题存在疑虑。此类患者就诊时往往对医生意见持怀疑态度，医生宜从专业角度讲解，纠正其错误观念，使其对疾病有正确的认识，建立患者信任感，才能进一步治疗。亦有部分患者因工作繁忙，对健康问题不以为然，在难以忍受或者家属的强烈要求下才匆匆而来，这种患者多依从性较差，宜适当对其强调疾病的严重性，引起重视，才能坚持治疗，配合调护。

随着高血压、糖尿病乃至癌症等发病率不断升高，发病年龄越发年轻化，一些患者对健康问题过分关注，呈现焦虑状态，往往多方就医，意欲寻求"更好、更高级、更完善"的治疗方法，却对医生缺乏信任感。在对疾病过度关注的状态下，往往疗效欠佳。对此类患者，宜淡化疾病影响，降低其关注度，指导其调整生活方式，培养兴趣爱好，转移注意力。

（四）交流解郁

祝由术是最早的心理治疗方法，早在《素问·移精变气论》中便有记载："黄帝问曰：余闻古之治病，惟其移精变气，可祝由而已。"作为原始的心理治疗方法，祝由是人类生命探索下最早期的文化智慧形态，通过祝说病因，调整人的精神活动，进行积极地心理暗示，树立战胜疾病的信心，类似如今的精神疗法、暗示疗法、安慰疗法等。

但并不是所有的疾病都可以通过祝由术治疗，"今世治病，毒药治其内，针石治其外，或愈或不愈，何也？岐伯曰：往古人居禽兽之间，动作以避寒，阴居以避暑，内无眷慕之累，外无伸宦之形，此恬憺之世，邪不能深入也，故毒药不能治其内，针石不能治其外，故可移精祝由而已。当今之世不然，忧患缘其内，苦形伤其外，又失四时之从，逆寒暑之宜，贼风数至，虚邪朝夕，内至五脏骨髓，外伤空窍肌肤，所以小病必甚，大病必死，故祝由不能已也。"对于轻症，通过祝由术调畅气机，可以使疾病消弭于无形，若疾病加重，纵使加之于毒药和针石，其预后也将是"愈或不愈"。

祝由术中的鬼神并不是封建迷信中的鬼神。《灵枢·贼风》中记载："黄帝曰：今夫子之所言者，皆病人之所自知也。其毋所遇邪气，又毋怵惕之志，卒然而病者，其故何也？唯有因鬼神之事乎？岐伯曰：此亦有故邪留而未发，因而志有所恶，及有所慕，血气内乱，两气相搏。其所从来者微，视之不见，听而不闻，故似鬼神。黄帝曰：其祝而已者，其故何也？岐伯曰：先巫者，因知百病之胜，先知其病之所从生者，可祝而已也。"。黄帝问岐伯，如果一个人没有感受邪气，也没有受到情志刺激，突然发病，是什么原因呢？是鬼神作祟吗？岐伯说，这种疾病的原因可能是宿邪潜伏体内未发作，由于情志上或者有厌恶之事，或者有所爱慕而不能遂心，造成气血逆乱，和潜伏在体内的病邪结合发病。病机由于微小而不易为人所察觉，但不会是鬼神招致，只是与鬼神作用相似而已。那么，为什么祝由法能治好疾病呢？岐伯认为是因为古代的巫医知道疾病可以用舒畅精神的方法治疗，又发现了疾病发生的真实病因，所以用祝由法治疗疾病。通过语言开导发现疾病的发病过程和机制，心理分析挖掘病证背后源自无意识的原因，与患者建立良好的关系，使患者保持积极的心态，解除患者不良情绪，从而心境坦然，精神愉快，心情舒畅，气机条达，阴平阳秘促使疾病早日康复，体现了医生语言开导在疾病治疗中的作用。

清代吴鞠通有言："吾谓凡治内伤者，必先祝由，详告以病之由来，使患者知之，而不敢再犯，又必细体风变雅，曲察劳人思妇之隐情，婉言以开导之，壮言以震惊之，危言以悚惧之，必使之心悦诚服，而后可以奏效如神。"通过祝由术详细分析疾病发生的原因、过程，以及疾病的本质特点，可以增强患者同疾病作斗争的勇气和信心，诱导患者建立自我领悟、自我认识和自我矫正的意识，进而促进患者心身症状的缓解和消除，增强疗效。

根据患者的心理情况，可以将心理疏导分为以下 5 种：

1. 劝慰导欲

通过耐心细致的交流，找到患者心结所在，通过诱导的方法，找出病人心理反应的主要矛盾，引导病人客观的认识这些问题，分析疾病的原因和治疗策略，消除思想顾虑，鼓励其树立战胜疾病的信心。鼓励患者建立自我心理调节机制，要主动消除负面情绪，合理安排自己的生活，并把自己的压力告诉亲友，寻求帮助。在《续名医类案》中，卢不治疗恐死症，便是通过语言开导，带其学习"参究法"，正确认识生死，对其不再恐惧，从而治疗疾病。

《名医类案》载一医案："邝子元由翰林补外十余年矣，不得赐还，尝佗傺无聊，遂成心疾。每疾作，辄昏瞆如梦，或发谵语。有时不作，无异平时。或曰：真空寺有老僧，不用符药，能治心疾。往叩之，老僧口：相公贵恙，起丁烦恼，生丁妄想，大妄想之来，其几有二。或追忆数十年前荣辱恩仇，悲欢离合，及种种闲情，此是过去妄想也。或事到跟前，可以顺应，即乃畏首畏尾，三番四复，犹豫不决，此是现在妄想也。或期望日后富贵荣华，皆如所愿；或期望功成名遂，告老归田；或期望子孙登荣，以继书香，与夫子不可必成，不可必得之事，此是未来妄想也。三者妄想，忽然而生，忽然而灭，禅家谓之幻心。能昭见其妄，而斩断念头，禅家谓之觉心。故曰：不患念起，惟患觉迟，此心若太虚，烦恼何处安脚。又曰：相公贵恙也原于水火不交，何以故？凡溺爱冶容而作色荒，禅家谓之外感之欲；夜深枕上思得冶容，或成宵寐之变，禅家谓之内生之欲。二者之欲，绸缪染著，皆消耗元精。若能离之，则肾水滋生，可以上交于心。至若思索文字，忘其寝食，禅家谓之理障；经纶职业，不告劬劳，禅家谓之事障。二者之障，虽非人欲，亦损性灵。若能遣之，则心火不致上炎，可以下交于肾……又曰：苦海无边，回头是岸。子元如其言，乃独处一室，扫空万缘，静坐月余，心疾如失。"

患者心疾起因失宠于朝廷。老僧对其进行开解疏导，用禅家义理分析了过去、现在、将来三种妄念，劝他"抛弃幻心""斩断念头"，澄心静志以形成"觉心"，则心疾可愈。患者接受规劝，同时按老僧所言戒除"二欲""二障"，独处一室，静坐月余，经此调理，心疾得愈。此患者正是因劝慰开导，心结得解，病证得愈。

2. 顺情从欲

顺情从欲是通过顺从患者意志、情绪，满足患者心身需求，以祛除心理病因的一种方法。通常包括未得到满足的求偶意愿、求职意愿、社交意愿等，当然也要结合实际情况，并非一味满足。对于不能达到的欲望，需配合心理疏导。张景岳曰："若思虑不解而致病者，非得情舒愿遂，多难取效。"《东医宝鉴》："欲治其疾，先调其心，以正其心，乃资于道，使病者尽去心中疑虑思想，一切妄念，一切不平……能如是则药未到口，病已忘矣。"阐明了语言疏导的意义。在治病之前，通过语言交流，使患者理解疾病的病因、病机和治法，消除心中的疑虑，树立对医者的信任，从而达到"虽未服药，已觉沉疴去体"的目的。

明代李渔记载，治病良药有7种：一是"本性酷好之者"，就是说每一个人有他特别喜欢的东西，这个东西对他来说是治病良药；二是"其人急需之药"，也就是急需要的东西，比如穷人急需钱，富人急需官，老人急需寿，如果能得愿所偿，对病情的康复大有裨益；三是"一心钟爱之药"，如果能得到一心钟爱的东西，也是治病的良药；四是"一生未见之药"，一旦得到同样可以治疾；五是"平时契慕之药"，如果能见到平时仰慕之人，心情舒畅，也能促使疾病康复；六是"平素常乐之药"，做喜欢做的事情，就是治病的良药；七是"生平痛恶之药"，也就是心中最恨的东西毁了，最恨的人死了，同样也是患者的一剂良药。说明了愿望得偿、顺心如愿对疾病康复的作用。

明代外科名医陈实功曾记载一医案：一女身患瘰疬，坚如硬石，发热兼咳，月水断绝，脉虚数无力。陈氏诊脉后，知其有心因。几经询问，才知该女子倾心某男，但其父嫌男家贫而不许。该女子由此郁闷不乐，不久便身患此疾。陈氏便语其父曰："欲愈其疾，当先治心。"其父恍悟，遂许其婚事。婚后三月瘰疬之症大减，后用逍遥散等方药调治，病愈。

《儒门事亲》载：一男子患腹泻十余年，医药无效。使用针灸治疗，皮肤早已被针灸扎得像枯木。且患者神志不清，双足肿大，排泄物如泔水。张子和查看病人后，顺应患者想吃肉的欲望让患者吃了少许羊肝，并以浆粥送之。第二天，患者腹泻减少。月余，患者痊愈。张子和指出："或思荤茹，虽与病相反，亦令少食，图引浆粥，此权变之道也。若专以淡粥责之，则病人不悦而食减，久则病增损命，世俗误认矣。"患者因为腹泻，长期忌口，患者忌口过度，导致心理困扰。张子和顺其心意，允许吃肉，反而使病人心情好转。此时患者再接受治疗，就容易奏效了。

3. 移情养欲

移情养欲是指分散患者的注意力，引导其将关注点转移到其他事情上，减轻疾患对心理造成的压力。《续名医类案》曾说："失志不遂之病，非排遣性情不可""虑投其所好以移之，则病自愈。"

《仪真县志》中记载眼科名医李瞻曾治一人"目肿火炎，而性最躁，愈躁而疾愈炽，非药可下"，谓曰："子目易愈，此客火将流于股。"一位肝火上炎所致的红眼病患者脾气暴躁，但急切需求根治方法，服药无数，眼红毛病反而更加重了。李瞻诊断后说："你的眼病很快就可以好了，可是火毒已经流传到屁股上了，不出半月，屁股就会流脓。"于是患者开始担心屁股，转移了对眼睛的注意力，在中药治疗后，眼疾痊愈，却未见屁股脓疮发作。

张从正在《儒门事亲》中载："昔闻山东杨先生，治府主洞泄不已。

杨初未对病人，与众人谈日月星辰缠度，及风云雷电之变，自辰至未，而病者听之而忘其圃。杨尝曰：治洞泄不已之人，先问其所好之事。好棋者，与之棋；好乐者，与之笙笛，勿辍。"此案即为投其所好，转移病人注意力，使其病愈。

此外，医者可以帮助患者树立理想、追求、目标。例如帮助患者培养健康的生活习惯，做出积极行动，努力实现美好生活，比如养花、听音乐、钓鱼等都可以凝神静气，舒畅气机。尤其对于刚退休的老人、孩子刚上大学的全职太太，此类人群突然无事可做，易生情志之病，可鼓励其发展兴趣爱好。正如吴师机在《理瀹骈文》中所言："七情之病也，看花解闷，听曲消愁，有胜于服药者矣。"

【临床案例 22】

程某，男，31 岁，已婚。就诊日期：2019 年 4 月 9 日。

出生及居住地：天津。

发病节气：清明。

文化程度：硕士。职业：银行支行行长。

望：形体消瘦，行动自如，神志清楚，神态焦虑，肤色苍白，舌质淡红，苔薄白。

闻：语声清晰，音量、语速适中。

问：右耳鸣 1 个月。

患者 1 个月前加班后出现偶发右耳鸣，嗡嗡作响，无听力下降，无耳堵闷。先后就诊于多家医院，诊断为"耳鸣"，予银杏叶片、甲钴胺治疗，未见明显疗效。无烟酒嗜好。父亲突发性耳聋病史。

切：脉弦。

专科检查：双耳外观无异常。双侧鼓膜完整，标志清。鼻腔黏膜淡红，中鼻道及嗅裂部位无分泌物；咽黏膜充血，鼻咽部未见异常。

听力检查：双耳听力在正常范围，声导抗双耳呈 A 型。

病证分析：患者工作压力大，精神紧张，气机不畅，加上经常加班熬夜，暗耗心血，耳窍失养，发为耳鸣。多在劳累后发作，每次持续约半分钟。因其父亲曾患突发性耳聋，经治疗听力未恢复，故患者非常焦虑，恐出现突聋，多方就医，力求找到检查异常之处。自己上网检索耳鸣耳聋资料后，更恐听力下降。要求按照突发性耳聋予以治疗。

诊断：耳鸣（右耳）。

治疗：太极锻炼。

二诊：1个月后复诊，耳鸣未再发作。

按：患者情志焦虑，实为心病大于身病。此类患者在临床上并不少见。对疾病存在很大疑虑和担忧，加之其亲属有患病经历，对其造成较大恐慌。因此，语言治疗尤为重要，首先以轻松的语气将病情解释清楚，淡化疾病概念，尽可能减轻或消除病人疑虑与恐慌，解其心结。再嘱其太极锻炼，招式柔而不松，能够锻炼身体、平衡功能。呼吸调畅，气沉丹田，能够调畅气机，缓解紧张、焦虑情绪，愉悦身心，同时促进心态趋向平和。同时嘱其生活规律，保证充足睡眠。综合作用，调节情志，治疗耳鸣。

4. 暗示疗法

暗示疗法是指采用间接含蓄的方式，运用引导性语言，对患者心理产生积极影响，使其不觉间产生倾向性意念，从而达到治疗的目的。

《名医类案》载："一人在姻家，过饮醉甚，遂宿花轩，夜半酒渴，欲水不得，遂口吸石槽中水碗许。天明视之，槽中俱是小红虫，心徒然而惊。郁郁不散，心中如有蛆物，胃脘便觉闭塞，日想月疑，渐成痿隔，遍医不愈。吴球往视之，知其生于疑也。用结线红色者分开，剪断如蛆状，用巴豆两粒，同饭捣烂入红线，丸十数丸，令病人暗室内服之。置宿盆，内放水，须臾欲泻。令病人坐盆，泻出前物，荡漾如蛆。然后开窗令亲视之，其病从此解，调理半月而愈。"本案患者怀疑自己醉后误服石槽水中红色蛆物，遂疑腹中有虫，吴球便让其服食捣烂的红线再泻出，使其获得"蛆物尽去"的暗示，于是"病从此解"。这是通过暗示法治疗病人心疾的典型案例，通过对患者的心理暗示来消除不良情绪。

在诊疗中，尤其对于焦虑的患者，可向其强调药物的特效性，对其产生积极地心理暗示，有助于提高疗效。《素问·调经论》中记载："按摩勿释，出针视之，曰我将深之，适人必革，精气自伏，邪气散乱，无所休息，气泄腠理，真气乃相得。"阐释了针灸时配合语言暗示，以提高疗效。

5. 以诈还诈

在临床中，亦有诈病之人，多因欲望得不到满足而装病以引人注意，或者达到某种目的。比如儿童佯称头疼而不去上学，此类头疼多晨起发作，请假后不药而愈。对于此类患者，需结合诊察，详加分辨，号称以有痛苦性的方法治疗，便可快速痊愈。

《景岳全书》中记载："予向同数友游寓榆关，客邸内一友，素耽风月，忽于仲冬一日，谯鼓初闻，其友急叩予户，启而问之，则张皇求救。云：所狎之妓，忽得急证，势在垂危，倘遭其厄，祸不可解。予随往视之，见其口吐白沫，僵仆于地，以手摸之，则口鼻四肢俱冷，气息如绝。陡见其状，殊为惊骇，因拽手诊之，则气口和平，脉不应证……遂大声于病妓之傍曰：此病危矣，使非火攻，必不可活……姑先与一药，使其能咽，咽后少有声息，则生意已复，即不灸亦可。若口不能咽，或咽后无声，当速灸可也……彼狡奴闻予之言，窃已惊怖。惟恐大艾着身，药到即咽，咽后少顷，即哼声出而徐动徐起矣。予次日问其所以，乃知为吃醋而发也。"本案中女子突发急症，张景岳把脉诊断后，确信其为诈病。于是，说这种病来势凶猛，只能用火来烧。我先用药试一下，如果还不见效，就把她放到火上烧。女子一听要烧自己，惊慌不已，服药后立即起身，说自己已经好了。后经过了解，原来女子是与人争风吃醋，装病来引人注意。

6. 交流禁忌

一忌妄断生死。在未明确诊断的情况下，勿轻易下重病诊断。部分医者为引起患者对疾病的重视，告诉患者可能患了癌症等重病，对其造成极大的心理负担，产生悲观情绪，甚至引发轻生念头。因此，在交代病情中，既要告知病情轻重，又要谨慎用语。比如曾遇一年轻女性患者突发重度感音神经性聋，经14天"凯时""金纳多"等静脉治疗后疗效不佳，遂寻求中医治疗，被告知"你这病治不好了"，情绪崩溃。后另一医生安慰其虽然难度很大，但经过综合治疗，仍有患者能恢复部分听力，给予治疗信心。并指导其适应听力，改善生活方式，保护健侧耳朵，患者方心情平复。

二忌多语调笑。正如《大医精诚》中所言："夫为医之法，不得多语调笑，谈谑喧哗，道说是非，议论人物，炫耀声名，訾毁诸医，自矜己德，偶然治瘥一病，则昂头戴面，而有自许之貌，谓天下无双，此医人之膏肓也。"医生应是慎于言辞，不能随意跟别人开玩笑，不大声喧哗，谈说别人的短处，炫耀自己的名声，诽谤攻击其他医生，借以夸耀自己的功德。偶然治好了一个病人，就昂头仰面，自我赞许，认为自己医术无双，这些都非大医之举。

三忌问诊不全面，正如《素问·疏五过论》中所言，患者职业、地位变动、居住条件、饮食特点等都会对患者造成影响，明察秋毫才能找到发病之源，人病同治。

（杨仕蕊）

二、辨证论治解其郁

在当今社会，因欲致郁普遍存在，其病状往往涉及临床各科。病情轻者，医患交流、心理辅导或自我排解即可恢复正常；病情重者，严重影响人的生活、工作、学习，甚至抑郁轻生，则必须在心理辅导、自我排解的基础上，佐以汤药，方能补正纠偏，疾病速愈。

今参考《黄帝内经》《伤寒论》《金匮要略》《古今医统大全》《景岳全书》《临证指南医案》《医宗金鉴》等，将其中与"郁证"辨证论治相关的叙述摘录于此，并进行简要分析。再结合今人论述，将郁证进行横向与纵向分类。所谓横向者，即不同原因、不同证候的郁证及治法；所谓纵向者，即根据郁证程度轻重及阶段提出治法，最后结合病案论证欲郁成疾的广泛性。任何疾病在辨证论治的过程中，都应当考虑是否有郁。

（一）古代经典医著中对郁证的辨证论治

如前所述，《素问·疏五过论》提出："帝曰：凡未诊病者，必问尝贵后贱，虽不中邪，病从内生，名曰脱营；尝富后贫，名曰失精，五气留连，病有所并……凡欲诊病者，必问饮食居处，暴乐暴苦，始乐后苦，皆伤精气，精气竭绝，形体毁沮。暴怒伤阴，暴喜伤阳，厥气上行，满脉去形。"

此段文字属于"欲郁成疾"的辨证过程，以具体的案例论述医生在问诊时，一定要详细地询问病因，甚至须刨根问底，如此才能洞悉疾病发生的真正原因，才能做到有的放矢。不管是"尝贵后贱""尝富后贫"还是"始乐后苦"，都能影响一个人的身心健康，容易让人心情抑郁而疾病丛生，但患者这些心理上的诱因，如果医生不能审查，仅仅关注疾病本身，很有可能误诊失治。"良工所失，不知病情，此亦治之一过也。"所以，医者诊病问疾时，一定要详查形候，纤毫勿失，知道疾病来由，"凡诊者，必知终始，有知余绪，切脉问名，当合男女。""终始"指疾病发生的最初诱因以及整个发展变化的过程；"余绪"指疾病发生发展过程中的其他相关因素。

通过望、闻、问、切四诊合参，准确把握疾病起因，是有效诊疗的第一步。性格、情绪、压力等无形因素，如何影响人体，如何引发疾病呢？《素问·举痛论》曰："余知百病生于气也。怒则气上，喜则气缓，悲则气消，恐则气下……惊则气乱，劳则气耗，思则气结。"

《灵枢·本神》曰："愁忧者，气闭塞而不行；盛怒者，迷惑而不治；恐惧者，神荡惮而不收。"《素问·本病论》曰："人忧愁思虑即伤心……人或恚怒，气逆上而不下，即伤肝也。"《素问·痿论》曰："悲哀太甚，则胞络绝，胞络绝则阳气内动，发则心下崩，数溲血也……思想无穷，所愿不得，意淫于外，入房太甚，宗筋弛纵，发为筋痿，及为白淫。"《灵枢·口问》曰："悲哀愁忧则心动，心动则五脏六腑皆摇。"历代中医典籍中，相关论述不胜枚举，皆是强调七情致病。其轻者，只是影响人身气机运转，或为"气结"，或为"气上"，或为"气消""气下""气乱"等，不涉及脏腑；及其重时，则可内伤五脏六腑，或是"伤心"，或是"胞络绝"，或是"筋痿""五脏六腑皆摇"等，变病多端，并不局限于某个单一病种，其病位尤其以心肝脾三脏为主。

《素问·六元正纪大论》曰："郁之甚者治之奈何？岐伯曰：木郁达之，火郁发之，土郁夺之，金郁泄之，水郁折之。然调其气，过者折之，以其畏也，所谓泻之。"这是五郁之病的治疗原则，郁者，滞而不通之义也。"木郁"即是木气被郁，肝气郁结；"火郁"即是火气被郁，心之气血结聚；"土郁"即是土气被郁，脾胃壅滞；"金郁"即是金气被郁，肺失宣降；"水郁"即是水气被郁，肾水泛滥。本书所论述的"欲郁成疾"，多为"木郁"之属。《尚书·洪范》"木曰曲直"，意指正常情况下，五行之木具有生长、生发、条达、舒畅的特性，故而"木郁"则当"达之"。张景岳注曰："达，畅达也，凡木郁之病，风之属也，其脏应肝胆，其经在胁肋，其主在筋爪，其伤在脾胃在血分，然木喜条畅，故在表者当疏其经，在里者当疏其脏，但使气得通行，皆谓之达。"通俗地说，"木郁"即肝气郁结，治宜疏泄畅达。

《素问·脏气法时论》曰："肝主春，足厥阴少阳主治，其日甲乙，肝苦急，急食甘以缓之……肝欲散，急食辛以散之，用辛补之，酸泻之……肝色青，宜食甘，粳米牛肉枣葵皆甘。"一年之春季、一旬之甲乙日，皆属于木，其应在肝，是足厥阴与足少阳主治之时。"肝苦急，急食甘以缓之"一句，新校正引全元起注曰："肝苦急，是其气有余也。"张景岳注曰："肝为将军之官，其志怒，其气急，急则自伤，反为所苦，故宜食甘以缓之，则急者可平，柔能制刚也。"即肝气有余，气急易怒之时，治当甘缓。"肝欲散，急食辛以散之，用辛补之，酸泻之"一句，王冰注曰："以（肝）脏气常散，故以辛发散也。"张景岳注曰："木不宜郁，故欲以辛散之，顺其性为补，逆其性为泻，肝喜散而恶收，故辛为补，酸为泻。"即肝性喜条达而恶抑郁，当肝气郁结时，治当辛散。最后一句论述平素饮食将息之法，亦属于治法范畴，肝性喜急，故食甘物而取其宽缓也。《灵枢·五味》中有"肝色青，宜食甘，粳米饭、牛肉、枣、葵皆甘。"与《素问》此篇大意相同。

后世医书中，如《临证指南医案·郁》所载的病例，均为情志之郁，其病机涉及"郁损心阳，阳坠入阴，为淋浊"者，"心脾气结，神志不清"者，"病生于郁，心下痞结"者，"脘痛已止，味酸，乃肝郁"者等。治则涉及疏肝理气、苦辛通降、平肝息风、清心泻火、健脾和胃、化痰涤饮、益气养阴等法，用药清新灵活，颇多启发，并且充分注意到精神治疗对郁证具有重要意义，认为"郁证全在病者能移情易性"。

方药方面，从第一部理法方药完备的《伤寒杂病论》，到清代权威医学教科书《医宗金鉴》，记载了不少治疗"郁证"及相关病证的方药。

《伤寒论》中虽然没有直接谈论"欲郁成疾"的辨证论治，但柴胡类方皆具有疏肝行气，和解少阳的作用，如小柴胡汤、柴胡桂枝汤、柴胡加龙骨牡蛎汤等。除此之外，四逆散也是后世治疗肝气郁滞的常用方。

《金匮要略》中，尚有百合病，临床症状以神志恍惚不定、语言、行动、饮食、感觉失调、口苦、小便赤、脉微数等为主，李金庸《金匮要略讲义》曰："（百合病）多见于热病之后，亦可以由情志不遂引起"，治疗常用百合地黄汤。

《古今医统大全》根据《灵枢·口问》"忧思则心系急，心系急则气道约，约则不利，故太息以伸出之，补手少阴、心主、足少阳，留之也。"以及《灵枢·邪气脏腑病形》"胆病者善太息，口苦呕宿汁，视足少阳脉之陷下者灸之"等理论，说明"善太息"的病机与心、胆有关，随后出针灸法与汤药治之，其用药为："补心通气散治忧思郁结长太息、温胆汤治惊想得之而太息者"。

该书还总结历代前贤关于郁证的论述，而作"郁证门"一篇，其中论及"诸病有郁，治之可开""郁证脉候""久病者，当兼解郁""郁为七情之病，故病郁者十有八九"等。这些论述与观点，无疑是紧贴临床的，对于临床郁证治疗，大有指导意义，值得深入研究。

如前所述，《景岳全书·论情志三郁证治》一篇，专论情志之郁，与本书"欲郁成疾"关系最为密切，其中"怒郁""思郁""忧郁"，景岳称之为情志三郁。三郁的症状、病机、转化等内容，前文已有叙述，其辨证用药附录于此：

"怒郁之治：若暴怒伤肝，逆气未解，而为胀满或疼痛者，宜解肝煎、神香散，或六郁汤，或越鞠丸。若怒气伤肝，因而动火，以致烦热，胁痛胀满或动血者，宜化肝煎。若怒郁不解或生痰者，宜温胆汤。若怒后逆气既散，肝脾受伤，而致倦怠食少者，宜五味异功散，或五君子煎，或大营煎、归脾汤之类调养之。

思郁之治：若初有郁结滞逆不开者，宜和胃煎加减主之，或二陈汤，或沉香降气散，或启脾丸皆可择用。凡妇人思郁不解，致伤冲任之源，而血气日亏，渐至经脉不调，或短少渐闭者，宜逍遥饮或大营煎。若思忆不遂，以致遗精带浊，病在心肺不摄者，宜秘元煎。若思虑过度，以致遗精滑泄及经脉错乱，病在肝肾不固者，宜固阴煎。若思郁动火，以致崩淋失血，赤带内热，经脉错乱者，宜保阴煎。若思郁动火，阴虚肺热，烦渴，咳嗽见血，或骨蒸夜热者，宜四阴煎或一阴煎酌宜用之。若生儒蹇厄，思结枯肠，及任劳任怨，心脾受伤，以致怔忡健忘，倦怠食少，渐至消瘦，或为膈噎呕吐者，宜寿脾煎，或七福饮。若心膈气有不顺或微见疼痛者，宜归脾汤，或加砂仁、白豆

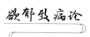

蔻、丁香之类以微顺之。

忧郁内伤之治：若初郁不开，未至内伤，而胸膈痞闷者，宜二陈汤、平胃散，或和胃煎，或调气平胃散，或神香散、六君子汤之类以调之。若忧郁伤脾而吞酸呕恶者，宜温胃饮或神香散。若忧郁伤脾肺而困倦、怔忡、倦怠、食少者，宜归脾汤或寿脾煎。若忧思伤心脾，以致气血日消，饮食日减，肌肉日削者，宜五福饮、七福饮，甚者大补元煎。"

景岳之论，可谓详备矣，虽然只把情志之郁分为三类，每类皆充分认识到病机随时转化的情况，例如"怒郁"，初期"大怒伤肝"，用解肝煎、神香散，或六郁汤，或越鞠丸；继则"因而动火"，用化肝煎；继而"因火生痰"，用温胆汤；最后怒火已息的时候"逆气既散，肝脾受伤"，用五味异功散，或五君子煎，或大营煎、归脾汤。"思郁""忧郁"二类，皆如此例，其目的就是教人临证之时，应当随时观察病情变化，随证治之，实能启迪后学，发人深省。这种分类方法，亦为本书"郁证"辨证论治的纵横分类提供借鉴。

《医宗金鉴》是清代官方组织编纂的一部大型医学教科书，其《妇科心法要诀·经闭门》提出"妇病难治"一则："谚云妇病不易治，盖以幽居情郁疑。执拗不喜望闻问，讳疾忌医术莫施。""妇病不易治"，出自寇宗奭"宁治十男子，莫治一妇人"之说，因为古时候，妇人多幽居情郁，忧患爱憎多疑，"所怀不遂，性执偏拗，诊时又不令医师观形、望色、闻声、问病。富贵之家，居奥室之中，处帏幔之内，且覆以帕蒙手，既不能行望色之神，又不能尽切脉之巧。未免详问，问之觉繁，反谓医学不精，往往并药不信。"所以诊病难，而且整日幽居，精神压抑，更有丈夫常年外出不归或者中年丧夫者，更是抑郁烦闷。对于这些妇人，即使辨证用药皆当，也难以获得满意的效果。

《医宗金鉴》根据《素问·阴阳别论》"二阳之病发心脾，有不得隐曲，女子不月"，认为妇人闭经，大多数因为情志抑郁，心脾气郁不舒，提出："师尼室寡异乎治，不与寻常妇女同。诊其脉弦出寸口，知其心志不遂情。调经若不先识此，错杂病状岂能明。和肝理脾开郁气，清心随证可收功。"这段文字，既介绍了妇女闭经的常见原因，也论述了其脉象与治法。其中"师"指道姑；"尼"指女僧；"室"指未嫁人的少女；"寡"指年轻即丧夫的少妇。这四种人，在封建社会，都容易所思不遂，情志抑郁。

治疗用药上，《医宗金鉴》曰："室女经闭多血结，大黄䗪虫桃杏仁。虻蛭蛴螬甘草芍，干漆生地及黄芩。不足泽兰归草芍。柏子仁丸用柏仁，熟地泽兰牛卷续，相兼久服自然行。师尼寡妇逍遥散，附兰丹地郁栀芩。"这段文字，涉及大黄䗪虫丸、泽兰叶汤、柏子仁丸、逍遥散等。室女经闭，多有气血凝结者，宜用大黄䗪虫丸，破血行气，其经自通。若其人虚弱不任攻下，则用泽兰叶汤，兼服柏子仁丸，煎丸并进，久久其血自行。至于师尼、寡妇经闭之证，多属郁热，宜用逍遥散，加香附、泽兰叶、牡丹皮、生地黄、郁金、黑栀子、黄芩以和肝理脾、清心开郁，其经自通也。

另有一些医书，如《诸病源候论·结气候》："结气病者，忧思所生也。心有所存，神有所止，气留而不行，故结于内。"此说与《黄帝内经》"思则气结"句同，现在临床多称为气郁或郁结。该书在本条之下未列方药，但却列有 3 条导引之术，可作为自我调节或辅助汤药治疗的一种方式。摘录于下：

《养生方·导引法》云：坐，伸腰，举左手，仰其掌，却右臂（右臂向后伸），覆右手，以鼻内气，自极七息。息间，稍顿（抖擞，振动）右手。除两臂背痛、结气。又云：端坐，伸腰，举左手，仰掌，以右手承右胁，以鼻内气，自极七息。除结气。又云：两手拓肘头，拄席，努肚上极势，待大闷始下，来去上下五七。去脊背体内疼、骨节急强、肚肠宿气。行忌太饱，不得用肚编（即肚带或腰带）也。"

（二）郁证的分类

郁证分类见表 2。

表 2　郁证分类

实证	肝气郁结	肝郁脾虚	
		气郁化火	火盛伤阴
		气滞血瘀	
	痰气互结	痰郁化热	
虚证	心神失养	兼气机郁滞	
	心脾两虚	兼肝郁	气血两虚
	心肾阴虚	心肾不交	

上表所示，乃郁证的分类，横向与纵向之间，关系密切，是有机整体，故合二为一，一同论述，以横向为纲，纵向为目，以期纲举目张。

1. 肝气郁结

此证在欲郁成病中，最为常见，也最先出现。这类病人，常见精神抑郁，情绪不宁，胸部满闷，胁肋胀痛，痛无定处，脘闷嗳气，脉弦。询问病因，或为学习、工作紧张劳累压力大，或为与人争吵心中不快，或为孤身一人所思不随等，比较容易诊断。治法为疏肝解郁、理气调中，方用柴胡疏肝散或四逆散加减。

若肝郁日久，肝气乘脾，导致肝郁脾虚；或者平素脾虚，又犯肝郁，证见情志抑郁，胸胁满闷，不思饮食，大便不调，舌淡胖。脉弦，或弦缓。治法为疏肝养血、健脾行气，方用逍遥散或柴胡桂枝汤加减。

若肝郁日久，不从虚化而从实化，气郁化火或是暴怒伤肝，症见性情急躁易怒，胸胁胀满，口干口苦，或目赤耳鸣，或吞酸嘈杂，舌质红、苔黄，脉弦数。治法为疏肝解郁、清肝泻火，方用丹栀逍遥散或化肝煎加减。

若化火日久，火盛伤阴，而见舌红，脉细数者，治法为疏肝解郁、养阴清火，方用滋水清肝饮或一贯煎加减，百合地黄汤亦可斟酌使用。

若肝郁日久，气不能推动血液运行而导致瘀血内停，即气滞血瘀之证。症见情志抑郁，胸胁满闷或两胁刺痛，舌有瘀点，妇人可见经前腹痛，甚至闭经，脉弦或弦涩。治法为和肝理脾，活血通经，方用血府逐瘀汤或大黄䗪虫丸加减，或逍遥散加香附、泽兰、丹皮、栀子、生地、郁金、黄芩。

2. 痰气互结

此证在欲郁成疾中，亦较为常见，其病因与上条同。这类病人，常见精神抑郁，胸部闷塞，胁肋胀满，咽中如有物梗塞，吞之不下，咯之不出，苔白腻，脉弦滑。此证后世称之为"梅核气"。治法为行气开郁、化痰散结，方用半夏厚朴汤加减。

若日久痰郁化热，而见烦躁，舌红苔黄者，治法为行气开郁、清化痰热，方用温胆汤加牡丹皮、栀子、黄连、郁金。

3. 心神失养

此证多见于妇人，男子亦间或有之，常因精神刺激而诱发，可反复发作。这类病人，常见精神恍惚，心神不宁，多疑易惊，悲忧善哭，喜怒无常，或时时欠伸，或手舞足蹈，骂詈喊叫等，舌淡，脉弦。此证《金匮要略》称之为"脏躁"。治法为甘润缓急、养心安神，方用甘麦大枣汤加减。

若兼气机郁滞，胸中大气不畅，而兼见喘促气逆者，治法为宽胸理气、养心安神，方用甘麦大枣汤合五磨饮子加减。

4. 心脾两虚

此证多因思虑过度，耗伤心脾，属于景岳"思郁""忧郁"范畴，临床也较为常见。这类病人，常见多思善疑，头晕神疲，心悸胆怯，失眠健忘，纳差，面色不华，舌淡苔薄白，脉细。治法为健脾养心、补益气血，方用归脾汤加减。

若更恼怒，兼见肝郁，胸膈不快，两胁不适，或口干口苦者，治法为健脾养心为主，少佐疏肝泻火，方用归脾汤加牡丹皮、栀子。

若病情迁延，气血日消，饮食日减，肌肉日削者，治法为健脾养

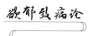

心、大补气血，方用五福饮、七福饮，甚者大补元煎。

5.心肾阴虚

此证多见于久病之后，阴精亏损，阴不涵阳。这类病人，常见情绪不宁，心悸健忘，失眠多梦，五心烦热，盗汗，口咽干燥，舌红少津，脉细数。治法为滋养心肾、养阴安神，方用天王补心丹合六味地黄丸加减。

若心肾阴虚日久，肾水不能上滋于心，心火亢盛，无水以制，心肾不交，则见心烦失眠，多梦遗精者。治法为滋阴安神、交通心肾，方用天王补心丹合交泰丸。

【临床案例23】

胡某，女，29岁，已婚。就诊日期：2019年5月28日。

出生地：辽宁沈阳。居住地：北京。

初次发病节气：清明。当下发病节气：小满。

文化程度：高中。职业：个体网店。

望：体态自然，体形适中，行动自如，神志清楚，表情略显冷酷；肤色稍白，目光略显焦躁，神态疲乏。舌边尖红、苔白腻。

闻：语音略弱，语速稍快。

问：胃痛七八年，加重半个月。

患者平素饮食不规律，心情急躁易怒，稍不顺心则大发雷霆，七八年前于清明时节开始胃痛，伴有胃胀，反酸烧心等，在当地诊所以中医治疗后有所缓解（药物不详）。近年来胃痛反复发作，时发时止。近半个月，因工作劳累、生气胃痛加重。刻下症：胃痛胃胀，反酸烧心，欲呕吐，嗳气，口干口渴口苦，纳差，近几日大便溏薄，平素尚可，自汗出，乏力头晕。既往无其他病史，无烟酒嗜好。

切：脉弦数。

专科检查：胃镜：慢性非萎缩性胃炎伴糜烂。

病证分析：患者主诉为"胃痛七八年，加重半个月"，属于中医

"胃痛"范畴。患者平素饮食不规律，容易损伤脾胃，再加上心情急躁易怒，此是"大怒伤肝"，肝属木，木来克土，则脾胃更伤而见胃痛，反酸烧心等症；脾伤则不运，气滞而湿阻，故胃胀而大便不调，舌苔白腻；脾胃受伤，胃不受纳，气逆而上，故纳差，欲呕吐，嗳气；口干口渴口苦，脉弦数，皆是肝火旺盛的表现。

诊断： 胃痛。

辨证： 郁怒伤肝，湿热中阻。

治法： 清肝泻火，清利湿热。

处方： 温胆汤合小柴胡汤加减。

枳壳10克，竹茹10克，陈皮10克，姜半夏9克，茯苓30克，生甘草6克，柴胡15克，黄芩10克，党参10克，炒栀子10克，草豆蔻6克。7剂，水煎服。

二诊： 诸症减轻，仍有轻微胃痛胃胀，反酸烧心，汗出多，疲乏少气，口渴微苦，急躁易怒，舌边尖红，苔腻微黄，舌体瘦小，脉弦细数。

处方： 化肝煎加减。

青皮10克，陈皮10克，白芍15克，牡丹皮15克，炒栀子10克，泽泻10克，浙贝母10克，茯苓30克，生甘草6克，生黄芪15克。7剂，水煎服。

微信反馈基本好转，不再服药，嘱咐其调畅情志，规律饮食。

按： 本例为常见病胃痛患者，考虑其工作性质为个体网店，工作忙碌，往往没有时间自己做饭，不得不订外卖，长期饮食不规律，极易损伤脾胃，再加上平素性格急躁易怒，但面对顾客不得不笑脸相迎，因而在生活中便更加急躁，稍不顺意，则对亲朋大发雷霆。"大怒伤肝"，木克土，结合舌脉得出上述辨证。《金匮要略》"见肝之病，知肝传脾，当先实脾"，处方用药时，一定要把握好肝与脾的关系。此病例，与《临证指南医案·郁》中一患者类似："某，郁热吞酸。温胆汤加山栀子、牡丹皮、郁金、姜汁、炒黄连。"

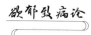

【临床案例 24】

吴某，男，63 岁，已婚。就诊日期：2017 年 12 月 4 日。

出生及居住地：广东广州。

初次发病节气：立秋。当下发病节气：小雪。

职业：经商。

望：体态自然，形体略盛，行动自如，神志清楚，表情略显焦急；肤色稍黑，目光略显焦躁，神态尚可，四肢皮肤有少量轻微出血点。舌略红、苔薄黄腻，舌体胖大有齿痕。

闻：语音略强，语速稍快。

问：入睡困难 2 年，加重 1 个月。

患者常年工作紧张劳累，压力大，平素心情急躁易怒，育有二子，然皆不省心，常与二子争吵，2 年前于立秋时节开始失眠，入睡困难，在当地医院多次治疗，效果皆不明显，严重时不借助安眠药则夜不能寐，严重影响生活，时轻时重。近 1 个月，因工作压力大并与小儿子争吵症状加重，当地治疗无效，特意来北京就诊。刻下症：失眠，入睡困难，工作压力大，焦虑郁怒，胸闷，善太息，饮食尚可，大便不畅，数日一行，不干。既往无其他病史，有烟酒嗜好。

切：脉弦数有力。

病证分析：患者主诉"入睡困难 2 年，加重 1 个月"，属于中医"不寐"范畴。纵观病史，患者发病以及病情加重，都与工作压力大，或者情志不畅有关。患者男性，是私人企业老板，常常有工作上的应酬，故而工作劳累，饮食不节，也正因为工作应酬多，所以对待家中 2 个孩子难免关爱不足。兼之平日雷厉风行已惯，更容易与孩子产生隔阂与矛盾，所以常常情志不畅，肝气郁结，日久则气郁化火。木强又能"乘己所盛"而土虚，故肝郁脾虚为其基本病机。肝火扰神，神志不安则入睡困难。肝脾不调则大便不畅，数日一行。舌略红、苔薄黄腻，舌体胖大有齿痕，脉弦数有力，皆是肝强脾弱的表现。

诊断： 不寐。

辨证： 肝郁脾虚，气郁化火，心神被扰。

治法： 疏肝健脾，泻火安神。

处方： 逍遥散加减。

柴胡 10 克，当归 15 克，白芍 15 克，茯苓 30 克，炒白术 10 克，郁金 10 克，玫瑰花 6 克，盐知母 10 克，盐黄柏 10 克，远志 10 克，石菖蒲 10 克，生龙骨（先煎）30 克，生牡蛎（先煎）30 克，莲子心 6 克，茯神 30 克，党参 15 克，朱砂粉（冲）1.5 克。14 剂，水煎服。

二诊： 服药后改善明显，自行停药数月，现复发。刻下症：入睡困难，纳少，四肢皮肤仍有少量出血点，大便正常，舌边尖略红，苔薄黄，舌体胖大有齿痕，脉弦数。

处方： 上方减去朱砂、当归，加合欢花 6 克、合欢皮 10 克、泽泻 15 克。7 剂，水煎服。嘱咐其调畅情志，规律饮食，有效则继续服用 7 剂，以巩固疗效。

按： 本例为常见病失眠患者，考虑其工作性质为私企老板，工作忙碌，应酬多，往往顾此失彼，没有太多时间来关心家人，与家人关系不和谐，长此以往，表面看着风光无限，实则极易焦虑抑郁。加上患者平素性格急躁易怒，办事雷厉风行，强势已惯，更容易与家人发生冲突。"肝喜条达而恶抑郁"，肝气不疏，日久气郁化火，则变证多端。《黄帝内经》虽有"五郁"之说，但临床上总以七情之郁多见，如思伤脾、怒伤肝之类；病位虽涉及五脏六腑，却以心、脾、肝、胆为多见。其治法，有清泻上焦之火，有宣畅少阳，有泄胆补脾，有开降肺气等。然正如《临证指南医案》所说："隐情曲意不伸，是为心疾，此草木攻病，难以见长"，又说"盖郁症全在病者能移情易性"，斯诚治郁之良言也。

（孙振宇）

三、以情胜情

凡病皆有因，为医者当审证求因，方可处判针药，以救含灵之苦。因者，本义是一张床褥或坐垫，后引申为根据，现常表示缘由、原因。病因，即引起疾病的原因，病因有内外之分，宋·陈言《三因极一病证方论》将病因分为三类：外因、内因、不内外因。"六淫天之常气，冒之则先自经络流入，内合于脏腑，为外所因；七情人之常性，动之则先自脏腑郁先，外形于肢体，为内所因；其如饮食饥饱，叫呼伤气，尽神度量，疲极筋力，阴阳违逆，乃至虎狼毒虫，金疮踒折，疰忤附着，畏压溺等，有悖常理，为不内外因。"

"七情"早见于《礼记》："喜、怒、哀、惧、爱、恶、欲，七者弗学而能。"是人类天生的一种基本心理需求。中医学在此基础上提出了"五志"理论，将人的情绪情感与五脏联系起来。《素问·阴阳应象大论》："心在志为喜，肝在志为怒，脾在志为思，肺在志为忧，肾在志为恐。"情，《说文解字注》："人之阴气有欲者。"董仲舒曰："情者，人之欲也。人欲之谓情。"青心为情，青，生也，象物之生时色也。《洪武正韵》释为"性之动也"。志，《说文解字注》："意也。"志者，心之所之也。"情志"皆表示人的心理状态，历代中医论及病因，皆强调情志致病。病因分内外，亦分为有形与无形，怒、喜、忧、思、悲、恐、惊之七情内伤，皆为无形病因。七情在正常范围内一般不会引发疾病，但若长期或反复出现过度不良情绪，超出了人体所能承受的范围，便会阻碍人体气机的正常运行，影响人体生理功能，从而导致各种疾病。

中国传统文化在其发展过程中，逐渐形成了"天人相应"的思想，产生了古代朴素的唯物论和辩证法：认为世界是在阴阳推动下发展和变化的；认为世界是由金、木、水、火、土5种最基本的物质所构成，这5种物质相互制约、相互生化，处在不断变化中。这种学说对后世有着深远的影响，如古代天文学、音乐、医药学等，尤其是中医学。

在传统文化和哲学基础上形成了中医学的阴阳五行学说，奠定了中医的理论基础。《素问·上古天真论》："上古之人，其知道者，法于阴阳，和于术数。"体现了天人合一的思想。《素问·生气通天论》："夫自古通天者，生之本，本于阴阳。天地之间，六和之内，其气九州、九窍、五脏、十二节，皆通乎于天气。其生五，其气三，数犯此者，则邪气伤人，此寿命之本也。"阐明了人的生命与自然界的变化息息相通，生命的根本在于阴阳；天地之间，四时之内，人的五脏、九窍、十二节都是与自然之气相通；违反了阴阳变化的规律，邪气就会伤害身体。《素问·阴阳应象大论》："天有四时五行，以生长收藏，以生寒暑燥湿风。人有五脏化五气，以生喜怒悲忧恐。故喜怒伤气，寒暑伤形。暴怒伤阴，暴喜伤阳。"进一步阐述天人合一及阴阳五行学说与情志的关系。自然界是一个有机整体，春、夏、秋、冬四季循环往复，木、火、土、金、水五气变化进而形成生、长、化、收、藏，从而产生了寒、暑、燥、湿、风的气候特点。人体是一个有机整体，五行化生五脏，五脏化生五气，从而产生喜、怒、悲、忧、恐5种情志。喜怒过度可以伤气，寒暑可以损伤身体。大怒则伤阴气，大喜则伤阳气。人与自然也是一个有机整体，人与自然相应，自然界阴阳、五行的规律在人体同样有所体现。《素问·阴阳应象大论》："东方生风，在脏为肝，在色为苍，在音为角，在窍为目，在志为怒；南方生热，在脏为心，在色为赤，在音为徵，在窍为舌，在志为喜；中央生湿，在脏为脾，在色为黄，在音为宫，在窍为口，在志为思；西方生燥，在脏为肺，在色为白，在音为商，在窍为鼻，在志为忧；北方生寒，在脏为肾，在色为黑，在音为羽，在窍为耳，在志为恐。"古代先贤将情志与五行对应，亦将万物分属五行，四时、五脏、五志、五音、五色等统一于阴阳五行生克规律之中。

　　心，五行属火，在志为喜，喜伤心。喜者乐也，人高兴心情愉悦，气就和顺畅达，营卫之气通利。但欲望过度，将劳心耗气；若大喜过极，则可能导致心气涣散引发疾病。《素问·灵兰秘典论》："心者，君主之官，神明出焉。"心掌管着人的主观意识，包括欲望、思想、情感、态度、性格及意识等，故心之所伤，则情绪不稳，胡思乱想，性格突变甚则精神恍惚、语无伦次、举止失常，临床可见心烦、多梦、健忘、神昏等。《儒门事亲·九气感疾更相为治衍》："喜气所至，为笑不止，为毛发焦，为内病，为阳气不收，甚则为狂。"高兴过度会大笑不止，扰动心火，阳气溢于血脉之外，心主神明过度亢奋发为癫狂。

肝，五行属木，在志为怒，怒伤肝，欲望不遂，愠怒暴作或久而成郁皆可伤肝。一时愤怒，尚可调节，若愤怒超出限度，则气机上逆，携肝火上炎或使肝阳上亢；肝气不舒，日久可致人体诸气郁结，进而影响他脏。《素问·灵兰秘典论》："肝者，将军之官，谋虑出焉。"肝脏主疏泄，可以调畅气机的升降出入，进而维持脏腑的正常生理功能，人就能维持精神情志活动，表现为心情愉悦，神志清醒，思维敏捷，故有肝主谋略之说。肝主疏泄还表现在促进消化吸收，维持气血运行，调节水液代谢等。《儒门事亲·九气感疾更相为治衍》："怒气所至，为呕血，为飧泄，为煎厥，为薄厥，为阳厥，为胸满胁痛。食则气逆而不下，为喘渴烦心，为消瘅，为肥气，为目暴盲，筋解，发于外为疽痛。"暴怒伤肝，肝气上逆，甚则血苑于上表现为神昏暴厥，吐血，胸胁胀满窜痛，暴盲，肢体麻木，腰膝酸软，泛呕。腹胀，大便溏结不调等。

脾，五行属土，在志为思，思伤脾，欲望无穷，思虑不止，则中焦气机郁遏，脾胃为之伤。脾主运化，统血，升清，输布水谷精微，为气血生化之源，故称后天之本。人们进食后，食物入胃，经过消化吸收，将水谷化为精微物质，由脾脏将其上输于肺，化生为气血以濡养脏腑四肢，因此称其为气血生化之源。《素问·灵兰秘典论》："脾胃者，仓廪之官，五味出焉。"脾脏亦可运化水液，水液经脾运化上输于肺，通过肺运输到各个脏器，并把多余水液下输于肾，经膀胱排出体外。脾在化生气血的同时还要统摄气血在血脉中运行，脾脏功能正常，则气血旺盛，血液行于脉中，而不会溢出血脉；若脾胃虚弱，则气血亏虚，气不摄血，而致出血。思欲过多，伤及脾胃，耗损中气，则脾气郁结，中焦气滞发生疾病，可表现失眠、嗜卧、头昏目眩、神疲乏力、少气懒言、肢体倦怠、不思饮食等症。《儒门事亲·九气感疾更相为治衍》："思气所至，为不眠，为嗜卧，为昏瞀，为中痞，三焦闭塞，为咽嗌不利，为胆瘅呕苦，为筋痿，为白淫，为得后与气快然如衰，为不嗜食。"

肺，五行属金，在志为忧，忧伤肺，欲望不遂，悲忧常作，易耗伤肺气。肺主气司呼吸，通调水道，宣发肃降，朝百脉而助行血。肺脏吸入外界清气，呼出体内浊气。通过不断吐故纳新，调节人体内气的升降出入，维持人体正常功能。肺脏吸入的清气与通过脾胃运化水谷精微产生的水谷精气相结合，由脾的升清功能而上输于肺。肺再将脾所上输的水谷精微布散到全身，外达皮毛，滋养五脏四肢百骸。肺的一吸一呼不仅可以调节气的升降出入，还可以通调水道，将由脾上输肺脏的水液宣发全身各部，或外达皮毛，或将水液肃降于下滋养五脏、下输膀胱排出体外。肺脏调节气机，还可以助气血的运行，故有"相傅"之称。《素问·灵兰秘典论》："肺者，相傅之官，治节出焉。"欲之不达则忧，忧伤太过耗伤肺气，上焦不通，营卫之气不得不散，热气在内不散发为疾病，多见咳喘痰多，四肢无力，腹胀食少便溏等。《儒门事亲·九气感疾更相为治衍》："悲气所至，为阴缩，为筋挛，为肌痹，为脉痿，男为数溲血，女为血崩，为酸鼻辛頞，为目昏，为少气不足以息，为泣则臂麻。"

肾，五行属水，在志为恐，恐伤肾。肾主藏精纳气，主水液，为后天之本。中医认为精是人体内的精微物质，维持人生长发育、生殖繁衍及正常的生理活动。肾脏所藏之精一为秉受于父母，与生俱来的先天之精，故肾为先天之本。《素问·六节藏象论》："肾者，主蛰，封藏之本，精之处也。"肾脏所藏之精二为脾胃化生的水谷精微并灌注于脏腑之精。脏腑之精旺盛，除供给自身生理活动消耗，其剩余精气则储藏于肾。《素问·灵兰秘典论》："肾者，作强之官，伎巧出焉"。另外，肺吸入的清气，若要维持正常运行，还需肾脏的摄纳才能呼吸通畅，气机条达。体内的水液运行亦需肾阳对水液的气化作用来实现。肾脏一方面将水谷精微输布全身以营养脏腑机体，另一方面将各个脏腑所产生的浊液排出体外。恐惧就会使肾气衰退，气陷于下，上焦不通，气郁于下发为疾病。表现为惊恐不安，欲闭户独处，腰膝酸软，形体消瘦，五更泄泻。《儒门事亲·九气感疾更相为治衍》："恐气所至，为破䐃脱肉，为骨酸萎厥，为暴下绿水，为面热肤急，为阴萎，为惧而脱颐。"

总之，情志致病多因欲而不达，而后生郁，郁久生忿或郁久耗伤气血，祸及脏腑发为疾病。治疗上可处以针药，但针对典型情志致病的患者，运用情志相胜理论治疗，其效果可能比药物更好。清代小说《儒林外史》中穷秀才范进屡考不中，遭亲朋邻居嘲笑，50多岁终于中得举人，大喜过望而精神错乱疯了起来，被其岳丈胡屠户一巴掌打醒，恢复正常。这蕴含了"喜伤心"情志致病的道理，也体现了"恐胜喜"的情志相胜关系。《儒门事亲·九气感疾更相为治衍》："凡此九者，《内经》有治法，但以五行相胜之理治之。"情志相胜理论来源于中国古代哲学五行学说。"五"即木、火、土、金、水五种基本物质，自然界即是由这五种物质所构成。《尚书·洪范》："五行，一曰水，二曰火，三曰木，四曰金，五曰土。""行"即运行变化，5种物质并不是孤立的、静止的，而是相互联系，并在不断的相生、相克变化中维持动态平衡，体现了辩证的哲学思想。五行相生，是指五行间具有滋生、养育及相互助长、促进的作用。木生火，火生土，土生金，金生水，水生木。自然界事物依次滋生，循环往复。五行相克，是指五行间具有相互制约、抑制的作用。木克土，土克水，水克火，火克金，金克木。每一行都有"我克"和"克我"两个方面的关系。五行生克规律异常，则产生相乘相侮。相乘意为相克太过，超过正常制约程度，使事物失去了协调关系。相侮意为欺侮，持己之强，侮彼之弱，又叫反克，即我克者不受制约或乘我衰弱反克我。祖国医学将五行学说运用到中医理论之中，根据五行的属性将五脏归属五行。肝属木，心属火，脾属土，肺属金，肾属水。五脏化生五志，为情志产生的物质基础，故情志间也存在着五行相生相克的运行规律，特别是运用相胜（相克）理论来治疗情志内伤疾病会收到意想不到的疗效。但情志相胜理论也不是机械套用五行生克规律，情志相胜也有其特定规律。

《素问·阴阳应象大论》："怒伤肝，悲胜怒；喜伤心，恐胜喜；思伤脾，怒胜思；忧伤肺，喜胜忧；恐伤肾，思胜恐。"王冰结合《素问·宣明五气》为情志相胜理论从脏腑功能角度做了注释："悲则肺金并于肝木，故胜怒也""精气并于肺则悲""恐则肾水并于心火，故胜喜也""精气并于肾则恐""怒则不思，胜可知也""喜则心火并于肺金，故胜忧也""精气并于心则喜""思深虑远，则事见源，故胜恐也"。

张从正发展了《黄帝内经》中情志相胜理论，将其运用于情志疾病的实际临床治疗中。《儒门事亲·九气感疾更相为治衍》："悲可以治怒，以怆恻苦楚之言感之；喜可以治悲，以谑浪亵狎之言娱之；恐可以治喜，以恐惧死亡之言怖之；怒可以治思，以侮辱欺罔之言触之；思可以治恐，以虑彼志之言夺之。"即用凄惨、痛苦的话语或故事让别人感到悲伤，以悲伤的情绪来治疗因愤怒而导致的疾病；欢乐、滑稽的言语让病人开心起来，可以治疗悲伤导致的疾病；用一些恐怖的故事让病人感到恐惧、害怕，可以治疗因大喜过望而致病之人；用粗鲁欺侮的语言激怒病人，让病人因思虑过重引起的气结得以宣通；让病人深思以减缓恐惧的情绪。

张子和在书中不仅阐述了情志相胜理论，还记载了大量临床医案，使后世医家受益匪浅。"一富家妇人，伤思虑过甚，二年不寐，无药可疗。其夫求戴人治之，戴人曰：两手脉俱缓，此脾受之也，脾主思故也。乃与其夫以怒而激之，多取其财，饮酒数日，不处一法而去，其人大怒汗出，是夜困眠，如此者八、九日不寤，自是而进食，脉得其平。"古时富家妇女，衣食无忧，又不外出工作赋闲在家，便会胡思乱想，思虑过度则脾气郁结；脾失健运，水谷不化，而食少纳呆，不思饮食；饮食不能转化为水谷精微，气血亏虚，心失所养，心血亏虚，故出现多年失眠病证，无药可治。患者双手脉象都是缓脉，见其脾胃虚弱，是因思虑伤脾，于是与妇人丈夫一起激怒妇人，妇人果然大怒汗出，当天晚上就能睡眠，多日不醒，醒后主动进食，复诊其脉已现平脉。这则医案体现了"怒胜思"的情志相胜理念。肝主疏泄，维持机体气机畅达，脾胃的升降有常除了依靠自身功能的正常运行，还有赖于肝的疏泄。该妇人思虑过度，先伤及脾胃，致使脾失健运，中焦气机郁结，气血生化不足而发病。脾虚日久，则使肝气郁结不疏，根源在于思虑。张子和激怒病人，以怒胜思，使其肝气得以升发，气机条达，则脾胃气机郁遏得以开宣，进而使中焦气机通利，脾胃升降如常，气血生化得复，心有所养，病得以愈。

《儒门事亲》一则医案："项关令之妻，病怒不欲食，常好叫呼怒骂，欲杀左右，恶语不辍，众医皆处药，几半载尚尔。其夫命戴人视之，戴人曰：此难以药治，乃使二娟各涂丹粉，作伶人状，其妇大笑。次日又令作角觚，又大笑，其旁常以两个能食之妇，夸其食美，其妇亦索其食，而为一尝之。不数日怒减食增，不药而瘥。"项关令（古代官职，守边关，稽查过往行人）的妻子因怒致病，怒则伤肝，肝失藏血之功，神志无所依，故经常呼叫怒骂，口出秽语；肝失疏泄气机郁结，横犯脾土，脾失健运，水谷不化而无食欲。多方就医吃药近半年无效。关令请张子和看病，说："此病难以用药物治疗。"于是让人逗其开心大笑，喜则心情舒畅气血平和，肝气得疏，气机通达，脾脏升降及健运功能恢复，又使人在其旁大吃大喝，大赞饮食美味，使妇人食欲大增。心情舒畅肝脏疏泄藏血之功亦随之恢复，心有所养，心神安定，愤怒情绪逐渐减少，饮食逐渐增加，没有服药，几日痊愈。

情志变化首先影响心脏功能，然后影响其他脏腑。《灵枢·口问》："心者，五脏六腑之主也……故悲哀愁忧则心动，心动则五脏六腑皆摇。"《儒门事亲》记载："息城司侯，闻父死于贼，乃大悲哭之，罢，便觉心痛，日增不已，月余成块状，若覆杯，大痛不住。药皆无功，议用燔针灸艾，病人恶之，乃求于戴人。戴人至，适巫者在其旁，乃学巫者，杂以狂言，以谑病者，至是大笑不忍，回面向壁。一二日，心下结块皆散。戴人曰：《内经》言忧则气结，喜则百脉舒和，又云喜胜悲。"古代一掌管时令的官员，因其父亲死于盗贼抢劫，悲伤痛哭后即觉心痛，逐渐加重，月余形成心下包块，大痛不止且用药无效。悲和忧归属肺经，肺朝百脉主一身之气，调节全身的气机，辅助心主血脉之功。悲则气消，忧则气结，悲伤过度耗损肺气，气虚无力而致气机阻滞，影响心主血脉，心脉瘀阻不通，则出现心痛。气行则血行，气滞则血行不畅，甚至形成瘀血。瘀血阻滞心脉，则加重心痛，且痛有定处，长期瘀血甚至可形成肿块。血瘀又可加重气滞，形成恶性循环。悲忧可致气机郁结，喜可使百脉通畅气血平和。再者喜归属心脏，五行属火，悲归属肺脏，五行属金，火克金，故在情志上喜胜悲。张从正见到病人时，适逢一个巫医在给病人治病，于是便学着巫医的样子，说些不着边际的话戏弄病人，患者大笑不止，全身气机通畅，气行则血行，可化解经脉中瘀血，故肿块一两日便消。

情志相胜理论除了遵循五行相生相克、气血脏腑运行的规律外，情志本身也可能有防治作用。《内经·至真要大论》："逸者行之，惊者平之。"指因惊吓造成的惊悸不安病证，让其习以为常便可使其安静。金元名家张从正不仅善用汗、吐、下三法，还善于运用情志相胜理论治疗情志疾病。在其著作《儒门事亲》有一则医案便是对"惊者平之"的完美阐释。《儒门事亲·内伤形》："卫德新之妻，旅中宿于楼上，夜值盗劫人烧舍，惊堕床下，自后每闻有响，则惊倒不知人。家人辈蹑足而行，莫敢冒触有声，岁余不痊。诸医作心病治之，人参、珍珠及定志丸皆无效。戴人见而断之曰：惊者为阳，从外入也，恐者为阴，从内出。惊者为自不知也，恐者自知也。足少阳胆经属肝木。胆者，敢也。惊怕则胆伤矣。乃命二侍女执其两手，按高椅之上，当面前置一小几，戴人曰：娘子当视之。一木击之，其妇大惊，戴人曰：我以木击之，何以惊乎？司少定击之，惊也缓。又斯须连击三五次，又以杖击门，又暗遣人画背后之窗。徐徐惊定而笑曰：是何治法？戴人曰：《内经》云惊者平之。"卫德新的妻子，旅行途中宿于楼上，夜遇强盗抢劫放火，吓得从床上掉到地上，从此每当听到响动，便受惊到不省人事。家里人蹑足而行不敢发出声响，许多大夫用药治疗无效，一年多不能痊愈。惊属阳，为外来突发状况，人不知道也不可预测。卫德新的妻子在睡梦中被突发事件惊醒而堕床，惊则气乱，气逆上冲，血随气升，闭塞清窍，发生晕厥倒地。惊伤胆腑。胆属足少阳胆经，与肝互为表里，主决断、果敢、勇气。《素问·灵兰秘典论》："胆者，中正之官，决断出焉。"患者是夜间突然受到盗抢之声惊吓，继而对所有声音产生恐惧。恐为阴，发自内心的一种情感，由于因惊而恐，从此害怕听闻声响。张子和在了解发病情况后，让两名侍女将卫德新妻子按在一张高椅上，面前放一张小木桌，当面用一根木棒敲击木桌。妇人大惊，张从正问她我用木棒敲桌子有什么好怕的？待其稍稍平定后，再敲击桌子，惊恐的感觉便减弱了。然后又连续敲击木桌，用木棒敲门，暗中让人在妇人身后敲窗户。妇人慢慢安定下来，不再害怕声响，还笑着问：这是什么治疗方法。

此案例应用了《黄帝内经》"惊者平之"的治疗方法。连续敲击木桌、木门和窗户，使其对此习以为常，并辅以语言疏导，逐渐恢复其对声音的判断能力，使"胆主决断"之功得以恢复。张子和这套治疗方案与现代心理学上的行为疗法有异曲同工之妙。心理学中焦虑症是一种持久性焦虑、恐惧、不安情绪和自主神经活动障碍的脑机能失调并伴有运动性不安和躯体不适感。行为上出现坐卧不安、抑制、回避等。妇人所患的疾病诸症与心理疾病中的焦虑症极为相似。对这种焦虑、恐惧的不良情绪，心理学多采用行为治疗中的系统脱敏疗法，又称对抗条件疗法，即让病人在放松的条件下，按照轻重强度顺序诱发患者，让其逐步习惯这种刺激，消除敏感状态。卫德新妻子夜间意外受到惊吓，从而对声响产生了恐惧，只要听闻响声便会晕厥倒地，在声响和晕厥之间形成了一种条件反射。张子和通过敲击木桌、门窗让患者逐步习惯这种声响刺激，并辅以语言上的安慰，从而打断原有的条件反射，建立起对声响应有的、良性的反应，起到了药物难以做到的神奇效果，在治疗情志疾病上留下了精彩的一笔。

在讨论情志致病的同时，不能忽略未病先防的原则。外感六淫和意外损伤致病存在个人不可控制的因素，情志疾病则由内而生，未病先防比治疗已病更为重要。欲望是动物天生的希望达到生存目的的基本需求，是一切动物生存必不可少的条件。人类与动物的不同在于人类在满足基本生存需求后会有个人需求，恰当的顺应规律的需求是社会发展、科技进步的源泉。但个人的欲望一旦过度，便会造成机体气血功能紊乱，脏腑功能损伤而发为疾病。当下社会经济高速发展，物质极大丰富，个人拥有财富差距逐渐拉大，一些人没能及时调整好心态，过度讲究饮食、过度追求衣着、过度追求宽大住房、过度追求奢华座驾、过度追求更多的金钱、过度追求性欲等，以致心理焦虑、心态失衡、生活无常。人一旦患病，已对身体造成损害，再去治疗已经晚矣，故历代中医皆强调未病先防的理念。《素问·四气调神大论》："是故圣人不治已病治未病，不治已乱治未乱，此之谓也。夫病已成而后药之，乱已成而后治之，譬犹渴而穿井，斗而铸锥，不亦晚乎？"《丹溪心法》："尝谓备土以防水也，苟不以闭塞其涓涓之流，则滔天之势不可遏；备水以防火也，若不以扑灭其荧荧之火，则燎原之焰不能止。"与其得病再治不如未病先防。

情志致病因欲而得，调节情志亦要从其根源预防，要清心寡欲，看淡名利，恬淡平和，保持适度切合实际的欲望，没有贪欲妄想，开朗乐观，心情舒畅，精神愉快则人体气机舒畅，气血平和，正气旺盛，"正气存内，邪不可干"。现代医学也认为长期抑郁、焦虑状态使人的精神和身体消耗很大，大脑的意识活动相应减弱，机体免疫功能下降，人处于亚健康状态，疲惫不堪，各类疾病便会乘虚而入。因此给自己制定适度的希望，保持安定的心境，适当参与劳动，吃什么都觉得甘美，穿什么都觉得舒服，不羡慕地位的高低，不过度追求酒色，清静安闲，无欲无求，使真气深藏，精神内守，御邪于外，病安从来？

（魏国威）

四、针灸解郁

针灸是中华文化的优秀组成部分，是中医学的一颗璀璨明珠。针灸学理论建立在中华文化基础上，将阴阳、五行、脏腑、经络、腧穴等相关理论融为一体，具有简、易、便、效、廉等优点，适应范围广，不良反应小，安全性高，可推广性强，是一种经济实用的治疗手段，尤其对气的运行具有很好的调节作用，这主要与针灸本身的作用原理有关。针灸治疗不似药物，未有药物进入人体而疾病却得以调治，何也？人身诸病，多生于郁，气顺则郁解，这正是针灸疗疾的精髓。古代先贤早有明言："用针之类，在于调气。"针灸治病的道理，在于使紊乱的气机得到调节，郁滞得以疏通。

虽然针灸可以调气解郁，但临床中仍有不效之时，这是为什么呢？《灵枢·九针十二原》记载："刺之要，气至而有效。"强调针刺疗疾之取效关键在于"气至"，气至是指针刺入腧穴后的特殊感觉和反应，又称"得气"，历代医家都极其强调针刺得气的重要性。《针灸大成》："用针之法，候气为先……只以得气为度，如此而终不至者，不治也。"其将能否"气至"作为可治与不可治的判别因素。可见"气至"在针灸中的重要地位。

气是人体最基本的物质，人体各脏腑组织功能的发挥都赖于气的运行，气的运行紊乱及虚实变化是疾病发生的本源。张景岳注《素问·汤液醪醴论》"形弊血尽而功不立者……神不使也"一节时说："治病之道，攻邪在乎针药，行药在乎神气……若以药剂治其内，而脏气不应，针艾治其外，而经气不应，此其神气已去，而无可使矣，虽竭力治之，终成虚废已尔。"疾病终致无治的根本原因是神机化灭，生气断绝，而其突出表现则是气的感应消失，进而整个调节能力的缺如。气的可调与不可调，是判断针灸治疗疾病适应证与禁忌证的依据。

《素问·至真要大论》中"气可令调""疏气令调""以所利而行之，调其气使其平也"反映了《黄帝内经》对气调节作用的认识。人体经气随时间变化而流注于周身，无处不在，而易于调节，此为针刺解郁效速之关键。

（一）审气辨郁

气之功能体现于人体生理病理改变，临证中辨证论治应关注气的变化，因时、因地、因人制宜，审气辨郁。《灵枢·百病始生》："先知日之寒温，月之虚盛，以候气之浮沉，而调之于身，观其立有验也。"指出掌握了自然界对经气运行的影响，候之而调，行针就可立见功效。盖"毋逆天时，是谓至治"。针刺的深浅与先后，要根据病人体质、时令气候、发病先后、针刺部位等具体情况来灵活运用。《灵枢·卫气失常》"随变而调气"是从针灸辨证论治过程中抽象出来的治疗总则。《素问·针解》注解之为："补泻之时者，与气开阖相合也。"临证时当明辨气机病理变化，治疗时把握时机补虚泻实以调气解郁。

《灵枢·官能》指出"审于调气"，点明针刺以调气为要义，并根据得气情况判断疗效的好坏。正如《灵枢·终始》述："凡刺之法，必察其形气……散气可收，聚气可布。深居静处，占神往来，闭户塞牖，魂魄不散，专意一神，精气之分，毋闻人声，以收其精，必一其神，令志在针……气至乃休。"针刺治疗前须诊明患者形体强弱和元气盛衰，通过针刺调气，收敛耗散之真气，散去积聚之邪气。施针时，医者应似深居幽静一般，静察病人精神活动，心神贯注，以使精神内守，专一地进行针刺，以得气为度。所得之气谓何？《灵枢·终始》云："邪气来也紧而急，谷气来也徐而和。"医者可根据针下感觉判断人体邪正盛衰状况。邪实盛者，针下紧急；针下徐徐而和者，为经气来复。针刺时医生须首先掌握患者经气的运行规律，然后根据脉象与证候制定

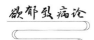

虚补实泄之治法，通过扶助正气，祛除邪气而解脏腑经络之郁，通过针下得气，以达到患者气血阴阳的调和。

（二）调气解郁

气是一种充塞人体的运动不息的极细微物质，无所不在，运动变化微妙至极。正如经络之气，虽不目见，但医者可在针下体会，病家能从"得气"中获得感知。窦汉卿《针经指南·标幽赋》对此有精辟论述："气之至也，如鱼吞钩饵之沉浮；气未至也，如闲处幽堂之深邃。"针刺得气时，病家在针刺部有酸麻重胀之感，有时还出现不同程度的感传现象。医者持针的手感觉到针下有沉重紧涩之象，犹如鱼吞钩饵游线浮沉。针刺未得气时，病家无特殊感觉，医者感到针下空虚无物，如同闲处幽深的厅堂一般。这是对无形之气直接而宏观的感知。由此可见，气虽无形，却真实地存在于机体内部，可以被感知。《灵枢·营卫生会》指出："人受气于谷，谷入于胃，以传于肺，五脏六腑，皆以受气。"食物能被人体吸收、利用，还必须通过腐熟、消化，转变成另一种物质，这样一种介于食物和脏腑功能活动之间的中间物质就是气，习惯上把它称作"水谷精气"。《灵枢·终始》："故一刺则阳邪出，再刺则阴邪出，三刺则谷气至。谷气至而止。"针刺得气是针刺取效的基础，"纳谷则昌，绝谷则亡"，针刺所得之气为谷气，亦属精微物质。《标幽赋》："气速至而速效，气迟至而不治"，指针刺调气解郁疏通经络，加快经络之气的运行，使之速达病所，促进经络之气对机体的调节，调动人体自身正气以对抗邪气，驱邪外出，此为针灸调气产生疗效的机理。明代医家杨继洲在注《灵枢·九针十二原》"刺之要，气至而有效"一句时解释："有病道远者，必先使气直到病所。"针灸临床中，通过诊察经络腧穴之气辨证并判断气的可调与否，针刺得气后调气以扶正祛邪，补虚泻实，并通过一定的辅助手法导气，使气到达病变部位，方能取得疗效。

气作为客观物质，基本可以分为自然之气和人体之气两大类。自然之气又可分为正气和邪气两大类。人体内部原有的气称为"真气"。《灵枢·刺节真邪》云："黄帝曰：余闻气者，有真气，有正气，有邪气。何谓真气。岐伯曰：真气者，所受于天，与谷气并而充身也。正气者，正风也，从一方来，非实风也，又非虚风也。邪气者，虚风之贼伤人也，其中人也深，不能自去。"指出正气和邪气都是自然界存在的气，只不过"邪气"是能够伤害人体的自然之气，它侵入人体后伤害的部位较深，一般不能自行祛除。

邪气入侵人体往往是在四时之气与人体感应之时。《素问·四时刺逆从论》载："是故邪气者，常随四时之气血而入客也，至其变化不可为度，然必从其经气，辟除其邪，除其邪则乱气不生。"邪气随四时之气而入侵，虽变化无穷，但仍然不能逃脱其经气所在部位。针刺腧穴依照其部位治疗，即可祛除邪气，调整正气。

《灵枢·终始》："凡刺之道，气调而止"。针灸调气，可以分为正气与邪气两端，针刺既可扶助正气，或者梳理正气的运行，调节逆乱的正气重归于秩序，又可疏泄邪气，邪气去则正气安。通过《灵枢·终始》"邪气来也紧而疾，谷气来也徐而和"的甄别，达到"已补而实，已泻而虚"。临床中，医生通过补泻调气治疗虚实病证时，应求得谷气至于针下"徐而和"的气调状态。

1. 解腧穴之郁

《灵枢·九针十二原》言"所言节者，神气之所游行出入也"，人体之气在经络中运行，通过腧穴输注于体表。营行脉中，卫行脉外，营卫之气并经脉而行，脉气输注于体表而为腧穴。腧穴作为自然界与人体之气相互感应的门户，具有以下功能和用途。首先，腧穴可以反映人体内在的病理变化，如《灵枢·九针十二原》云："五脏有疾也，应出十二原，十二原各有所出，明知其原，睹其应，而知五脏之害矣。"原穴是脏腑原气输注、经过和留止于十二经脉四肢部的腧穴，通过原穴可以诊察五脏疾病。其次，腧穴又可以作为施治点，即针刺治疗的部位。《素问·气穴论》云"气穴之处，游针之居"，通过针刺腧穴，可以达到疏通经络气机，调和阴阳，扶正祛邪的目的。

《灵枢·邪气藏府病形》所谓"刺此者，必中气穴，无中肉节"，腧穴的形体结构不是关键，核心是气及其变化。《席弘赋》有"凡欲行针须审穴"，无论是反映疾病还是治疗疾病，都是通过调节腧穴之气来实现的。

临床上调腧穴之气均能治疗该穴所在部位病证，解局部之郁。比如《灵枢·经筋》中提出的"以痛为腧"和《灵枢·周痹》中提出的"必刺其处"。《灵枢·厥病》载："头痛……有所击堕，恶血在于内，若肉伤，痛未已，可则刺，不可远取也……耳聋无闻，取耳中。耳鸣取耳前动脉。"说明腧穴能治疗邻近器官的病证。临床中辨明气郁于何处，针刺局部阿是穴调气而解郁属此法。

此部分所述内容以解局部腧穴之郁的作用最为突出，并不代表其不具有解经络之郁和解脏腑之郁的作用。解腧穴之郁是解经络之郁和脏腑之郁的基础和手段。

2. 解经络之郁

《素问·八正神明论》记载："是故天温日明，则人血淖液，而卫气浮，故血易泻，气易行；天寒日阴，则人血凝泣，而卫气沉。月始生，则血气始精，卫气始行；月郭满，则血气实，肌肉坚；月郭空，则肌肉减，经络虚，卫气去，形独居。"天人相应，"人与天地相参也"（《灵枢·岁露》），四季气候影响人体气的浮沉，从而改变人体生理状态。即"春气在经脉，夏气在孙络，长夏气在肌肉，秋气在皮肤，冬气在骨髓中"。气随四时气候的变化而相应变化，分布到经脉的部分称为"经气"，分布到络脉的部分称为"络气"，二者合称"经络之气"，又称为"脉气"。《灵枢·本藏》："经脉者，所以行血气而营阴阳，濡筋骨，利关节者也。"经络具有统摄血液不致妄行，输送血气到达全身，以起到营养全身、沟通表里内外的作用。

临床中循经选穴发挥远治作用，属于调经络之气的范畴，解所在经络之郁。十四经穴大都具此功能，特别是十二经脉在四肢肘膝关节以下的腧穴，不仅能治疗局部病证，而且能解经络之气郁，治疗本经循行所涉及的远部病证，符合"经脉所过，主治所及"的原理。比如《灵枢·邪气藏府病形》"荥输治外经"，五输穴中荥穴和输穴经常用来治疗其所在经脉经过之处的疾病；水沟穴治疗督脉所过之处的急性腰扭伤；"一络通二经"，络穴除治疗络脉分布之处的疾病还可以解与之相表里经络之郁等。

3. 解脏腑之郁

《灵枢·海论》："夫十二经脉者，内属于腑脏，外络于肢节。"解经络之郁不仅可以治疗经络循行部位的疾病，还可以"和调五脏，洒陈六腑，贯五脏络六腑"，达到解脏腑之郁的目的。脏腑辨证是临床各科诊断的基础，是辨证体系中重要的组成部分。针灸临床中常根据脏腑辨证的结果辨证选穴，通过调腧穴之气解脏腑之郁。如《灵枢·邪气藏府病形》"合治内府"，手足六阳经的经脉之气从六腑的下合穴处别入于内而分属于六腑，所以六腑本身的疾患，可以通过下合穴调之。《难经·六十六难》云："五脏六腑有病者，皆取其原也。"原穴是脏腑之气经过和留止的部位，所以通过原穴可以解脏腑之郁。《素问·咳论》"治脏治其俞"是因为"十二俞皆通于脏气"（《类经》）。背俞穴是脏腑之气输注于腰背部的腧穴，而募穴是脏腑之气结于胸腹部的腧穴，因此俞穴、募穴可以调脏腑之气而解其郁。

此外，临床中还有通过调腧穴之气解邻近脏腑之郁，从而治疗邻近脏腑病证。如取肺俞、风门、天突、膻中等穴治疗肺部疾患；取中脘、天枢、胃俞、大肠俞等穴治疗胃肠疾患等。

气是组成人体的最基本物质，"气聚则形成，气散则形亡"。组成人体的"气"既包括脏、腑、皮肉脉筋骨等宏观结构，又包括气血津液等"精微物质"。人体各脏腑组织功能的发挥都有赖于气的正常运行，气郁是疾病发生的重要因素。针灸临床中应结合整体观念及辨证论治原则，以调气解郁为向导，执邪正之准绳，施以补泻手法，以期立竿见影，针到病除。

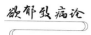

（三）不同类型郁证选穴特点

气郁是气的升降出入失常引起的病理变化，指某些脏腑、经络或局部气机郁滞的病理状态。常常由情志内郁，或痰湿、食积、瘀血等阻滞，或外伤、用力努伤、跌仆闪挫所致气机阻滞不畅，五脏郁结失司，从而临床表现出一系列躯体精神症候群。《丹溪心法·六郁》提到"气血冲和，百病不生。一有怫郁，诸病生焉。"临床中患者症状纷繁复杂，变化多端，当以五脏为中心，注重从气郁分析，针刺调气，调和五脏气机治疗。五脏之郁特征及选穴总结于表3：

表3 五脏之郁特征及选穴

郁在五脏	病机	症状	选穴
气郁在肝	肝气郁滞	轻者闷气频发；甚则身体懈怠，不耐劳作	太冲、肩井、支沟等
气郁在心	心气抑郁	轻者郁闷、压抑；甚则神疲乏力，烦躁难眠	神门、内关、膻中等
气郁在脾	脾失运化	轻者饮食不化，懈惰乏力；甚则思绪繁多，眠浅多梦	三阴交、足三里、天枢等
气郁在肺	肺气不宣	轻者咳嗽胸闷；甚则悲伤	太渊、合谷、肺俞等
气郁在肾	肾失温化	轻者腰膝酸软，四肢笨拙；甚则易惊易恐，健忘呆痴	太溪、肓俞、命门等

神与形实为生命的两个基本点，相互依存又相互影响。神与形之间的纽带是气。广义之气包括气和血。凡是能引起气血变化的都可以影响形和神。影响到神，则为神病，表现为五志七情的异常，再发展就会出现形体的症状；影响到形，则为形病，久之亦会造成形神共患。七情太过，直接损伤五脏；五脏被伤，更加导致情志异常。此为郁证难解之因。针灸调气，以五脏为中心，与五体、五官、五志、七情、十二经脉一一对应，解郁结之气机，使神和形通过气血相互作用达到平衡，形神合一，则将偏颇之人调治为平人。因此，在临床中针灸具

有形神同调的疗效。

【临床案例 25】

毛某，女，56 岁，退休。就诊日期：2019 年 6 月 19 日。

出生及居住地：北京。

初次发病节气：大寒。当下发病节气：芒种。

文化程度：大学。曾经职业：会计。

望： 体态偏瘦，动作自如，神志清楚；炎炎夏日，衣着严实，长袖衣裤，帽子头套，穿戴严实，空调吹风，避之若虎；面色黯，微青，表情痛苦，眉头紧皱，神态紧张，周身疲乏。舌质暗红、苔薄黄腻，舌下络脉瘀紫。

闻： 语声如常，语速稍快，频频太息。

问： 周身冷痛 10 余年，加重 1 年。

患者 10 年前于大寒节气极冷之时前往三亚度假后回北京发病，主要表现为周身疼痛，畏寒发热，无汗，就诊于某西医院，未予明确诊断及系统治疗，自觉症状逐渐加重，畏寒甚，不能接触常温水及金属制品，严重影响正常生活。10 余年来于各地中医院求医，接受中药、针灸、推拿等治疗效果不明显。6 年前开始修行，信仰佛教，自觉身体状态逐渐改善，疼痛改善明显，仍有轻度怕冷。1 年前滑雪途中与人吵架，症状再次加重。刻下症：周身关节、肌肉冷痛，以双侧颈后、肩周、头部颞侧为主，畏寒明显，受凉后疼痛加重，严重影响睡眠。无关节红肿变形，无四肢放射性麻木疼痛。易疲劳，情绪易波动，口干苦，纳眠可，大便黏，每天 1 次，小便正常。既往 46 岁绝经，子宫肌瘤、乳腺增生、胆囊炎等病史。

切： 双侧颈后、肩周、头部颞侧触之皮温不低，压痛明显，拒按。双侧脉弦滑，右脉沉而有力。

病证分析： 此例患者以周身冷痛为主诉，属中医痹证范畴。纵观病史，患者病程 10 余年，周身疼痛加重与情志、气候因素密切相关。《素问·生气通天论》云："阳气者，卫外而为固也。"人体阳气如自然界之太阳，阳气运行在外，对整个机体起着护卫作用。若阳气虚弱，或阳气闭阻于内，不得外达，则阳气"失其所"，不能卫外，机体失于温煦，故见身痛遇寒加重，不耐风寒。《灵枢·五色》云"沉浊为内""青黑为痛"，此患者面色晦黯，色微青，可见其病证在里。切诊见其疼痛部位皮温正常，拒按，脉弦滑，与阳虚寒凝之冷痛而喜温喜按不同。再者阳虚当见脉微、沉等不足之象。患者病情变化与情绪、气候有密切联系。综合来看，当属于气机郁阻，阳气不得外达，机体失于温煦，情志抑郁，所思不遂，气机郁阻，故每遇情志变动时诸症加剧。寒为阴邪，收引凝滞，"寒则气收"，感寒则气机内收，阳气郁阻更甚，复加寒邪在外，故身痛大作。看似阳虚寒凝，实则为气机郁阻，阳气不得外达。

诊断：痹证。

辨证：气机郁阻，阳气不达。

治法：理气解郁，通阳。

针灸处方：以足厥阴肝经、足少阳胆经、手少阴心经、督脉、任脉腧穴为主。

选穴：太冲、合谷、肩井、风池、百会、印堂、承浆。针刺诸穴得气后平补平泻，以气调为度，留针20分钟。

方解：《标幽赋》曰："寒热痹痛，开四关而已之……寒者，身作颤而发寒也……四关者……出于四关，太冲、合谷是也。"太冲、合谷二穴合称为"四关"穴。《说文解字》云："关，以木横持门户也。"本义为门门的横木，引申为事物之枢纽或重要的转折点。正如《灵枢·九针十二原》云："五脏有六腑，六腑有十二原，十二原出于四关。四关治五脏，五脏有疾当取十二原。"四关穴即是人体气血运行的重要枢组，也是调气解五脏之郁的关键部位。其中太冲不仅为足厥阴肝经之输穴，主治体重节痛，还是足厥阴肝经之原穴，为肝之原气经过留止之处。肝藏血而主疏泄，调畅一身之气机。近代医家张锡纯认为肝是

"气化发生之始"，故太冲调和肝血、疏肝理气之功较强。合谷为手阳明大肠经原穴，阳明为多气多血之经，故合谷可调理气血，激发经气。两穴合用，合谷调气中之血，太冲理血中之气，促使气血运行顺畅调和，共奏启闭解郁，行气止痛之功。两穴相配，一脏一腑，一气一血，一升一降，调和气血，相得益彰。肩井穴为手少阳、足少阳、足阳明、阳维多条阳脉之交会穴，行气通阳效佳。《针灸甲乙经》云："肩背髀痛，臂不举，寒热凄索，肩井主之。"《灵枢·海论》："脑为髓之海，其输上在于其盖（百会穴），下在风府。"百会为督脉腧穴，督脉入络脑，脑为元神之府，刺之以升清安神。此处以风池透风府穴，风池为胆经穴位，为手足少阳、阳维和阳跷脉之会穴，有养神柔筋、健脑宁神之效，配伍肩井增强祛风散寒之作用；配伍百会共奏通督健脑、调神益髓之效。百会升清，印堂降浊，通调人体气机，使机体归于平和。二者同属督脉，督脉起于胞中，贯脊入脑，故刺之可直通元神之腑，以达醒神开窍，复神导气之功。任脉为阴脉之海，承浆穴为任脉最高点，从阴引阳，醒神开窍。诸穴配伍理气解郁、调畅经络、调整气血，调和阴阳。

　　针刺诸穴得气后平补平泻，以气调为度，留针20分钟。针刺太冲后患者诉周身紧绷状态自左胁下开始舒展松快。

　　二诊：患者诉畏寒次数减少，持续时间缩短，疼痛消失，口干口苦减轻。针刺治疗如前法，取穴及操作同前。

　　三诊：患者冷痛未再发作，口干口苦、情绪波动大等症状随之消失，睡眠改善。舌质变淡，舌苔转薄，右脉沉象不明显，左脉稍弦。舌脉及症状提示：气郁阳闭诸症明显改善，治疗仍以行气通阳为主，去肩井以防疏利太过，加三阴交以补脾助运，扶正固本，有"见肝之病，知肝传脾，当先实脾"之意，防肝郁乘克脾土。余穴同前，留针20分钟。

　　2日后患者来诊，诉冷痛已消失，诸症明显缓解，情绪稳定，体力充沛，夜寐安宁。再予前法巩固治疗1次而收功。

按：患者初发病时有明显诱因，即因寒热交替所诱发。隆冬时节，北方寒冷极甚，而海南常年温度较高，患者在短时间内寒热数易，难免出现不能适应气候变化、寒邪外袭而出现周身疼痛。恶寒发热之表寒证，与《伤寒论》所述"太阳病，头痛发热，身疼腰痛，肢节疼痛，恶风，无汗而喘"相似。此证初起以辛温之剂散之即可，如麻黄汤类可用也。然患者失治，病情迁延，遂致周身疼痛加重，出现畏寒，不能接触常温水及金属制品，严重影响正常生活。此时患者表现颇似阳虚寒凝之证，然10余年屡次更医服药，效微，可见其病机并非简单判断为阳虚寒凝。后患者开始"修行，信仰佛教"，而身痛症状竟然渐轻，又因与人争吵而身痛复发加重，平素情绪易波动。可见患者病情与情志有密切关联，念经诵佛可消解杂念，使人心情安宁，"喜则气和志达"，气机得以调畅，故而身痛减轻。在一定程度上，诵经也能将患者的注意力从对身痛的忧虑中转移出来。因此当患者内心安宁，不再专注于自身的不适时，身痛自然就减轻了。《黄帝内经》言"喜怒伤气"，此后患者因争吵，情绪波动而诸症加剧，情绪变动导致机体气机郁阻加重，阳气郁闭更甚，不能卫外，更容易被寒邪侵袭，所以身痛大作，此即《黄帝内经》所言"喜怒不节，寒暑过度，生乃不固"。

该患者的治疗，也要着眼于"郁""闭"，解其郁，开其闭，达其阳，是谓至治。同时，也要注意形神同调，在选穴方面，尽量精简，避免取穴杂乱而影响疗效。针灸治疗疾病，着眼于"气"，临证之时谨察气之微妙变化，甄别气之逆乱，"以所利而行之，调其气使之平""以平为期"，气调则郁解，郁解则病去。

（李诗梦）

第九章　方药探析

一、郁证常用中药探析

郁证发病原因不同，在治疗上也不尽相同。郁证的病因多与情志相关，发病与肝关系最密，亦与心、脾有关。肝失疏泄、脾失健运、心失所养、脏腑气血阴阳失调构成郁证发病的主要原因。刘大新教授认为：针对郁证的病机特点，临床在辨证时需明确受病脏腑及证候虚实，建立以疏肝理气解郁、养心安神定志、怡情易性为主的治疗原则，临床多使用疏肝、解郁、养心、定志、重镇、开窍类药物。

（一）疏肝药

1. 柴胡

性味：味辛、苦，性微寒。

归经：归肝、胆经。

功效：和解表里，疏肝解郁，升阳举陷，退热截疟。

主治：用于感冒发热，寒热往来，胸胁胀痛，月经不调，子宫脱垂，脱肛。

用量：3～10克。

禁忌：柴胡其性升散，肝风内动，肝阳上亢，气机上逆者忌用或慎用。

古籍摘要：

（1）《神农本草经》：主心腹肠胃中结气，饮食积聚，寒热邪气，推陈致新。

（2）《名医别录》：除伤寒心下烦热，诸痰热结实，胸中邪逆，五脏间游气，大肠停积，水胀，及湿痹拘挛。亦可作浴汤。

（3）《药性论》：治热劳骨节烦疼，热气，肩背疼痛，宣畅血气，劳乏羸瘦；主下气消食，主时疾内外热不解，单煮服。

（4）《千金方》：苗汁治耳聋，灌耳中。

（5）《四声本草》：主痰澜、胸胁中痞。

（6）《日华子本草》：补五劳七伤，除烦止惊，益气力，消痰止嗽，润心肺，添精补髓，天行温疾热狂乏绝，胸胁气满，健忘。

（7）《珍珠囊》：去往来寒热，胆痹，非柴胡梢子不能除。

（8）《医学启源》：除虚劳烦热，解散肌热，去早晨潮热。

（9）《滇南本草》：伤寒发汗解表要药，退六经邪热往来，痹痿，除肝家邪热、痨热，行肝经逆结之气，止左胁肝气疼痛，治妇人血热烧经，能调月经。

（10）《本经逢原》：柴胡，小儿五疳羸热，诸疟寒热，咸宜用之。痘疹见点后有寒热，或胁下疼热，于透表药内用之，不使热留少阳经中，则将来无咬牙之患。

（11）《本草纲目》曰：治阳气下陷。

（12）《本草正义》亦曰：约而言之，柴胡主治；一为正虚，则为清气之陷于阳分者，举而升之，返其他而中气自振。故有升阳举陷之功效。

2. 香附

性味：味辛、微苦、微甘，性平。

归经：归肝、脾、三焦经。

功效：疏肝解郁，理气宽中，调经止痛。

主治：用于肝郁气滞，胸胁胀痛，疝气疼痛，乳房胀痛，脾胃气滞，脘腹痞闷，胀满疼痛，月经不调，经闭痛经。

用量：6～10克。

禁忌：凡气虚无滞、阴虚血热者忌服。

古籍摘要：

（1）《本草衍义补遗》：香附子，必用童便浸，凡血气药必用之，引至气分而生血，此阳生阴长之义也。

（2）朱震亨：香附，《本草》不言补，而方家言于老人有益，意有存焉，盖于行中有补理。

（3）《本草纲目》：香附之气平而不寒，香而能窜，其味多辛能散，微苦能降，微甘能和。

（4）《本草纲目》：得童子小便、醋、芎䓖、苍术良。

（5）《本草经疏》：凡月事先期者，血热也，法当凉血，禁用此药。

（6）《本草汇言》：独用、多用、久用，耗气损血。

（7）《雷公炮炙论》：采得香附，阴干，于石臼中捣，勿令犯铁，用之切忌。

3. 佛手

性味：味辛、苦、酸，性温。

归经：归肝、脾、胃、肺经。

功能：疏肝理气，和胃止痛，燥湿化痰。

主治：用于肝胃气滞，胸胁胀痛，胃脘痞满，食少呕吐，咳嗽痰多。

用量：3～10克。

古籍摘要：

（1）《滇南本草》：补肝暖胃，止呕吐，消胃寒痰，治胃气疼痛，止面寒疼，和中行气。

（2）《本草纲目》：煮酒饮，治痰气咳嗽。煎汤，治心下气痛。

（3）《本经逢原》：专破滞气。治痢下后重，取陈年者用之。

（4）《本草再新》：治气舒肝，和胃化痰，破积，治噎膈反胃，消症瘕瘰疬。

（5）《随息居饮食谱》：醒胃豁痰，辟恶，解酲，消食止痛。

（6）《本草从新》：理上焦之气而止呕，进中州之食而健脾。

4. 香橼

性味：味辛、苦、酸，性温。

归经：归肝、脾、肺经。

功效：疏肝理气，宽中，化痰。

主治：用于肝胃气滞，胸胁胀痛，脘腹痞满，呕吐噫气，痰多咳嗽。

用量：3～10克。

禁忌：阴虚血燥及孕妇气虚者慎服。

古籍摘要：

（1）《本经逢原》：治咳嗽气壅。

（2）《医林纂要》：治胃脘痛，宽中顺气，开郁。

（3）《本草再新》：平肝舒郁，理肺气，通经利水，治腰脚气。

（4）《本草求原》：除久哮。

（5）《本草通玄》：香圆性中和，单用多用亦损正气，与参、术同行则无弊也。

（6）《本经逢原》：柑橼乃佛手、香橼两种，性味相类，故《本草纲目》混论不分。盖柑者佛手也，橼者香橼也，兼破痰水，近世治咳嗽气壅，亦取陈者。除去瓤核用之，庶无酸收之患。

（7）《本草便读》：香圆皮，下气消痰，宽中快膈。虽无橘皮之温，而究属香燥之品，阴虚血燥之人仍当禁用耳。

（8）《本草拾遗》：去气，除心头痰水。

（9）《饮膳正要》：下气，开胸膈。

（10）《本草通玄》：理上焦之气，止呕逆，进食，健脾。

（二）解郁药

1. 郁金

性味：味辛、苦，性寒。

归经：归肝、心、肺经。

功效：活血止痛，行气解郁，清心凉血，利胆退黄。

主治：用于胸胁刺痛，胸痹心痛，经闭痛经，乳房胀痛，热病神昏，癫痫发狂，血热吐衄，黄疸尿赤。

用法用量：内服，煎汤，3～10克，磨汁或入丸、散。

禁忌：注意阴虚失血及无气滞血瘀者忌服，孕妇慎服。不宜与丁香、母丁香同用。

古籍摘要：

（1）《本草纲目》：治血气心腹痛，产后败血冲心欲死，失心颠狂蛊毒。

（2）《本经逢原》：郁金辛香不烈，先升后降，入心及包络。治吐血、衄血、唾血血腥，破恶血。血淋，尿血，妇人经脉逆行，产后败血冲心，及宿血心痛，并宜郁金末加姜汁、童便同服，其血自清。

（3）《本草求真》：其气先上行而微下达。凡有宿血凝积。及有恶血不堪之物。先于上处而行其气。若使其邪其气其痰其血在于膈上而难消者。须审宜温宜凉。同于他味。兼为调治之。

（4）《本草经疏》：郁金本入血分之气药，其治已上诸血证者，正谓血之上行，皆属于内热火炎，此药能降气，气降即是火降，而共性又入血分，故能降下火气，则血不妄行。

（5）《本草汇言》：郁金，清气化痰，散瘀血之药也。其性轻扬，能散郁滞，顺逆气，上达高巅，善行下焦，心肺肝胃气血火痰郁遏不行者最验，故治胸胃膈痛，两胁胀满，肚腹攻疼，饮食不思等症。又治经脉逆行，吐血衄血，唾血血腥。此药能降气，气降则火降，而痰与血，亦各循其所安之处而归原矣。前人未达此理，乃谓止血生肌，错谬甚矣。

（6）《本草经读》：郁金，气味苦寒者，谓气寒而善降，味苦而善泄也。

（7）《本经逢原》：郁金，辛平无毒，《本草》以为辛寒，误矣，安有辛香而寒之理。

（8）《药性论》：治女人宿血气心痛，冷气结聚，温醋摩服之。

（9）《唐本草》：主血积，下气，生肌，止血，破恶血，血淋，尿血，金疮。

（10）《本草纲目》：治血气心腹痛，产后败血冲心欲死，失心癫狂蛊毒。

（11）《本草通玄》：治痘毒入心。

（12）《本草正》：止吐血，衄血；单用治妇人冷气血积，结聚气滞，心腹作痛。

（13）《本草述》：治发热，郁，咳嗽，齿衄，咳嗽血，溲血，头痛眩晕，狂痫，滞下，淋，并眼目鼻舌咽喉等证。

（14）《本草备要》：行气，解郁；泄血，破瘀。凉心热，散肝郁。妇人经脉逆行。

（15）《本草从新》：能开肺金之郁。

（16）《本草衍义补遗》：治郁遏不能散。

（17）《本草经疏》凡病属真阴虚极，阴分火炎，薄血妄行，溢出上窍，而非气分拂逆，肝气不平，以致伤肝吐血者不宜用也。即用之亦无效。

（18）《本草汇言》：胀满，膈逆，疼痛，关乎胃虚血虚者，不宜用也。

（19）《得配本草》：气虚胀滞禁用。

2. 玫瑰花

别名：红玫瑰、徘徊花、笔头花、湖花、刺玫花、刺玫菊。

性味：味甘、微苦，性温。

归经：归肝、脾经。

功效：理气解郁，和血散瘀。

主治：用于肝胃气痛，新久风痹，吐血咯血，月经不调，赤白带下，痢疾，乳痈，肿毒。

用法用量：内服，煎汤，1.5～6克，浸酒或熬膏。

禁忌：阴虚火旺慎服。

古籍摘要：

（1）《本草正义》：玫瑰花，香气最浓，清而不浊，和而不猛，柔肝醒胃，流气活血，宣通窒滞而绝无辛温刚燥之弊，断推气分药之中最有捷效而最为驯良者，芳香诸品，殆无其匹。

（2）《食物本草》（姚可成）：主利肺脾，益肝胆，辟邪恶之气，食之芳香甘美，令人神爽。

（3）《药性考》：行血破积，损伤瘀痛，浸酒饮。

（4）《本草纲目拾遗》：和血，行血，理气。治风痹。

（5）《本草再新》：舒肝胆之郁气，健脾降火。治腹中冷痛，胃脘积寒，兼能破血。

（6）《随息居饮食谱》：调中活血，舒郁结，辟秽，和肝。酿酒可消乳癖。

（7）《现代实用中药》：用于妇人月经过多，赤白带下及一般肠炎下痢等。

（8）《山东中药》：治肝胃气痛，恶心呕吐，消化不良，泄泻，口舌糜破，吐血，噤口痢。

（9）《泉州本草》：治肺病咳嗽痰血、吐血、咯血。

（三）养心药

1. 酸枣仁

性味：味甘，性平。

归经：归心、脾、肝、胆经。

功效：养肝，宁心，安神，敛汗。

主治：用于虚烦不眠，惊悸怔忡，烦渴，虚汗。

用法用量：内服，煎汤，3～30克，或入丸、散。

禁忌：凡有实邪郁火及患有滑泄症者慎服。

古籍摘要：

（1）《本草图经》：酸枣仁，《神农本草经》主烦心不得眠，今医家两用之，睡多生使，不得睡炒熟，生熟便尔顿异。而胡洽治振悸不得眠。

（2）朱震亨：血不归脾而睡卧不宁者，宜用此（酸枣仁）大补心脾，则血归脾而五脏安和，睡卧自宁。

（3）《本草纲目》：酸枣仁，甘而润，故熟用疗胆虚不得眠，烦渴虚汗之证；生用疗胆热好眠。皆足厥阴、少阳药也，今人专以为心家药，殊昧此理。

（4）《本草经疏》：酸枣仁，实酸平，仁则兼甘。专补肝胆，亦复醒脾。熟则芳香，香气入脾，故能归脾。能补胆气，故可温胆。母子之气相通，故亦主虚烦、烦心不得眠。其主心腹寒热，邪结气聚，及四肢酸疼湿痹者，皆脾虚受邪之病，脾主四肢故也。胆为诸脏之首，十一脏皆取决于胆，五脏之精气，皆禀于脾，故久服之，功能安五脏。

（5）《本草切要》：酸枣，性虽收敛而气味平淡，当佐以他药，方见其功，如佐归、参，可以敛心；佐归、芍，可以敛肝；佐归、术，可以敛脾；佐归、麦，可以敛肺；佐归、柏，可以敛肾；佐归、苓，可以敛肠、胃、膀胱；佐归、芪，可以敛气而灌溉营卫；佐归、地，可以敛血而营养真阴。又古方治胆气不和，甚佳。如胆气空虚，心烦而不得眠，炒用可也。

（6）《本草汇言》：酸枣仁，均补五脏，如心气不足，惊悸怔仲，神明失守，或腠理不密，自汗盗汗；肺气不足，气短神怯，干咳无痰；肝气不足，筋骨拳挛，爪甲枯折；肾气不足，遗精梦泄，小便淋沥；脾气不足，寒热结聚，肌肉羸瘦；胆气不足，振悸恐畏，虚烦不寐等症，是皆五脏偏失之病，得酸枣仁之酸甘而温，安平血气，敛而能运者也。

（7）《药品化义》：枣仁，仁主补，皮益心血，其气炒香，化为微温，藉香以透心气，得温以助心神。

（8）《本经逢原》：酸枣仁，熟则收敛精液，故疗胆虚不得眠，烦渴虚汗之证；生则导虚热，故疗胆热好眠，神昏倦怠之证。

（9）《神农本草经》：主心腹寒热，邪结气聚，四肢酸疼，湿痹。

（10）《名医别录》：主烦心不得眠，脐上下痛，血转久泄，虚汗烦渴，补中，益肝气，坚筋骨，助阴气，令人肥健。

（11）《药性论》：主筋骨风，炒末作汤服之。

（12）《本草拾遗》：睡多生使，不得睡炒熟。

（13）王好古：治胆虚不眠，寒也，炒服；治胆实多睡，热也，生用。

（14）《本草汇言》：敛气安神，荣筋养髓，和胃运脾。

（15）《本草再新》：平肝理气，润肺养阴，温中利湿，敛气止汗，益志，聪耳明目。

（16）《本草再新》：平肝理气，润肺养阴，温中利湿，敛气止汗，益志定呵，聪耳明目。

2. 首乌藤

别名：夜交藤。

性味：味甘，性平。

归经：归心、肝经。

功效：养血安神，祛风通络。

主治：用于失眠多梦，血虚身痛，风湿痹痛；外治皮肤瘙痒。

用法用量：内服，9～15克；外用适量，煎水洗患处。

禁忌：燥狂属实火者慎服。

古籍摘要：

（1）《本草纲目》：风疮疥癣作痒，煎汤洗浴。

（2）《本草再新》：补中气，行经络，通血脉，治劳伤。

（3）《本草正义》：治夜少安寐。

（4）《饮片新参》：养肝肾，止虚汗，安神催眠。

（5）《安徽药材》：消痈肿、瘰疬和痔疮。

（6）《陕西中草药》：祛风湿，通经络。治失眠，多汗，贫血，周身酸痛，疥癣等皮肤病。

3. 合欢花

别名：夜合花（《本草衍义》）、乌绒（《雷公炮制药性解》）。

性味：味甘，性平。

归经：归心、肝经。

功效：舒郁，理气，安神，活络，养血，滋阴肾，清心明目。

主治：用于郁结胸闷，失眠，健忘，风火眼疾，视物不清，咽痛，痈肿，跌打损伤疼痛。

用法用量：内服，5～10克，水煎服，或入丸散。

禁忌：阴虚津伤人群、脾胃虚寒人群、孕妇慎用。

古籍摘要：

（1）《中草药学》（江西）：解郁安神，和络止痛。治肝郁胸闷、忧而不乐，健忘失眠。有时还用于跌打损伤，痈肿疼痛。

（2）《东北常用中草药手册》：治咽喉疼痛。通气活肾，养血消肿痛。

（3）《神农本草经》：合欢，安五脏，和心志，令人欢乐无忧。

（4）《本草便读》：能养血、活气、通脉。

（5）《分类草药性》：能清心明目、滋阴肾。

（6）《四川中药志》：能合心志，开胃理气，消风明目，解郁安神，治失眠，调肾虚。

4. 合欢皮

别名：合昏皮（《千金方》）、夜合皮（《独行方》）、合欢木皮（《本草纲目》）。

性味：味甘，性平。

归经：归心、肝经。

功效：解郁，和血，宁心，消痈肿。

主治：用于心神不安，忧郁失眠，肺痈，痈肿，瘰疬，筋骨折伤。

用法用量：内服，煎汤，6～12克，或入散剂；外用研末调敷。

禁忌：孕妇及体虚者忌服。

古籍摘要：

（1）《神农本草经》：主安五脏，和心志，令人欢乐无忧。

（2）《本草拾遗》：杀虫。

（3）《日华子本草》：煎膏，消痈肿并续筋骨。

（4）《本草纲目》：和血，消肿，止痛。

（5）《分类草药性》：消瘰疬。

（6）《动植物民间药》：治咳嗽。

（7）《常用中草药手册》：治心气躁急、失眠及筋挛。

（8）《本草衍义补遗》：合欢，补阴有捷功，长肌肉，续筋骨，概可见矣，而外科家未曾录用何也？

（9）《本草汇言》：合欢皮，甘温平补，有开达五神，消除五志之妙应也……味甘气平，主和缓心气，心气和缓，则神明自畅而欢乐无忧。如俗语云，萱草忘忧，合欢蠲忿，正二药之谓欤。又大氏方，主消痈疽、续筋骨者，皆取其能补心脾，生血脉之功耳。朱震亨曰，合欢与白蜡同入膏药中用极效。

（10）《本草求真》：合欢，气缓力微，用之非止钱许可以奏效，故必重用久服，方有补益怡悦心志之效矣，若使急病而求治即欢悦，其能之乎？

（四）定志药

远志

别名：小草、细草、小鸡腿、细叶远志、线茶。

性味：味苦、辛，性温。

归经：归心、肾经。

功效：安神益智，解郁。

主治：用于惊悸，健忘，梦遗，失眠，咳嗽多痰，痈疽疮肿。

用法用量：内服，煎汤，3～9克，浸酒或入丸、散。

禁忌：注意心肾有火，阴虚阳亢者忌服。

古籍摘要：

（1）《神农本草经》：主咳逆伤中，补不足，除邪气，利九窍，益智慧，耳目聪明，不忘，强志倍力。

（2）《本草经集注》：杀天雄、附子毒。

（3）《名医别录》：定心气，止惊悸，益精，去心下膈气、皮肤中热、面目黄。

（4）《药性论》：治心神健忘，坚壮阳道，主梦邪。

（5）《日华子本草》：主膈气惊魇，长肌肉，助筋骨，妇人血噤失音，小儿客忤。

（6）王好古：治肾积奔豚。

（7）《本草纲目》：治一切痈疽。

（8）《滇南本草》：养心血，镇惊，宁心，散痰涎。疗五痫角弓反张，惊搐，口吐痰涎，手足战摇，不省人事，缩小便，治赤白浊，膏淋，滑精不禁。

（9）《本草再新》：行气散郁，并善豁痰。

（10）《本草纲目》：远志，入足少阴肾经，非心经药也。其功专于强志益精，治善忘。盖精与志，皆肾经之所藏也。肾经不足，则志气衰，不能上通于心，故迷惑善忘。

（11）《本草汇言》：沈则施曰：远志同人参、茯苓、白术能补心；同黄芪、甘草、白术能补脾；同地黄、枸杞子、山药能补肾；同白芍、当归、川芎能补肝；同人参、麦冬、沙参能补肺；同辰砂、金箔、琥珀、犀角能镇惊；同半夏、胆星、贝母、白芥子能消惊痰；同牙皂、钩藤、天竺黄能治急惊；同当归六黄汤能止阴虚盗汗；同黄芪四君子汤，能止阳虚自汗。独一味煎膏能治心下膈气，心气不舒。独一味酿酒，能治痈疽肿毒，年久疮痍，从七情郁怒而得者，服之渐愈。

（12）《本草正》：远志，功专心肾，故可镇心止惊，辟邪安梦，壮阳益精，强志助力。以其气升，故同人参、甘草、枣仁，极能举陷摄精，交接水火。

（13）《药品化义》：远志，味辛重大雄，入心开窍，宣散之药。凡痰涎伏心，壅塞心窍，致心气实热，为昏聩神呆、语言蹇涩，为睡卧不宁，为恍惚惊怖，为健忘，为梦魇，为小儿客忤，暂以豁痰利窍，使心气开通，则神魂自宁也。

（14）《医学衷中参西录》：远志，其酸也能翕，其辛也能辟，故其性善理肺，能使肺叶之翕辟纯任自然，而肺中之呼吸于以调，痰涎于以化，即咳嗽于以止矣。若以甘草辅之，诚为养肺要药。

（15）《本草正义》：远志，味苦入心，气温行血，而芳香清冽，又能通行气分。其专主心经者，心本血之总汇，辛温以通利之，宜其振作心阳，而益人智慧矣。古今主治，无一非补助心阳之功效，而李濒湖独谓其专入肾家，未免故为矫异，张石顽和之，非笃论也。

（16）《本草经集注》：得茯苓、冬葵子、龙骨良。畏真珠、藜芦、蜚蠊、齐蛤。

（17）《药性论》：畏蛴螬。

（五）重镇药

磁石
别名：玄石（《神农本草经》），磁君（《吴普本草》），慈石（《本草经集注》），处石（《名医别录》），元武石（《石药尔雅》），吸铁石（《乾坤生意秘韫》），吸针石（《本草纲目》），熁石（《本草求真》），摄石（《药物出产辨》），铁石、戏铁石（《中药志》）。

性味：味辛、咸，性平。

归经：归肾、肝、肺经。

功效：潜阳纳气，镇惊安神。

主治：用于头目眩晕，耳鸣耳聋，虚喘，惊痫，怔忡。

用法用量：5～9克，先煎。

禁忌：孕妇慎用。有催吐的不良反应，用量不宜过大。

古籍摘要：

（1）《本草纲目》：慈石治肾家诸病，而通耳明目。一士子频病目，渐觉昏暗生翳，时珍用东垣羌活胜风汤加减法与服，而以磁朱丸佐之，两月遂如故。盖磁石入肾，镇养真精，使神水不外移，朱砂入心，镇养心血，使邪火不上侵，而佐以神曲消化滞气，生熟并用，温养脾胃发生之气。方见孙真人《千金》神曲丸。

（2）《药性论》：补男子肾虚风虚，身强、腰中不利，加而用。

（3）《日华子本草》：治眼昏，筋骨羸弱，补五劳七伤，除烦躁，消肿毒。

（4）《本草衍义》：肾虚耳聋目昏者皆用之。

（5）《本草纲目》：明目聪耳，止金疮血。

（6）《玉楸药解》：治阳痿，脱肛，金疮，肿毒，敛汗止血。

（7）《本草从新》：治恐怯怔忡。

（8）《本草求原》：治瞳神散大及内障。

（9）《本草便读》：纳气平喘。

（10）《南州异物志》：涨海崎头水浅而多慈石，外激人乘慈舶皆以铁叶痼之，至此关，以磁石多不得过。

（11）《本草拾遗》：出相州北山。磁石毛，铁之母也。取铁如母之招子焉。《神农本草经》有磁石，不言毛。毛、石功状殊也。又言磁石寒，此弥误也。

（12）《本草图经》：按磁石一名玄石，而此下自有玄石条，云生泰山之阳，山阴有铜，铜者雌，铁者雄，主疗颇亦相近，而寒温铜铁畏恶乃别。苏恭以为铁液也。是磁石中无孔，光泽纯黑者，其功劣于磁石，又不能悬针。今北番以磁石作礼物，其块多光泽，又吸针无力，疑是此石，医方罕用。

（13）《本草衍义》：磁石，色轻紫，石上皲涩，可吸连针铁，俗谓之熠铁石……其玄石，即磁石之黑色者也，多滑净。其治体大同小异，不可不分而为二也。磨针锋则能指南，然常偏东，不全南也。其法取新纩中独缕，以半芥子许蜡缀于针腰，无风处垂之，则针常指南。以针横贯灯心，浮水上，亦指南，然常偏丙位。盖丙为大火，庚辛金受其制，故如是，物理相感尔

（14）《本草新编》陈士择：磁石能治喉痛者，以喉乃足少阳、少阴二经之虚火上冲也，磁石咸以入肾，其性重坠而下吸，则火归原，以归于下，而上痛自失。

（15）《本草汇言》：论磁石补肾平肝之功，薛宜生：肾为水藏，磁石色黑而法水，故能养肾而强骨益髓，镇重以象金，故能平肝而主风湿痛痹，善通肢节者也，如古方之治耳聋，明目昏，安惊痫，消鼠瘘痈肿，亦莫非肝肾虚火之为胜耳，此药色黑味咸，体重而降，有润下以制阳光之意。

（16）《名医别录》：养肾脏，强骨气，益精除烦，通关节，消痈肿鼠，颈核喉痛，小儿惊痫，炼水饮之。亦令人有子。

（17）《本草经集注》：柴胡为之使。恶牡丹、莽草。畏黄石脂。杀铁毒。

（18）《本草从新》：重镇伤气，可暂用而不可久。脾胃虚者，不宜多服、久服。

（六）开窍药

石菖蒲

别名：昌本、菖蒲、大菖蒲、昌阳、昌草、尧韭、木蜡、阳春雪、望见消、水剑草、苦菖蒲、粉菖、剑草、剑叶、山菖蒲、溪菖、石蜈蚣、野韭菜、水蜈蚣、香草。

性味：味辛、苦，性微温。

归经：归心、胃经。

功效：开窍，豁痰，理气，活血，散风，去湿。

主治：用于癫痫，痰厥，热病神昏，健忘，气闭耳聋，心胸烦闷，胃痛，腹痛，风寒湿痹，痈疽肿毒，跌打损伤。

用量：3～10克。

禁忌：阴虚阳亢、烦躁汗多、咳嗽、吐血、精滑者慎服。

古籍摘要：

（1）《神农本草经》：味辛，温。主治风寒湿痹，咳逆上气，开心孔，补五脏，通九窍，明耳目，出音声。

（2）《日华子本草》：除风下气，丈夫水藏，女人血海冷败，多忘，长智，除烦闷，止心腹痛，霍乱转筋，治客风疮疥，涩小便，杀腹藏虫及蚤虱。

（3）《本草纲目》：气温味辛，乃手少阴、足厥阴经药。心气不足者用之，虚则补其母也。肝苦急以辛补之，是类。治中恶卒死，客忤癫痫，下血崩中，安胎漏，散痈肿。捣汁服，解巴豆、大戟毒。

（4）《本草蒙筌》：味辛、苦，气温。无毒。主手足湿痹，可使屈伸；贴发背痈疽，能消肿毒。下气除烦闷，杀虫愈疥疮。消目翳，去头风。开心洞达出音声，益智慧通窍虚灵。劫耳聋耳鸣，禁尿遗尿数。腹痛或走者易效，胎动欲产者即安。

（5）《景岳全书》：味辛微苦，性温。散风寒湿痹，除烦闷咳逆上气，止心腹痛，霍乱转筋，癫痫客忤，开心气胃气，行滞气，通九窍，益心智，明耳目，去头风泪下，出声音，温肠胃，暖丈夫水脏，妇人血海，禁止小便，辟邪逐鬼，及中恶卒死，杀虫，疗恶疮瘙疥。欲散痈毒，宜捣汁服用，渣贴之；若治耳痛，宜作末炒热绢裹音之。亦解巴豆、大戟等毒。

（6）《本草备要》：宣通窍，补心。辛苦而温，芳香而散。补肝益心，开心孔，利九窍，明耳目，发音声。去湿逐风，除痰消积，开胃宽中。

（7）《本草崇原》：菖蒲生于水石之中，气味辛温，乃禀太阳寒水之气，而上合于心肺之药也。主治风寒湿痹，咳逆上气者，太阳之气，上与肺气相合而出于肌表也。

（8）《神农本草经读》：菖蒲性用略同远志，但彼苦而此辛，且生于水石之中，得太阳寒水之气。其味辛，合于肺金而主表；其气温，合于心包络之经，通于君火而主神。其主风寒湿痹，咳逆上气者，从肺驱邪之解表也。

【临床案例 26】

高某，男，35 岁。就诊日期：2019 年 4 月 12 日。

出生及居住地：山西大同。

初次发病节气：立秋。当下发病节气：清明。

文化程度：大学。职业：程序员。

望：神志清楚，呼吸平稳，面色黄，肌肉松弛，动作自如。舌淡红苔白。

闻：语言清晰，语声和缓。

问：主诉：双耳耳鸣 10 余年，加重 40 天。

患者双耳耳鸣 10 余年，近 40 天加重。双耳耳鸣如蝉，右耳较重，无头晕。曾于山西大同医院输液（前列地尔、泼尼松、长春西汀）治疗，于北京同仁医院输液（巴曲酶、甲钴胺等）治疗，症状无改善。近日工作劳累，精神压力大，情志不畅，入睡困难，多梦，纳可，大便不成形、质黏，一日一行，小便正常。

切：脉弦滑。

病证分析：患者平素情志不畅，肝气不舒，肝气郁结，气机阻滞，脾失健运，升清无力，脾气虚弱，气虚血瘀，耳窍失养而致耳鸣；气机阻滞，升降失调，浊气上扰清窍故见耳鸣耳聋；肝郁化火，上扰心神，则夜寐不宁；脾虚湿困，故见大便不成形、质黏；舌淡红苔白，脉弦滑，均为肝郁脾虚之象。

诊断：耳鸣。

辨证：肝郁脾虚证。

治法：疏肝健脾，活血通窍。

处方：通气散合逍遥散加减。

柴胡10克，香附10克，川芎10克，当归10克，茯苓30克，远志10克，郁金10克，白术15克，白芍15克，盐黄柏6克，盐知母6克。7剂，水煎服。

二诊：耳鸣声音减弱，睡眠改善。上方加山药20克，去盐黄柏、盐知母。7剂，水煎服。

三诊：耳鸣症状进一步改善，睡眠规律，二便正常。上方加石菖蒲10克，玫瑰花10克。7剂，水煎服。

按：本例为常见病耳鸣患者，在分析本例时，除考虑患者生活地区、该地区自然环境外，还应考虑患者经济状况、社会地位、生活与体质等因素。患者居住、工作在山西大同，是粮食生产富足地区，工作是程序员，长期工作繁忙，精神压力大，生活不规律，所以长期失眠，耳鸣。睡眠过程是脑细胞功能恢复的过程，而长期失眠可引起自主神经功能紊乱，出现焦虑、忧郁，还会导致免疫功能失调，抵抗力下降。深入分析多方面因素，认为此例耳鸣患者的深在病因是肝郁脾虚，从病因入手采用通气散合逍遥散加减，服药1周便症状缓解，睡眠改善。

（刘娇媚）

二、郁证常用方剂探析

古代治疗郁证方药纷杂，辨证体系不同则选方用药不同。明·李梴《医学入门·内伤》："郁者，病结不散也。六郁：气、血、痰、食、湿、热。然气郁则生湿，湿郁则成热，热郁则成痰，痰郁则血不行，血郁则食不消而成症瘕，六者皆相因为病。"其认为郁而生百病，气郁是郁证的基础。清·李用粹《证治汇补》认为"郁病虽多。皆因气不周流"。纵观文献，历代医家认为气机不畅是导致郁证出现的根本原因，因此治疗方剂多从气郁着手。有文献统计，治疗郁证的方剂大约有近200首，而与气郁相关的方剂最多，有80余首，其次与痰气互结相关的有30余首。纵观各家，治郁方剂主要功效以疏肝理气、化气除湿、养心安神、益气健脾、补血宁心等治法为主。其中疏肝理气法应用最多，在理气疏肝同时，辨证选药，兼用活血、化痰、健脾、清热、镇惊、宁心之药。现以刘大新教授临床常用方剂进行分类讨论总结。辨证分型概括为以下十大类。

（一）肝气郁结

1. 柴胡疏肝散

柴胡疏肝散出自《景岳全书》，是经典的疏肝解郁方剂，主治肝气郁滞证。其方药组成：陈皮、柴胡、川芎、香附、枳壳、芍药、甘草，由疏肝解郁之祖方四逆散加减而成，易枳实为枳壳，再加陈皮、川芎、香附。功效：疏肝理气，活血止痛。方解:《谦斋医学讲稿》："本方即四逆散加川芎、香附和血理气，治疗胁痛，寒热往来，专以疏肝为目的。用柴胡、枳壳、香附理气为主，白芍、川芎和血为佐，再用甘草以缓之。"主治：肝气郁滞证。症见胁肋疼痛，胸脘胀闷，情志抑郁易怒，或嗳气，脘腹胀满，脉弦。疏肝之中兼以养肝，理气之中兼以调血和胃。由于肝经循少腹，肝郁不舒而少腹胀痛不适。肝主疏泄，性喜条达，若情志不遂，则木失条达；肝气不利，故见胁肋疼痛，胸闷，脘腹胀满；肝失疏泄，则情志抑郁易怒，善太息，脉弦。"木郁达之"，治宜疏肝理气之法。方中以柴胡功善调肝解郁，为君；香附理气疏肝而止痛，川芎活血行气以止痛，二药相合，助柴胡以解肝经之郁滞，并增行气活血止痛之效，共为臣药；陈皮、枳壳理气宽中行滞，芍药、甘草养血柔肝，均为佐药；甘草调和诸药。诸药相合，共奏疏肝行气、活血止痛之功。本方以大量辛散入肝理气之药为主，辅以养血柔肝、活血和胃之品，疏肝兼养肝，理气兼调血，调肝兼和胃，治疗因肝气郁结引起痛、胀有良效。另外，若急躁易怒者，去川芎，加生石决明、生赭石；食欲不振者，加生麦芽、焦四仙，酌加郁金、青皮、当归、乌药等以增强其行气活血之力；肝郁化火者，可酌加山栀子、黄芩、川楝子以清热泻火。本方芳香辛燥，易耗气伤阴，不宜久服，变生他证。

2.越鞠丸

郁病虽有气、血、痰、火、湿、食六欲之分，但气郁为先。越鞠丸是丹溪所创的治疗郁证专方，其方药组成：苍术、香附、川芎、神曲、栀子各等分。功效：行气解郁。主治：气、血、痰、火、湿、食六郁，症见胸膈痞闷、脘腹胀痛、吞酸呕吐、饮食不消。气郁为先，因此理气为治六郁大法。丹溪认为"郁出中焦"，中焦脾胃为气机升降之枢，郁证为气机不和所致，调理中焦气机升降为重。"越鞠"顾名思义，即发越鞠郁之气。方解：香附开气郁；苍术辛温燥烈，燥湿邪；川芎调血郁，通利阴阳血气；栀子泻火除烦，清火郁；神曲消食和胃，缓食郁。方中升降有序，调畅气机，为治疗郁证的经典方剂。原方虽为等量使用，但可据某郁重而酌情增加相对应的药物用量。理气药物多辛温香燥，易伤阴血，因此血虚、阴虚及津液不足者禁用。若需使用则小心斟酌，配伍滋养之品可润其燥烈之性，如当归、白芍之类。

3.四逆散

四逆散临床应用广泛，有文献报道该方对精神疾病如抑郁症、失眠等的治疗有良效，且其类方逍遥散、柴胡疏肝散是目前治疗抑郁症较常用的方剂。

四逆散首载于《伤寒论·辨少阴病脉证并治》，是经典的理气解郁、枢转气机方，尤善治疗阳气不达五脏四肢引起的四肢冷、胸胁苦满，脉弦滑或弦细。四逆散在应用于内科疾病时，主要基于其疏肝理脾以达开郁之效。由于临床应用广泛，后世医家以四逆散为疏肝解郁的祖方，并变化出逍遥散、柴胡疏肝散、血府逐瘀汤等诸多方，扩大其治疗范围。《医宗金鉴》认为本方治在少阳厥阴，专以条达肝气："君柴胡以疏肝之阳，臣芍药以泄肝之阴，佐甘草以缓肝之气，使枳实以破肝之逆……内走厥阴之阴，则肝胆疏泄之性遂，而厥可通也。"四逆散证病机的关键是气血郁滞，该方药组成：柴胡、白芍、枳实、炙甘草。功效：疏肝理脾，疏肝解郁。主治：阳郁厥逆证。方解：组方虽简，配伍精当，以柴胡芍药为君，柴胡除结气而舒畅气机，芍药通顺血脉，二药相辅相成使气血和顺；枳实助柴胡行气散结，一升一降，疏导气血，又除郁阻在内的痰、食、湿、热之邪，为臣；甘草和中，既助柴芍宣通气血，又助白芍滋养柔肝，为佐助之品。刘大新教授常配行气活血药共同使用，以期宣通气血，将其作为治疗气滞血瘀诸证的基本方。

其加减变化之代表方有《景岳全书·古方八阵·散阵》之柴胡疏肝散和《医林改错》之血府逐瘀汤。前者由四逆散以枳壳易枳实，并加陈皮、香附、川芎组成，以行气为主，用治气逆胁肋疼痛。后者为四逆散（用枳壳、赤芍）加当归、生地黄、桃仁、红花、牛膝、川芎、桔梗组成，以活血为主，主治血瘀所致头痛、胸痛、呃逆、急躁、肝气病等。《太平惠民和剂局方·治妇人诸疾》逍遥散在四逆散中加入茯苓、白术、当归等补气健脾养血和营之品组成。因脾为气血生化之源，故举凡气血不足皆当从健脾着手，当归、牡丹皮能增强芍药养血和营之功，本方适用于气血郁滞、营血不足者。自明代逍遥散与越鞠丸一起成为治疗郁证的主方。实际上逍遥散直接源于仲景四逆散，而四逆散方义较之逍遥散更接近丹溪之越鞠丸。盖逍遥散是后世变仲景之方而成，越鞠丸是丹溪师仲景之法所创。

有关郁证的治疗，叶天士曾指出："苦辛凉润宣通，不投燥热敛涩呆补，此其用药之大法也。"刘大新教授认为从病理转化看，郁证的变化多由气分入血分，从化火到伤阴，因此后期多有热入阴分的证候。此时用四逆散治疗当酌加当归、玄参、天花粉、麦冬、生地黄等滋阴润燥之品更为妥帖，注意配伍佐制。

4. 小柴胡汤

小柴胡汤源自《伤寒论·辨太阳病脉证并治》。药物组成：柴胡、黄芩、人参、半夏、炙甘草、生姜、大枣。主治：少阳病证，邪在半表半里，不可用汗吐下法引邪入里，治宜和解。症见往来寒热，胸胁苦满，默默不欲饮食，心烦喜呕，口苦，咽干目眩，舌苔薄白，脉弦者；妇人伤寒，热入血室；经水适断，寒热发作有时；或疟疾、黄疸等内伤杂病等。正如《伤寒论》所说"伤寒中风，有柴胡证，但见一证便是，不必悉具"。功效：和解少阳，但其具有良好的疏利肝胆，条达气机，解郁利气的作用。刘大新教授在临床上应用此方甚广，只要有少阳证者，便可随症变化加减。肝为厥阴风木，与少阳胆互为表里。厥阴之气一逆，则诸气皆逆，气逆则火发，火发则风生，风生木旺，木克脾土，聚液生痰，痰火上扰心犯神，或从阴化而为痰阻，或从阳化而为气郁，无论阴证或是阳证，郁必在其中。主治：伤寒少阳证；妇人伤寒，热入血室，以及疟疾、黄疸与内伤杂病而见少阳证。方解：柴胡味苦微寒，少阳主药，以升阳达表为君；黄芩苦寒，清半里之邪为臣；半夏辛温，能健脾和胃，散逆气而止呕；人参、甘草，补正气而和中，使邪不得复传入里为佐；邪在半里半表，则营卫争，故用姜、枣之辛甘，和营卫又能健脾为使。诸药合用，疏利少阳，条达气机，使郁证患者的精神状态得到改善。肝气郁结之郁证患者常表现为沉默少言、精神抑郁等症状，皆为肝经郁滞，气机不畅而致。临床刘教授常用于治疗意欲低下，特别是食欲不振、乏力、怕冷、敏感多疑、睡眠障碍等见抑郁表现的疾病。

（二）肝郁脾虚

1. 逍遥散

逍遥散成方于宋代，载于《太平惠民和剂局方》，木达脾升，诸郁自已，是谓"逍遥"。此方为疏肝解郁法治疗肝气郁结证最常用的代表性方剂。组成：柴胡、当归、白芍、白术、茯苓、生姜、薄荷、炙甘草。功效：疏肝解郁。主治：肝气郁结。人体是一个有机的整体，在各脏腑间存在相互依存，相互制约的动态平衡关系，一脏发病，往往波及他脏。郁证患者因肝气郁结，木气有余，横克脾土而致脾虚。郁证患者多忧愁善感、思虑过度而伤脾，所谓"思则气结于脾"。肝郁犯脾，脾失健运，往往是肝郁脾虚同时存在，故治宜疏肝解郁，健脾养血。逍遥散为肝郁血虚，脾失健运之证而设。方解：方中柴胡疏肝解郁；当归、白芍养血和肝，柔肝缓急，补肝体、和肝用，令气机畅则肝郁疏，阴血补则肝体养；因肝郁可致脾失健运，故以"见肝之病，知肝传脾，当先实脾"为思路；薄荷疏散郁遏之气，透达郁热，生姜温胃和中，佐以茯苓、白术健脾祛湿，防肝郁克犯脾土，炙甘草益气和中。诸药合用，使肝郁得解，血虚得养，脾虚得补，立法周全，组方严谨，实为疏肝解郁、健脾养血之最佳组方。此方亦是刘大新老师使用频率较高的方剂，临床改善郁证效果明显。四逆散与逍遥散皆为疏肝解郁之剂，前者苦降理气之力大于后者，而后者养血健脾之力优于前者，各有侧重。

2. 解肝煎

解肝煎出自张景岳《景岳全书》，药物组成：陈皮、半夏、厚朴、茯苓、苏叶、芍药、砂仁、生姜。功效：疏肝理气，化湿畅中。主治：肝郁气滞之胸胁胀满疼痛，泄泻，胎动不安。方解：陈皮理气，茯苓治胸胁逆气，厚朴行气除滞，苏叶理气舒气，半夏辛以散结，芍药养血柔肝，砂仁助行气增强散结之功，生姜辛温，疏散条达。《谦斋医学讲稿》中描述：近代秦伯未认为本方名为解肝，实际上除白芍养肝、苏叶兼能芳香舒气外，均属化湿行滞，调理脾胃之品，适应于土壅木郁的证候。因脾胃湿阻气滞，影响肝气条达，必须着重中焦治本，故方中不用柴胡疏肝而用苏叶，取其能疏肝郁，亦能和脾胃，脾胃健运则肝气自畅。故"解肝"的意义在于解肝之围，而不是直接治肝。

（三）气郁化火

1. 加味逍遥散

加味逍遥散是在逍遥散的基础上加牡丹皮、栀子而成。药物组成：白术、柴胡、当归、茯苓、芍药、甘草、牡丹皮、山栀子，故又名丹栀逍遥散、八味逍遥散。因肝郁血虚日久，则生热化火，易伤阴，故加牡丹皮以清血中之伏火，山栀子善泻三焦郁火、导热下行。功效：养血健脾，疏肝清热。主治：由怒气伤肝之怒郁和火郁证型。方解：柴胡、当归、芍药疏肝理气，养血滋阴，白术、茯苓、甘草健脾益气，以生血养肝，助土以升木，牡丹皮泻清血中伏火，山栀子泻三焦郁火，使木达脾升，胆和胃降。在临床中善治怒气伤肝而生虚热之"火郁"最为合适。

2. 化肝煎

化肝煎出自张景岳《景岳全书》，药物组成：青皮、陈皮、芍药、牡丹皮、炒栀子、泽泻、贝母。主要治疗怒气伤肝，气逆动火，胁痛胀满，烦热动血。功效：疏肝清热。本方的最大特点是善解肝气之郁，平气逆而散郁火。肝郁之病变在临床上比较常见，而本方作用专一，运用得当，加减得法，疗效亦比较明显。主治：怒气伤肝，气逆动火；"怒气伤肝，因而气逆动火，致为烦热，胁痛，胀满，动血等症"。分别见于《郁证》《胁痛》《血证》等篇。方解：《谦斋医学讲稿》曰：本方重在治肝，用白芍护肝阴，青、陈皮疏肝气，青皮善解郁怒，疏肝破滞气为主药；气郁动火，栀子清火宣郁，火动而伤血，故用芍药、牡丹皮入血分，清血热，泻肝火，养血行滞，则郁热自解；泽泻渗水去湿，利小便以导热下行；陈皮理气化痰；土贝母最降痰气，善开郁结。临床运用化肝煎加减治疗肝郁所致多种郁证相关疾病。

3. 柴胡加龙骨牡蛎汤

柴胡加龙骨牡蛎汤为古代医家常用的安神定惊解郁方，多用于体质壮实之人。在临床诊疗中，刘大新教授常用此方治疗以抑郁为表现的相关疾病，如抑郁症、恐惧症、神经性耳聋及睡眠障碍性疾病等，收效良佳。此方出自《伤寒论》第107条"伤寒八九日，下之，胸满烦惊，小便不利，谵语，一身尽重，不可转侧者，柴胡加龙骨牡蛎汤主之。"其药物组成：柴胡、龙骨、黄芩、生姜、铅丹、人参、桂枝、茯苓、生半夏、大黄、牡蛎、大枣。功效：和解清热，镇惊安神。主治：伤寒往来寒热，胸胁苦满，烦躁惊狂不安，时有谵语，身重难以转侧。柴胡加龙骨牡蛎汤是在小柴胡汤基础上加减而成，方中小柴胡汤行气疏肝解郁，加龙骨、牡蛎重镇安神之品，定惊宁魂，诸药相合，疏肝解郁。故适用于郁证情绪低落者，又见焦虑，心烦意乱，严重失眠，甚至恐惧易惊。"肝藏血，血舍魂"，魂发于心而受于肝，以肝为居所，肝血为依托。失眠与肝关系密切，《普济本事方·卷一》载："平人肝不受邪，卧则魂归于肝，神静而寐。今肝有邪，魂不得归，是以卧则魂扬若离体也"。气机不畅、魂不安藏而致失眠，肝郁日久，化火生热，肝火内炽，上冲神魂，神志不安进一步加重。主治：以抑郁、精神障碍为表现的疾病。临床中刘大新教授用本方主要治以"烦惊""谵语"为主要表现的情绪障碍问题。方解：方中柴胡、桂枝、黄芩和里解外，以治寒热往来、身重；龙骨、牡蛎、铅丹重镇安神，以治烦躁惊狂；半夏、生姜和胃降逆；大黄泻里热，和胃气；茯苓安心神，利小便；人参、大枣益气养营，扶正祛邪。共成和解清热，镇惊安神之功。注意若在临症时患者有腹泻、食欲不振，需去大黄，加甘草达甘缓扶正之效。

（四）火盛伤阴

1. 滋水清肝饮

滋水清肝饮出自清代高鼓峰《医宗己任编》，是六味地黄丸之变方。药物组成：熟地黄、山萸肉、茯苓、山药、牡丹皮、泽泻、当归、白芍、酸枣仁、柴胡、山栀子。功效：滋阴清热，镇心安神。主治：肾阴亏虚，肝郁肝热之证。症见胸胁胀痛，耳聋耳鸣，腰膝酸软，口干口苦，大便干结，头目眩晕，骨蒸盗汗，视物模糊，遗精梦泄，舌红苔少，脉弦细。《医宗己任编》卷六记载："疏肝益肾汤，凡胃脱痛，大便秘结者，肝血虚也，此方主之，逍遥散所不能愈者，此方妙。柴胡、白芍、熟地、山药、萸肉、丹皮、茯苓、泽泻，加归身、枣仁、山栀，名滋肾清肝饮。"方解：方中以六味地黄丸为基础加味化裁而来，方中"三补三泻"，滋阴补肾、填精益髓、壮水制火；柴胡、山栀子、牡丹皮以清泻肝火；当归补血活血；茯苓、酸枣仁镇心安神；配白芍、柴胡、当归、栀子、酸枣仁疏肝养血，清热敛阴。诸药并用，补中有泻，寓泻于补，相辅相成，共奏滋补肝肾，清热疏肝凉血之效。现代研究用于治疗更年期综合征、抑郁症、黄褐斑等。女子"七七任脉虚，太冲脉衰少，天癸竭，地道不通，故形坏而无子也。"因此，滋阴清热之滋水清肝饮尤适于此。

2. 一贯煎

一贯煎出自《柳州医话》，是清·魏之秀之名方。药物组成：北沙参、麦冬、当归、生地黄、枸杞子、川楝子。功效：滋阴疏肝。主治：肝肾阴虚，肝气不舒证。方解：重用生地黄为君，滋阴养血，补益肝肾；北沙参、麦冬、当归、枸杞子为臣，益阴养血柔肝，配合君药以补肝体，肾为肝之母，滋水即能生木，以柔其刚悍之性；佐以少量川楝子，疏肝泄热，遂肝木条达之性。川楝子药性苦寒，与大量甘寒滋阴养血药配伍，则无苦燥伤阴之弊，还可调肝气之横逆，顺其条达之性，使肝气得以调畅，郁证可除。

3. 百合地黄汤

百合地黄汤是张仲景医治百合病的专方，始载于《金匮要略》。刘教授常用其治疗因心肺内热，百脉失和，扰动心神引起的郁证、脏躁、不寐等。临床上焦虑症与百合病证候多相近，依据"证同治同"原则常用此方治疗相似证候疾病。药物组成：百合七枚（擘）、生地黄汁一升。功效：养阴清热，补益心肺。主治：百合病之心肺阴虚内热。方解：百合味甘、性微寒，入心、肺经，具养阴润肺、清心安神之效；

生地黄色黑入肾，益心营而清血热。诸药合用，心肺同治，阴复热退，百脉因之调和，病可自愈。往往经方的运用，需随病机病证而斟酌使用，本方可用于治疗神志恍惚不定、头晕目眩、心悸失眠、坐卧不宁、如寒无寒、如热无热、欲眠不眠、行动异常、口苦而干等。梅核气伴有百合病者，合半夏厚朴汤，可除气滞，或合酸枣仁汤以滋阴宁神。

（五）气滞血瘀

1. 血府逐瘀汤

血府逐瘀汤出自王清任所著《医林改错》，"立血府逐瘀汤，治胸中血府血瘀证"。血府逐瘀汤以四逆散合桃红四物汤加减而成。药物组成：柴胡、枳壳、赤芍、炙甘草、桃仁、红花、当归、川芎、生地黄、牛膝、桔梗。组方配伍严谨，气血兼顾，活中寓养。功效：活血化瘀，行气止痛。主治：胸中血瘀证。方解："气有一息不行，则血有一息之不通"，故方中有四逆散调畅气机，桃红四物汤活血化瘀兼以养血，动药与静药相伍，柴胡、桔梗上提，牛膝通血脉引瘀血下行，升降有常，而且枳壳配伍桔梗，宽胸中之大气，使全身之气血皆能流通。此方可用于治疗气机郁滞日久而致瘀血阻滞，或血瘀在先而后诸气雍滞之证，血不行，气无道，祛瘀养血，则气血条达。

2. 桃核承气汤

桃核承气汤是古代治疗蓄血病的泻下逐瘀之方，以下焦蓄血，郁热互结上蒙清窍为病机，"其人狂躁不安，或神志不清，失眠头痛，少腹急结，或月经不调者"。主要可用于以狂躁为主要表现的抑郁症、狂躁症等。"太阳病不解，热结膀胱，其人如狂，血自下，下者愈。其外不解者，尚未可攻，当先解其外。外解已，但少腹急结者，乃可攻之，宜桃核承气汤。"药物组成：桃仁、生大黄、桂枝、炙甘草、芒硝。功效：逐瘀泻热。主治：下焦蓄血证。原方为生大黄，临床常用制大黄减轻其峻烈之性，去性存用，着重于大黄的活血行气之效，需注意体质虚弱者要谨慎用之，行血不可伤气。方解：方中大黄下瘀泻热，桃仁破血祛瘀，二者合用，通便泻热，瘀热并治，破血下瘀；芒硝咸寒可软坚，助大黄攻逐，桂枝通行血脉，助桃仁破血祛瘀，又防寒药凉遏气血；炙甘草缓诸药峻烈之性。蓄血除，瘀热清，而邪有出路，诸症自平。

（六）痰气互结

半夏厚朴汤

半夏厚朴汤源自《金匮要略》，以行气散结，降逆化痰为代表方剂的半夏厚朴汤，是主治咽喉异物感的专方。药物组成：半夏，厚朴，茯苓，生姜，紫苏叶。功效：行气散结，降逆化痰。主治："咽中如有炙脔"为特点的多种神经症，如梅核气、抑郁症、焦虑症、恐惧症等。此病病程一般较长，因此用药不宜峻猛。正如《临证指南医案·郁》指出："不重在攻补，而在乎用苦泄热而不损胃，用辛理气而不破气。"用理气之法不能过于耗气，活血而不破血，清热而不伤胃，祛痰不伤正气。方解：半夏降逆气，厚朴解结气，茯苓消痰，辛以散结，苦以降逆；茯苓佐半夏，以利饮行涩，尤妙以生姜辛温散邪；以紫苏之辛香以宣通郁气，郁散气行，而凝结焉有不化哉。此方中多辛温苦燥之品，仅适宜于痰气互结而无热之郁证。

（七）痰郁化热

温胆汤

温胆汤是经典的清热化痰和胃之方，具有镇静、抗焦虑抑郁的"壮胆"之效。药物组成：半夏、竹茹、枳实、陈皮、甘草、茯苓。功效：清热化痰，理气和胃。主治：以惊恐不安为主要表现的焦虑症。据观察，此类患者多体型偏胖，皮肤油腻，易惊恐、虚烦不得眠，多噩梦，精神恍惚，焦虑不安，易恶心，饮食不香，脉滑。发病与过度惊恐、突发性事件过多有关。喜、怒、悲、思，忧、恐、惊之气结成痰涎，状如破絮。方解：枳实破滞，半夏、陈皮、茯苓燥湿渗湿理气，甘草和中，竹茹开胃土之郁，凉肺金即所以平肝木也。此方更多用于伴有失眠、心悸、易惊恐的郁证患者，每取良效。

（八）心神失养

甘麦大枣汤

甘麦大枣汤是出自汉代《金匮要略》用于治疗脏躁的名方。由于中医无"抑郁症"病名，而抑郁症的症状与失眠、脏躁等类似，临床常用其治疗抑郁症及其他多种心身疾病，尤善养心安神，用于精神恍惚，自哭自笑，时悲时喜，舌淡红、苔光，脉沉细之肝火灼阴、神明被扰。药物组成：甘草、小麦、大枣。功效：养心安神，和中缓急。主治：忧思过度、心阴受损、肝气失调所致的脏躁。"妇人脏燥，喜悲伤欲哭泣，象如神灵所作，数欠伸"。脏躁以气血不足，肝气失和为本，因此用甘润之剂，调补脾胃，生化气血，养心安神，和中缓急最宜。方解：方中小麦为君药，养心阴，益心气，安心神，除烦热；甘草补益心气，和中缓急；大枣甘平质润，益气和中，润燥缓急。

刘大新教授治疗抑郁，临床见烦躁睡眠不安者，常合酸枣仁汤；多梦者，加龙骨，牡蛎；肝郁明显者，酌情加用合欢花、合欢皮、郁金、香附等药物。临证善用甘麦大枣汤配伍归脾汤治疗更年期抑郁，甘麦大枣汤配伍柴胡疏肝散加减治疗产后抑郁症，疗效显著。

（九）心脾两虚

归脾汤

归脾汤是养血安神之常用方，药物组成：白术、当归、茯神、黄芪、龙眼肉、远志、酸枣仁、木香、炙甘草、人参、生姜、大枣。功效：养血安神，补心益脾。主治：心脾气血两虚证；脾不统血证。方解：参、芪、术、草大队甘温之品补脾益气以生血，使气旺而血生；当归、龙眼肉甘温补血养心；茯神、酸枣仁、远志调肝助心，木香辛香而散，行气舒脾，复中焦运化之功，同时防大量益气补血药滋腻碍胃，使补而不滞，滋而不腻；加姜枣调和脾胃以资化源。全方共奏益气补血，健脾养心之功，心血足，脾气壮，劳伤心脾自然除。本方在治疗思虑过度，劳伤心脾，气血两虚而致的怔忡、失眠、郁证可取效。心脾两虚者，因思虑过度劳伤心脾而设的，在临床中刘大新教授考虑因思虑又兼有气机怫郁致病者更为取效。

（十）心肾阴虚

天王补心丹合六味地黄丸

载于《摄生秘剖》的天王补心丹，药物组成：人参、茯苓、玄参、丹参、桔梗、远志、当归、五味子、天冬、麦冬、柏子仁、酸枣仁、生地黄、朱砂。功效：滋阴清热，养血安神。主治：阴虚血少之神志不安证。方中生地黄滋肾阴泻火，养心血，为君药；玄参助生地黄壮水以制火，天冬、麦冬养肺阴以滋水之上源，丹参、当归补心血而安神，人参、茯苓益心气，柏子仁、远志宁心安神，五味子、酸枣仁敛心安神，桔梗载药上行，朱砂为衣，取其入心重镇安神。诸药合用，共成滋阴养血补心神之功。其中人参、麦冬、五味子是为"生脉散"，肺朝百脉，育有补肺而养心之意。治疗因思虑过度、心血不足之心神不宁、怔忡健忘的郁证。

六味地黄丸为滋补肾阴最为常用的方剂，主治肾阴不足，精血亏虚之证，熟地黄、山茱萸、山药、泽泻、丹皮、茯苓，可养肾阴亦可养肝阴。两方合用，补肺而养心益肾。其特点为滋阴凉补，治疗相对应的"郁证"最为合适。

刘大新教授临症用药不拘于一方，"无拘于郁证，亦无忘于郁证"，重视望闻问切、四诊合参。郁证的发病与个体的性格、心理、社会等因素息息相关。在问诊同时，观察患者性格特点、生活状态、人际关系等，了解心理症结所在。正谓"失志不遂之病，非排遣性情不可"，辨证用药准确的同时，再配以适当的心理疏导及护理，释放情绪，亦可增强用药之效。

附：其他常用方剂组成

补心通气散：人参、石菖蒲、橘红、米曲、当归、姜栀子、茯苓、甘草、香附

神香散：丁香、白豆蔻

六郁汤（《医学集成》）：香附、苍术、川芎、栀子、神曲、半夏

五味异功散：人参、茯苓、白术、甘草、陈皮

五君子煎：人参、白术、茯苓、炙甘草、干姜

大营煎：当归、熟地黄、枸杞子、炙甘草、杜仲、牛膝、肉桂

二陈汤：陈皮、半夏、茯苓、甘草

秘元煎：远志、山药、芡实、枣仁、白术、茯苓、炙甘草、人参、五味子、金樱子

固阴煎：人参、熟地黄、山药、山茱萸、远志、炙甘草、五味子、菟丝子

保阴煎：生地黄、熟地黄、芍药、山药、川续断、黄芩、黄柏、生甘草

四阴煎：生地黄、麦冬、白芍、百合、沙参、生甘草、茯苓

一阴煎：生地黄、熟地黄、芍药、麦冬、甘草、牛膝、丹参

寿脾煎：白术、当归、山药、炙甘草、酸枣仁、远志、莲子肉、人参

平胃散：厚朴、陈皮、苍术、炙甘草

调气平胃散：厚朴、陈皮、木香、乌药、白豆蔻、砂仁、白檀香、甘草、苍术、藿香、生姜

六君子汤：陈皮、半夏、人参、茯苓、白术、甘草

温胃饮：人参、白术、扁豆、陈皮、干姜、炙甘草、当归

大黄䗪虫丸：大黄、䗪虫、桃仁、杏仁、虻虫、水蛭、蛴螬、甘草、白芍、干漆、生地黄、黄芩

（崔鲁佳、矫璐璐）

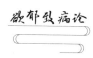

第十章　自我调节

一、欲郁致病与抑郁症概述

（一）欲郁致病的自我认知

人之欲是生命的固有属性和生存动力，是人类社会发展的原动力；人之欲是人类心理到身体的渴望和满足，是生命为了更好地适应主客观条件变化而逐步形成的。人的所有行为都是由欲和价值观所控制，且大多具有遗传学基础，这些欲引导着我们的行为。食欲、性欲、求知欲、占有欲、好胜欲、表现欲、猎奇欲、名利欲、享乐欲、权力欲是人的 10 种常见之欲。所求不得往往是抑郁症发病的一个重要原因。

美国心理学家亚伯拉罕·马斯洛认为人类价值体系存在两类不同的需求，一类是沿生物谱系上升方向逐渐变弱的本能或冲动，称为低级需求和生理需求；一类是随生物进化而逐渐显现的潜能或需求，称为高级需求。同时他把需求分成生理需求、安全需求、社会需求、尊重需求和自我实现需求 5 类，依次由较低层次到较高层次。需求也即是欲的开端，如叔本华所说"人之欲来源于可望而不可即"。欲又具有特殊的两面性，既有巨大的促进作用也会产生破坏作用。欲引领人类追求幸福、快乐，产生希望；而当欲过了头不能得到满足时便容易产生痛苦甚至灾难，也就是"郁"和"疾病"的开始。

《道德经》云："五色令人目盲；五音令人耳聋；五味令人口爽；驰骋畋猎，令人心发狂；难得之货，令人行妨。是以圣人为腹不为目，故去彼取此。"可见，圣人看待事物的标准"为腹不为目"，为身体生命不为"色、音、味、心"；"故去彼取此"，舍"色、音、味、心"而取身体生命。因此，提高对"欲"与"郁"的自我认识，是解决欲郁致病的基础。

（二）抑郁症概述

抑郁症又称抑郁障碍，属于心境障碍的一种亚型。以显著而持久的心境低落为主要临床特征，与其处境不相称，可以从闷闷不乐到悲痛欲绝，甚至发生木僵，严重者可出现幻觉、妄想等精神病性症状。我们通常俗称的抑郁症实际上指单相抑郁，心境障碍还有另外一个重要亚型，即双相情感障碍，又称双相障碍、躁郁症等。双相障碍一般指既有躁狂或轻躁狂发作，又有抑郁发作的一类心境障碍，其抑郁发作时与单相抑郁表现一致，躁狂发作时以情感高涨、思维奔逸、活动增多为主要表现。

抑郁症的发病机制目前尚不十分明确，大量研究表明遗传因素、神经生化因素和心理社会因素等对本病的发生有着密切的关系。其中，心理社会因素对抑郁的发生、发展、转归、预后均有着重要的影响。目前对于抑郁症的治疗主要采用口服抗抑郁药物。药物治疗主要通过调节体内神经递质的平衡来发挥治疗作用，不能影响到患者的自我认知，所以心理治疗和自我调节就显得尤为重要。

二、欲郁致病及抑郁症的几种自我调节方法

（一）阳光疗法

阳光是极好的天然抗"抑郁"良药，早晨的阳光效果最佳。意大利医生认为，如果每天早晨坚持跑步或散步 30～60 分钟，让面部晒晒温暖的阳光，抑郁心情即会消失。研究发现，人体对阳光的感知与位于脑内的内分泌器官——松果体有关。松果体对阳光十分敏感，能分泌 5- 羟色胺和褪黑素。在光照条件下，松果体细胞分泌 5- 羟色胺，使人愉悦；暗光条件下，松果体细胞分泌褪黑激素，诱导人们入眠，但也会使人消沉抑郁。一般情况下，阳光照射 10 秒后，体内肾上腺激素、性腺激素开始分泌，情感和精力生发集聚；阳光照射 2 分钟后，身体各器官代谢水平增加，心跳、呼吸加快，血压上升；阳光照射 8 分钟后，消极情绪减少。松果体的活动还具有明显的周期性，一昼夜中褪黑素的分泌量随光照而减少，随黑暗而增多。松果体的活动还呈现月、季、年的周期，科学家们认为松果体可能通过这种方式向中枢神经系统发出"时间信号"，从而影响机体的"生物钟"。所以，阳光疗法最适合治疗季节、节气、气候等变化引起的抑郁。

另外，阳光疗法还具有提高免疫力、降低"三高"水平、改善老年痴呆、缓解风湿等作用。当然，在使用阳光疗法时，也应该把握细节和技巧。比如尽量选择光照充足、空气新鲜、环境幽静的地方，选择光照不太强烈的时段，时间以 30～60 分钟为宜。

（二）运动疗法

研究发现，运动可以很好地缓解情绪，积极而有规律的运动锻炼对抑郁情绪亦有良好的预防和治疗效果。WHO 建议在标准抑郁治疗中实施身体锻炼，并在 2018 年启动促进身体活动的全球行动计划。同

时，由美国运动医学学会倡导的"运动是良医"，鼓励医生为病人治疗期间提供适当的身体锻炼计划。适当的运动，可以把心中所有的烦闷变成汗水发泄出去，进而转移注意力，摆脱负面情绪，不再执着关注疾病本身。运动可通过促进人体内啡肽、多巴胺、去甲肾上腺素和 5-羟色胺等内源物质分泌，给人以欣快感、愉悦感，对减轻心理压力具有重要作用。运动作为一种健康行为，在预防和对抗抑郁的各种方式中具有成本低、风险低的优势，可产生持续稳定的抗抑郁效果，因此这一方式更值得推广。可以说，运动是最有效、最切实、最经济、最舒适的心理治疗方案之一。

身体锻炼计划也因人而异，最好选择喜欢的运动。可以选择爬山、跑步、瑜伽、太极拳、易筋经、八段锦、气功等。研究显示，每周 3 次以上、每次锻炼 30 分钟以上、小到中等强度、25 ～ 36 次的锻炼疗程治疗抑郁效果更好，且身体锻炼合并其他治疗手段的疗效优于单一手段。未来可考虑将运动处方内容细化，以帮助抑郁患者更好地缓解病情。

（三）音乐疗法

如果不喜欢运动，可以尝试音乐疗法。打开音响，静静地欣赏音乐，或者去 KTV 唱一首欢快的歌曲。选取速度舒缓、优美抒情的音乐来缓解紧张状态，选取热情、欢快的音乐来调节肌肉和大脑的兴奋程度等，使患者心情舒畅、改善睡眠质量，缓解紧张和焦虑情绪。

音乐既是一种艺术手段，也是一种有效的心理治疗手段。音乐可以安神悦性，宣调气血，自古就是治病良方。音乐可以安神，"神"是人体生命的主宰，神气一乱，则百病皆生。中医调神可使整个人体血脉调和、气机通畅，从而百病全消。从中医学的角度讲，特定曲调的音乐有治疗疾病的作用。清代名医吴师机在《理瀹骈文》中提到："七情之病也，看花解闷，听曲消愁，有胜于服药矣。"欧阳修也提到："吾尝有幽忧之疾，而闲居不能治也，既而学琴于孙友道滋，受宫音数引，久而乐之，不知疾之在体也。"《管子·内业》曰："凡人之生也，必以平正。所以失之，必以喜怒忧患。是故止怒莫若诗，去忧莫若乐，节乐莫若礼，守礼莫若敬，守敬莫若静。内静外敬，能反其性，性将大定。"

中医认为，忧思过盛会伤及脾胃，而解忧最好的办法就是听音乐。五行的对应关系中脾属土，与土相对的五音是"宫"，所以忧思的人要多听音乐或者唱歌，以宫调的歌曲为宜。《灵枢·邪客》第七十一云："天有五音，人有五脏；天有六律，人有六腑。"《金峨山房医话》将五音疗疾做了进一步阐述："宫音悠扬谐和，助脾健运，旺盛食欲；商音铿锵肃劲，善制躁怒，使人安宁；角音通畅平和，善消忧郁，助人入眠；徵音抑扬顿挫，通调血脉，抖擞精神；羽音柔和透彻，发人遐思，启迪心灵。"因此，运用音乐疗法进行治疗，应充分考虑五行、五脏、五音之间的内在联系。

现代神经生理学研究发现，音乐对神经系统，特别是对大脑皮层有直接影响。所用乐曲的旋律、速度和音调不同，可分别使人产生镇静安定、轻松愉快、活跃兴奋等状态，达到调节情绪、稳定内环境、排忧、镇痛、降压、催眠等效果。

（四）婚姻、家庭疗法

抑郁发作时，患者常常表现为情绪低落、兴趣减少、思维迟缓、注意力和记忆力减退、自我否定、胃口变差、活动减少等，因此来自家人的鼓励和安慰极为重要。患者家属一定要对患者进行多方面帮助，以鼓励和安抚为主，减少摆事实、讲道理的处事方式；给予患者希望，多理解、多陪同、不催促，让其参与到家庭活动中。

保持家庭环境的安静和舒适在婚姻、家庭疗法中非常重要。当双相障碍患者处于狂躁期时，不要和患者进行有敌意或劝阻性谈话，不要聚会或长时间看电视、电影，以避免刺激患者，加重病情。应采用亲切和同情的态度鼓励患者说出内心的郁闷，给患者指导和帮助，使其能够适应环境、取得社会的支持。同时要保证患者有充足的睡眠，充足的睡眠和规律的生活可以防止疾病发作。当然，家人的关爱对患者康复最为重要，尤其是对有自杀倾向的病人。

（五）交际疗法

自我封闭是抑郁者最常见的做法，常表现为情绪低落、自我评价低，从而导致社交活动减少、兴趣匮乏、遇事退缩等，从而陷入恶性循环的怪圈。首先一定要改变患者这个做法，走出封闭空间，感受外面的世界。最好去阳光明媚、空气清新、绿植茂盛的地方，能够比较好地缓解心情。多参加社会活动，多接触朋友或出去旅游等可以改变这种恶性循环。坚持一段时间外出交往，负面情绪会慢慢消融，自信心也会重燃。

（六）饮食疗法

研究发现，人的喜怒哀乐与饮食有着密切关系。抑郁患者除了通过药物治疗和心理治疗外，饮食疗法效果也很明显。进食可以促进大脑多巴胺的释放，改善和稳定抑郁情绪，对于部分抑郁患者，进食有时会有意想不到的效果。长期的失眠或情绪起伏不定可消耗大量的能量，及时补充营养尤其是高蛋白、高纤维、高热能的食物有利于疾病的康复。同时应注意补充充足的水分，以维持脏腑正常需要，促进体内有害物质的排泄。另外，深海鱼、香蕉、葡萄柚、面包、点心、南瓜、温牛奶、龙眼肉、枸杞子、玫瑰花等有助于祛除抑郁情绪。当然，应忌食过量辛、辣、腌、熏类等刺激性食物。

（七）睡眠疗法

睡眠问题常常是抑郁即将发生的一个警告信号或原因，也会让患有躁郁症的人处于躁狂状态。抑郁患者因褪黑素分泌异常而导致生物钟紊乱，使得他们的睡眠结构异常。大脑得不到良好的休息，使焦虑抑郁情绪越来越严重。充足而有质量的睡眠可使很多问题产生新的思

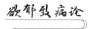

路。因此只有大脑得到充分休息，焦虑和抑郁才能慢慢好起来。

（八）宣泄疗法

宣泄是一种将内心的压力排解出去进而有效缓解抑郁情绪的方法，比如大哭、大喊等。通过宣泄内心的郁闷、愤怒和悲痛，可减轻或消除心理压力，避免引起精神崩溃，恢复心理平衡。"喜怒不形于色"不仅会加重不良情绪的困扰，还可导致某些心身疾病。对不良情绪的疏导与宣泄是自我调节的一种重要方法。

正确的宣泄方法应是合理的，打砸、吼叫、迁怒于人、找替罪羊（丈夫、妻子、孩子、同事），或发牢骚、讲怪话等都是不可取的。把自己的郁闷、烦恼、痛苦埋在心底，只会加剧自己的苦恼。而如果把心中的忧愁、烦恼、痛苦、悲哀等向亲朋好友倾诉出来，会感到舒畅很多。该哭的时候就痛痛快快地哭一场，释放积聚的能量，调整机体平衡。或者去做些自己喜欢且有利于身心健康的事情；如果遇到不开心的事情，可以找一个无人的角落放声大哭或者吼出来，以达到合理宣泄的目的。

（九）自嘲幽默疗法

自信是自嘲的基础，不自信不可能自嘲。用自嘲的姿态想事情，是跳出来旁观自己的过程。很多人害怕被攻击、被否定，需要被肯定、被赞赏。当人有超脱感、有底气的时候，才最容易把自我放下，从而反观自我，进行自我嘲讽。痛苦的根源不是外因，而是内心，90%的痛苦都来自于内心的看法。气顺，人生才顺。学会自嘲和幽默，一笑置之。

（十）正念冥想疗法

"正念"一词源于佛教，是对人本心的洞悉和净化。通过正念练习能够如实觉察身心变化，从而使烦恼得以解脱。从20世纪70年代开始，正念训练被广泛应用于医学、心理学及学校教育等各个领域。正念是一种有意识的自我调节方法，个体需将关注的焦点有意识地维持在当下内在或外部的体验上，并且对当时的任何状态均不做判断。有学者将其分为有意识的觉察、对内外刺激或经验的描述、保持觉知的行为、对内在体验不判断、对内在体验不反应5个要素。冥想是身心修习的一种行为，已被广泛应用到心理治疗和心灵成长活动中。冥想可以减少紧张、焦虑、抑郁等情绪，有规律地练习冥想会增强意识，有助于郁证患者获得启迪。正念冥想则是在正念理论的基础上产生的一系列冥想方法，其中包括正念减压疗法、正念认知疗法、禅修、内观、辩证行为疗法、接纳与承诺疗法等。

抑郁患者可在早晚时间进行正念冥想练习，练习时首先选择一个注意对象（声音、短语、词语、呼吸、运动感觉、身体感觉等），接着选取一个舒适的方式（坐着或躺下），轻轻闭上双眼，进行腹式呼吸，充分放松；然后慢慢调整呼吸，将注意力集中在注意对象或放在呼吸上，无论任何念头出现，都要以不推、不抗、不纠缠的心接纳它，只是单纯地冥想，注意对象或观察呼吸。每次大概训练10～15分钟，休息1～2分钟后回到正常从事的工作当中。每日练习45分钟左右，一周最少练习2～3次。研究表明，专注于注意对象或呼吸是身心一体的练习，可以让分离已久的身心开始融合，消除内在的思想对抗，回归本真的自我。正念冥想练习的时间越久，正念的水平可能越高，就越有助于降低负性情感，以积极的心态面对客观事物，从而提高主观幸福感。

三、不同阶段抑郁的自我调节

（一）青少年之郁

青少年时期是心理发育从幼稚逐步走向成熟的重要转折点，其发育尚不成熟，情绪尚未稳定，容易造成心理冲突。进而产生诸如矛盾、孤独、自卑、困惑等多种心理状况。同时该时期的青少年还面临着学习适应与学业压力问题、人际交往问题、恋爱问题，以及在此过程中出现的情绪和行为问题等。这些都是青少年之郁的根源所在。

针对青少年时期的特点，青少年应更注重自我调节。青少年之郁自我调节的主要任务就是了解自己和提高自我认知，建立正确的自我认同和坚强独立的自我意识。一方面需要认真而积极地自我反省；另一方面应在反省中避免情绪化，避免过于自信而变得骄傲，或者过于自卑，尽量用客观的眼光看自己，接纳自己产生的矛盾和孤独心理，并时常提醒自己尽力克服过度自卑和嫉妒心理。青少年可采用前述的阳光、运动、音乐、家庭、交际等几种自我调节方法。

（二）老年之郁

老年人健康状况正逐步成为突出的社会问题，良好的情绪是维持人的生理机能正常的前提。老年人最常见的心理健康问题是老年之郁，严重危害老年人的身心健康、生活质量，严重时甚至可导致自杀。人到老年之后，身体、心理的各种机能均呈现退化现象，尤其是退休后的老年人，其角色、地位、社会交往活动的变化，容易使其产生抑郁、孤独、自卑等情绪。而老年人的情感体验相对敏感，对情感表达倾向于内敛，同时又容易受到社会规范的影响。

老年抑郁已成为全社会共同关注的公共卫生问题，其治疗护理不仅限定在医疗机构，更应该从生活上关注老年人的饮食、活动、睡眠、行为、情感等，准确及时地识别和评估老年人的身体状况，预防老年抑郁的发生。老年抑郁常采用阳光、运动、婚姻、家庭、交际、饮食、睡眠、宣泄、正念冥想等几种自我调节方法。抑郁严重时需要服用抗抑郁药物。

（三）产后之郁

产后抑郁是女性常见的抑郁类型，通常发生在产后 6 周内，可持续整个产褥期，有些甚至持续数年。产后抑郁主要表现为情绪压抑、心情沮丧、行为孤独、焦虑、恐惧、易怒等，同时对自我评价减低，自责、自暴自弃，对生活缺乏信心等。

大部分轻度产后抑郁患者，通过家人的关爱和鼓励，合理膳食，适度运动，放松心情，以及进行相关心理治疗等可自愈，也可采用前面介绍的阳光、运动、音乐、婚姻、家庭、交际、饮食、睡眠、正念冥想等方法进行自我调节。抑郁严重时需要服用抗抑郁药物。

（四）更年期之郁

更年期除了表现为身体激素水平变化、神经内分泌系统紊乱等的相关症状外，往往会因为身体原因或外部压力导致心情烦躁郁闷，心情低落，情绪反复不定。严重者还会引起家庭矛盾，以及人际关系的变化，形成恶性循环。因此，当人进入中年后，应该从精神上、思想上、心理上、身体上、知识上 5 个方面去迎接这一自然的生理变化，注意保证合理的营养、良好的睡眠、积极乐观的生活态度、身心的健康。日常生活中应该积极调整心态，加强自我心理"抗震"能力。生活中要多参加社交活动，善于把心中的痛苦和烦恼倾诉出来，把消极情绪释放出来，缓解内心矛盾与冲突。可采用前面介绍的阳光、运动、音乐、婚姻、家庭、交际、饮食、睡眠、宣泄、自嘲和正念冥想等自我调节方法进行调节和预防。抑郁严重时需要服用抗抑郁药物。

（闫占峰、赵振海）

附 录

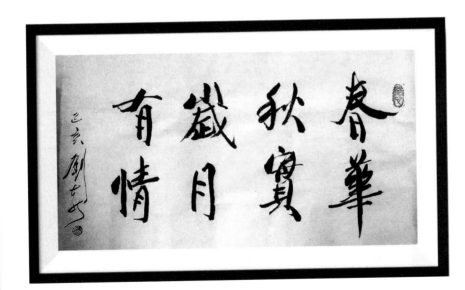

9 条目病人健康问卷抑郁量表

9 条目病人健康问卷抑郁量表（Patient Health Questionnaire-9，PHQ-9）由 Robort Spitzer 教授于 20 世纪 90 年代编制，由《基层医疗精神疾病评估工具》衍生而来，由 9 个条目组成，基于 DSM-IV（精神障碍诊断与统计手册第五版）中重性抑郁障碍诊断的 9 条症状标准，通过询问研究对象在过去两周有多少时间会受到 9 个方面的困扰及发生的频率进行抑郁的评价，界值分为 15 分，≥ 15 分提示有抑郁。见表 4。

表 4　9 条目病人健康问卷抑郁量表

	完全没有	有几天	超过一半时间	几乎每天
1. 没有兴趣或乐趣做事情				
2. 心情差、沮丧或者生活没有希望				
3. 难以入睡，或者容易醒，或睡得太多				
4. 感到疲倦或者没有精力				
5. 胃口差或者吃得过多				
6. 自我感觉很差，或者是个失败者，或者让自己或者家人失望				
7. 很难集中精神做事情，如看报纸或看电视				
8. 活动或讲话的速度很慢，别人都能看出来；或者相反，变得比平时更烦躁或坐立不安，走来走去				
9. 有活着不如死了好，或以某种方法伤害自己的想法				

评分规则：①完全没有 =0 分②有几天 =1 分③超过一半时间 =2 分④几乎每天 =3 分，总分 0 ～ 27 分。PHQ-9 量表的评分规则及治疗建

议见表5。

表5　PHQ-9量表的评分规则及治疗建议

分值	结果分析	治疗建议
0～4分	没有抑郁	无
5～9分	轻度抑郁	观察等待：随访时复查 PHQ-9
10～14分	中度抑郁	制定治疗计划，考虑咨询、随访和药物治疗
15～19分	中重度抑郁	积极药物治疗和心理治疗
20～27分	重度抑郁	立即首先选择药物治疗，若严重损伤或对治疗无效，建议转移至精神疾病专家处，进行心理治疗和综合治疗

PHQ-9简单易懂，操作方便，易掌握，对社区老年人群抑郁障碍诊断的灵敏度为88%，特异度为99%；适用于基层医疗单位、非精神科对抑郁的筛查，广泛应用于人群抑郁的判别和干预措施疗效的评价，是筛查抑郁的可靠工具。

抑郁自评量表

抑郁自评量表（Self-Rating Depression Scale，SDS）主要评分依据是项目定义的症状出现的频度，将20个项目的各个得分相加，即得粗分。标准分等于粗分乘以1.25后的整数部分，界值为53分。标准分（中国常模）（1）轻度抑郁：53～62分；（2）中度抑郁：63～72分；（3）重度抑郁：> 72分。带 * 为反向评分题。见表6。

表6　抑郁自评量表

下面有20个问题，请仔细阅读每一条，根据你最近一个星期的实际感受，在合适的方格内划一个"√"。

实际感觉	偶有	少有	常用	持续
1.我感到情绪沮丧	1	2	3	4
*2.我感到早晨心情最好	4	3	2	1

续表

实际感觉	偶有	少有	常用	持续
3. 我要哭或想哭	1	2	3	4
4. 我夜间睡眠不好	1	2	3	4
*5. 我吃饭像平时一样	4	3	2	1
*6. 我的性功能正常	4	3	2	1
7. 我感到体重减轻	1	2	3	4
8. 我为便秘感到烦恼	1	2	3	4
9. 我的心跳比平时快	1	2	3	4
10. 我无故感到疲劳	1	2	3	4
*11. 我的头脑像往常一样清楚	4	3	2	1
*12. 我做事情像平时一样不感到困难	4	3	2	1
13. 我坐卧不安，难以保持平衡	1	2	3	4
*14. 我对未来感到有希望	4	3	2	1
15. 我比平时更容易激怒	1	2	3	4
*16. 我觉得决定什么事很容易	4	3	2	1
*17. 我感到自己是有用的和不可缺少的人	4	3	2	1
*18. 我的生活很有意义	4	3	2	1
19. 假若我死了别人会过得更好	1	2	3	4
*20. 我仍旧喜爱自己平时喜爱的东西	4	3	2	1

SDS 能直观反映抑郁患者的主观感受，主要适用于具有抑郁症状的成年人，包括门诊及住院患者；SDS 对文化程度较低或智力水平稍差的人使用效果不佳；年龄、性别及经济状况对患者的量表评分无影响。目前有许多使用 SDS 测查我国人群抑郁水平的研究，但未见相关信度、效度检验报告。

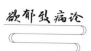

医院用焦虑抑郁量表

医院用焦虑抑郁量表（Hospital Anxiety and Depression Scale，HAD）包含焦虑、抑郁两个因子，各有7个项目（标记为D的因子评估抑郁，标记A的因子评估焦虑），每个项目采用0～3分的四级评分，界值为7分，8～10分为轻度焦虑抑郁症状（＋），11～14分为中度焦虑抑郁症状（＋＋），15～21分为重度焦虑抑郁症状（＋＋＋）。见表7。

表7 医院用焦虑抑郁量表

情绪在大多数疾病中起着重要作用，如果医生了解您的情绪变化，他们就能给您更多的帮助，请您阅读以下各个项目，在其中最符合您过去1个月的情绪评分上画一个圈。对这些问题的回答不要做过多考虑，立即做出的回答往往更符合实际情况。

1.我感到紧张（或痛苦）（A）		8.我对自己的仪容（打扮自己）失去兴趣（D）	
几乎所有时候	3	肯定	3
大多时候	2	并不像我应该做到的那样关心	2
有时候	1	我可能不是非常关心	1
根本没有	0	我仍像以往一样关心	0
2.我对以往感兴趣的事情还是有兴趣（D）		9.我有点坐立不安，好像感到非要活动不可（A）	
肯定一样	0	确实非常多	3
不像以前那样多	1	是不少	2
只有一点	2	并不很多	1
基本上没有了	3	根本没有	0
3.我感到有点害怕好像预感到什么可怕的事情要发生（A）		10.我对一切都是乐观地向前看（D）	
非常肯定和十分严重	3	差不多是这样做的	0
是有，但并不太严重	2	并不完全是这样做的	1
有一点，但并不使我痛苦	1	很少这样做	2
根本没有	0	几乎从来不这样做	3

续表

4. 我能哈哈大笑，并看到事物好的一面（D）		11. 我突然感到恐慌（A）	
我经常这样	0	确实很经常	3
我现在已经不大这样了	1	时常	2
现在肯定是不太多了	2	并非经常	1
根本没有	3	根本没有	0
5. 我心中充满烦恼（A）		12. 我好像感到情绪在渐渐低落（D）	
大多数时间	3	几乎所有时间	3
常常如此	2	很经常	2
时时，但不经常	1	有时	1
偶尔如此	0	根本没有	0
6. 我感到愉快（D）		13. 我感到有点害怕，好像某个内脏器官变坏了（A）	
根本没有	3	根本没有	0
并不经常	2	有时	1
有时	1	很经常	2
大多数	0	非常经常	3
7. 我能够安逸而轻松地坐着（A）		14. 我能欣赏一本好书或一项好的广播或电视节（D）	
肯定	0	常常	0
经常	1	有时	1
并不经常	2	并非经常	2
根本没有	3	很少	3

　　HAD 自评量表具有不拘于躯体化症状和操作简单的优势，平均测试时间仅为 5 分钟，更省时，更适合繁忙的临床工作，在综合性医院应用较为便捷快速，目前已广泛用于各类疾病患者的心理评估，具有较好的信度，但患者的受教育水平会影响结果的评估。

　　HAD 在耳鼻咽喉科患者中的应用分析发现：感音神经性聋、突发性聋等患者表现出显著焦虑抑郁症状，并且焦虑抑郁分值的严重程度与受教育程度具有相关性，表现为随着受教育程度的增高，其焦虑抑郁分值相对升高，提示医师在临床诊治过程中应注意综合治疗。

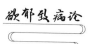

贝克抑郁量表

贝克抑郁量表（Beck Depression Inventory，BDI）由美国学者 Beck 于 1961 年编制，是最早的抑郁自评量表，为后来抑郁量表的编制奠定了基础，由 21 个条目组成。研究对象结合近 1 周的情况对每个条目进行自我评价，总分越高说明抑郁程度越严重。随后出现了结合 DSM–IV 制订的由 13 个条目组成的简版 BDI–II。

目前 BDI 的界值非常宽泛，国内还没有一致的标准。我国也只在青少年中做过 BDI–II 的信效度评价，提示该量表具有良好的效标效度，这证明 BDI–II 中文版适用于中国青少年。见表 8。

表 8　贝克抑郁量表

说明：这份问卷有 21 组陈述。仔细阅读每一组陈述，然后根据您近一周（包括今天）的感觉，从每一组选一条最适合您情况的项目，将旁边的数字圈起来。先把每组陈述全部看完，再选择圈哪个项目。

一	0. 我不感到悲伤 1. 我感到悲伤 2. 我始终悲伤，不能自制 3. 我太悲伤或不愉快，不堪忍受
二	0. 我对将来并不失望 1. 对未来我感到心灰意冷 2. 我感到前景暗淡 3. 我觉得将来毫无希望，无法改善
三	0. 我没有感到失败 1. 我觉得比一般人失败要多一些 2. 回首往事，我能看到的是很多次失败 3. 我觉得我是一个完全失败的人
四	0. 我和以前一样，从各种事件中得到满足 1. 我不像往常一样从各种事件中得到满足 2. 我不再能从各种事件中得到真正的满足 3. 我对一切事情都不满意或感到枯燥无味

五	0. 我不感到罪过 1. 我在相当部分的时间里感到罪过 2. 我在大部分时间里觉得有罪 3. 我在任何时候都觉得有罪
六	0. 我没有觉得受到惩罚 1. 我觉得可能受到惩罚 2. 我预料将受到惩罚 3. 我觉得正受到惩罚
七	0. 我对自己并不失望 1. 我对自己感到失望 2. 我对自己感到讨厌 3. 我恨我自己
八	0. 我觉得我并不比其他人更不好 1. 我对自己的弱点和错误要批判 2. 我在所有的时间里都责备自己的过错 3. 我责备自己把所有的事情都弄坏了
九	0. 我没有任何想弄死自己的想法 1. 我有自杀的想法，但我不会去做 2. 我想自杀 3. 如果有机会我就自杀
十	0. 我哭泣和往常一样 1. 我比往常哭得多 2. 我现在一直要哭 3. 我过去能哭，但现在要哭也哭不出来
十一	0. 和过去相比，我现在生气并不多 1. 我现在比往常更容易生气发火 2. 我觉得现在所有的时间都容易生气 3. 过去使我生气的事，现在一点也不能使我生气了
十二	0. 我对其他人没有失去兴趣 1. 和过去相比，我对别人的兴趣减少了 2. 我对别人的兴趣大部分失去了 3. 我对别人的兴趣已全部丧失了

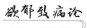
十三	0. 我作决定和过去一样好 1. 我推迟作出决定比过去多了 2. 我作决定比以前困难大得多 3. 我再也不能作出决定了
十四	0. 我觉得看上去我的外表并不比过去差 1. 我担心看上去我显得老了，没有吸引力了 2. 我觉得我的外貌有些固定的变化，使我难看了 3. 我相信我看起来很丑陋
十五	0. 我工作和以前一样好 1. 要着手做事，我现在要额外花些力气 2. 无论做什么事我必须努力 3. 我什么工作也不能做了，催促自己才行
十六	0. 我睡觉与往常一样好 1. 我睡觉不如过去好 2. 我比往常早醒 1～2 小时，难以再入睡 3. 我比往常早醒几个小时，不能再睡
十七	0. 我并不感到比往常更疲乏 1. 我比过去更容易感到疲乏 2. 几乎不管做什么，我都感到疲乏无力 3. 我太疲乏无力，不能做任何事情
十八	0. 我的食欲与往常一样 1. 我的食欲不如过去好 2. 我现在的食欲差得多了 3. 我一点也没有食欲了
十九	0. 最近我的体重并无很大减轻 1. 我的体重下降 2.3 千克以上 2. 我的体重下降 4.5 千克以上 3. 我的体重下降 6.8 千克以上
二十	0. 我对最近的健康状况并不比往常更担心 1. 我担心身体上的问题，如胃痛 2. 我非常担心身体问题，想别的事情很难 3. 我对身体问题如此担忧，以致不能想其他任何事情

续表

二十一	0. 我没有发现我对性的兴趣最近有什么变化
	1. 我对性的兴趣比过去降低了
	2. 现在我对性的兴趣又有很大下降
	3. 我对性的兴趣已经完全丧失

评分规则：0～4分为无抑郁，5～7分为轻度抑郁，8～15分为中度抑郁，16分以上为重度抑郁。

老年抑郁量表

老年抑郁量表（Geriatric Depression Scale，GDS）由 Yesavage 等于1982年编制，由30个条目组成，采用方便回答的"是"与"否"作为答案。总分值越高抑郁越严重，常用于老年人抑郁症状的初筛。1986年 Sheikh 和 Yesavage 在 GDS-30 的基础上减少问卷条目，开发出简版 GDS-15，并引入国内。

GDS 不包含食欲下降、睡眠障碍等在正常老年人中也常见的躯体症状，回答方式简单。因此，该量表在老年人群评价抑郁状况、分析影响因素以及评估干预疗法中应用较为广泛。回答"是"记为1分，"否"记为0分（其中带 * 为反向评分，回答"是"记为0分，"否"记为1分）。0～10分可视为正常范围，即无抑郁，11～20分显示轻度抑郁，21～30分为中重度抑郁。该量表可用口述或书面回答两种方式检查，如用书面形式，须在每个问题后印有（是/否），见表9。

表9 老年抑郁量表

选择最切合您最近1周感受的答案

*1. 你对生活基本上满意吗？（是/否）

2. 你是否已放弃了许多活动与兴趣？（是/否）

3. 你是否觉得生活空虚？（是/否）

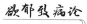

4. 你是否常感到厌倦？（是 / 否）

*5. 你觉得未来有希望吗？（是 / 否）

6. 你是否因为脑子里一些想法摆脱不掉而烦恼？（是 / 否）

*7. 你是否大部分时间精力充沛？（是 / 否）

8. 你是否害怕会有不幸的事落到你头上？（是 / 否）

*9. 你是否大部分时间感到幸福？（是 / 否）

10. 你是否常感到孤立无援？（是 / 否）

11. 你是否经常坐立不安，心烦意乱？（是 / 否）

12. 你是否希望待在家里而不愿去做些新鲜事了（是 / 否）

13. 你是否常常担心将来？（是 / 否）

14. 你是否觉得记忆力比以前差？（是 / 否）

*15. 你觉得现在活着很惬意吗？（是 / 否）

16. 你是否常感到心情沉重、郁闷？（是 / 否）

17. 你是否觉得现在这样活着毫无意义？（是 / 否）

18. 你是否总为过去的事忧愁？（是 / 否）

*19. 你觉得生活很令人兴奋吗？（是 / 否）

20. 你开始一件新的工作很困难吗？（是 / 否）

*21. 你觉得生活充满活力吗？（是 / 否）

22. 你是否觉得你的处境已毫无希望？（是 / 否）

23. 你是否觉得大多数人比你强得多？（是 / 否）

24. 你是否常为些小事伤心？（是 / 否）

25. 你是否常觉得想哭？（是 / 否）

26. 你集中精力有困难吗？（是 / 否）

*27. 你早晨起来很快活吗？（是 / 否）

28. 你希望避开聚会吗？（是 / 否）

*29. 你做决定很容易吗？（是 / 否）

*30. 你的头脑像往常一样清晰吗？（是 / 否）

流调中心抑郁量表

流调中心抑郁量表（The Center for Epidemiological Studies Depression Scale，CES–D）由美国国立精神卫生研究院的 Radolff 于 1977 年编制，借鉴了 BDI、SDS 和明尼苏达多项人格测验抑郁量表，共 20 个条目。在应用中 CES–D20 存在作答时间过长、被试情绪负荷较高及项目内容敏感等问题，因此多种简版量表如 CES–D10、CES–D13 相继出现，与原版有很高的一致性。

在我国，CES–D 及其简版广泛应用于社区、农村等人群抑郁状况的初步筛查，是抑郁症状测评的可靠工具，但 CES–D 不能用于临床目的及治疗过程中严重程度变化的监测，仅适用于流行病学调查。见表 10。

表 10　流调中心抑郁量表

在过去的 1 周里出现的症状	偶尔（少于1天）	有时或少许（3~4天）	时常或一半的时间（3~4天）	多数时间或持续（5~7天）
1. 一些通常并不困惑我的事使我心烦	0	1	2	3
2. 我不想吃东西；我胃口不好	0	1	2	3
3. 我觉得即便有爱人和朋友帮助也无法摆脱这种苦恼	0	1	2	3
4. 我感觉同别人一样好	3	2	1	0
5. 我很难集中精力做事	0	1	2	3
6. 我感到压抑	0	1	2	3
7. 我感到什么事都很吃力	0	1	2	3
8. 我觉得未来有希望	3	2	1	0
9. 我认为我的生活一无是处	0	1	2	3

在过去的1周里 出现的症状	偶尔 （少于 1天）	有时 或少许 （3～4天）	时常或一 半的时间 （3～4天）	多数时间 或持续 （5～7天）
10. 我感到恐惧	0	1	2	3
11. 我睡觉不解乏	0	1	2	3
12. 我很幸福	3	2	1	0
13. 我比平时话少了	0	1	2	3
14. 我感到孤独	0	1	2	3
15. 人们对我不友好	0	1	2	3
16. 我生活快乐	3	2	1	0
17. 我曾经放声痛哭	0	1	2	3
18. 我感到忧愁	0	1	2	3
19. 我觉得受到别人厌恶	0	1	2	3
20. 我走路很慢	0	1	2	3

问题4、8、12和16内容是正向的。评分等于所有问题的得分之和：最小分0，最大分60；＞16评分，处于抑郁的危险；评分结果不证明抑郁，但是得分越高，抑郁的可能性越大。

汉密尔顿抑郁量表

汉密尔顿抑郁量表（HAMD）由 Hamilton 于1967年编制，有17项和24项两个版本，可归纳为7个因子结构，包括：①焦虑／躯体化；②体质量；③认知障碍；④日夜变化；⑤迟缓；⑥睡眠障碍；⑦绝望感。用于评价研究对象当时或最近1周的情况，并根据总分判断研究对象的抑郁状态，大部分项目采用0～4分的五级评分，少数项目为0～2分的三级评分；按照 Gibbons 等的划分，总分＞35分为严重抑郁；＞20分可能是轻度或中度的抑郁；＜8分则无抑郁症状。

HAMD 为公认的经典抑郁评定量表，方法简单，便于掌握，适用于多种疾病包括躯体疾病伴发抑郁症状的评定，平均耗时 15 ～ 20 分，主要取决于患者的病情严重程度及合作情况。

HAMD 是应用最为广泛的抑郁症状他评量表之一，可用于抑郁障碍的诊断以及严重程度、抗抑郁药物治疗效果的评定，常作为编制其他量表的校标和临床验证的金标准。

HAMD 大部分项目采用 0 ～ 4 分的 5 级评分法。各级的标准为：无（0 分）；轻度（1 分）；中度（2 分）；重度（3 分）；极重度（4 分）。少数项目采用 0 ～ 2 分的 3 级评分法，其分级的标准为：无（0 分）；轻～中度（1 分）；重度（2 分）。见表 11。

表 11　汉密尔顿抑郁量表

项目		评分标准	无	轻度	中度	重度	极重度
一	抑郁情绪	0. 未出现 1. 只在问到时才诉述 2. 在访谈中自发地描述 3. 不用言语也可以从表情、姿势、声音或欲哭中流露出这种情绪 4. 病人的自发言语和非语言表达（表情、动作）几乎完全表现为这种情绪	0	1	2	3	4
二	有罪感	0. 未出现 1. 责备自己，感到自己已连累他人 2. 认为自己犯了罪，或反复思考以往的过失和错误 3. 认为疾病是对自己错误的惩罚，或有罪恶妄想 4. 罪恶妄想伴有指责或威胁性幻想	0	1	2	3	4

项目		评分标准	无	轻度	中度	重度	极重度
三	自杀	0.未出现 1.觉得活着没有意义 2.希望自己已经死去，或常想与死亡有关的事 3.消极观念（自杀念头） 4.有严重自杀行为	0	1	2	3	4
四	入睡困难	0.入睡无困难 1.主诉入睡困难，上床半小时后仍不能入睡（要注意平时病人入睡的时间） 2.主诉每晚均有入睡困难	0	1	2		
五	睡眠不深	0.未出现 1.睡眠浅多噩梦 2.半夜（晚12:00以前）曾醒来（不包括上厕所）	0	1	2		
六	早醒	0.未出现 1.有早醒，比平时早醒1小时，但能重新入睡 2.早醒后无法重新入睡	0	1	2		
七	工作和兴趣	0.未出现 1.提问时才诉说 2.自发地直接或间接表达对活动、工作或学习失去兴趣，如感到没精打采，犹豫不决，不能坚持或需强迫自己去工作或劳动 3.病室劳动或娱乐不满3小时 4.因疾病而停止工作，住院病者不参加任何活动或者没有他人帮助便不能完成病室日常事务	0	1	2	3	4

项目		评分标准	无	轻度	中度	重度	极重度
八	迟缓	0. 思维和语言正常 1. 精神检查中发现轻度迟缓 2. 精神检查中发现明显迟缓 3. 精神检查进行困难 4. 完全不能回答问题（木僵）	0	1	2	3	4
九	激越	0. 未出现异常 1. 检查时有些心神不定 2. 明显心神不定或小动作多 3. 不能静坐，检查中曾起立 4. 搓手、咬手指、头发、咬嘴唇	0	1	2	3	4
十	精神 焦虑	0. 无异常 1. 问及时诉说 2. 自发地表达 3. 表情和言谈流露出明显忧虑 4. 明显惊恐	0	1	2	3	4
十一	躯体性 焦虑	指焦虑的生理症状，包括口干、腹胀、腹泻、打呃、腹绞痛、心悸、头痛、过度换气和叹息，以及尿频和出汗等 0. 未出现 1. 轻度 2. 中度，有肯定的上述症状 3. 重度，上述症状严重，影响生活或需要处理 4. 严重影响生活和活动	0	1	2	3	4
十二	胃肠道 症状	0. 未出现 1. 食欲减退，但不需他人鼓励便自行进食 2. 进食需他人催促或请求和需要应用泻药或助消化药	0	1	2		

项目		评分标准	无	轻度	中度	重度	极重度
十三	全身症状	0. 未出现 1. 四肢，背部或颈部沉重感，背痛、头痛、肌肉疼痛、全身乏力或疲倦 2. 症状明显	0	1	2		
十四	性症状	指性欲减退、月经紊乱等 0. 无异常 1. 轻度 2. 重度 （不能肯定，或该项对被评者不适合不计入总分）	0	1	2		
十五	疑病	0. 未出现 1. 对身体过分关注 2. 反复考虑健康问题 3. 有疑病妄想，并常因疑病而去就诊 4. 伴幻觉的疑病妄想	0	1	2	3	4
十六	体重减轻	按 A 或 B 评定 A 按病史评定 0. 不减轻 1. 患者述可能有体重减轻 2. 肯定体重减轻 B 按体重记录评定 0. 一周内体重减轻 0.5 千克以内 1. 一周内体重减轻超过 0.5 千克 2. 一周内体重减轻超过 1 千克	0	1	2		
十七	自知力	0. 知道自己有病，表现为忧郁 1. 知道自己有病，但归咎伙食太差、环境问题、工作过忙、病毒感染或需要休息 2. 完全否认有病	0	1	2	3	4
总分							

抑郁症中医证候诊断标准中证－症对应关系研究

现代医学应用隐变量分析方法，确定了抑郁症各证候与症状、体征之间的对应关系，即抑郁症患者肝郁证、脾气虚证、心血虚证、痰证、火证5个常见证候的临床症状对应关系，强调建立中医辨证标准应体现四诊合参、病证结合的原则。

肝郁证：自卑，绝望感，有罪感，思维迟缓，运动迟缓，情绪抑郁，口苦，失眠，胸胁胀痛，善太息。

脾气虚证：倦怠乏力，静而少动，纳呆，腹胀，健忘，注意障碍，便溏，嗜睡。

心血虚证：心悸，易惊胆怯，烦躁，焦虑，善悲易哭，偏执，自知力异常，多梦。

痰证：胸闷，咽部异物感，恶心，痰多，头晕，嗳气，强迫症状。

火证：便秘，疑病，易怒，面红、舌红、苔黄、嗳气。

针对普通人群应提倡专科抑郁量表，避免网络趣味测试的误导。上述测评量表多为西方引进，文化环境差异、翻译偏差、引进时间、常模及标准的不同，并不能完全适用于我国人群，实施应用还要考虑不同量表的特点。如自评量表短小，耗时少，可多次重复测量；减少偏见误差，客观反映了患者对自身病情的评价，有利于自我管理；生活质量、治疗满意度等问题也是他人无法感受替代的。他评量表更加规范，有利于学术交流；可观察及评估患者自身觉察不到的某些疾病表现，甚或对病情的隐瞒；不受患者文化程度、理解能力的影响；更适用于小规模、封闭性临床研究。若二者联合应用，患者病情收集更加全面详尽，更有利于评估、治疗。

研究发现纸版和电子版量表之间有高度的相关性，随着手机等触屏电子设备的广泛应用，电子化数据的采集越来越便捷，在抑郁症患者的诊疗评估中应用电子化患者报告结局（electronic patient-reported outcome，ePRO）技术，显著提高了数据收集能力，形成了更完整、准确的专业数据集合，克服了纸版量表不能实时连续监测的缺点，有助于抑郁症的规范化治疗。

（丁　雷）

参考文献

［1］郑磊磊，李惠春.常用焦虑及抑郁评估量表［J］.中华全科医师杂志，2016，15（5）：334-336.

［2］王哲，胡随瑜，陈泽奇，等.简明抑郁症中医证候自评量表初步编制.中国行为医学科学［J］，2005，14（10）：945-947.

［3］周炯，王荫华.焦虑抑郁量表评价分析［J］.中国心理卫生杂志，2006，20（10）：665.

［4］姜荣环.解读抑郁焦虑评估量表［J］.中国全科医学，2013，16（10）：36-40.

［5］金婷，张磊晶.我国常用的抑郁自评量表介绍及应用［J］.神经疾病与精神卫生，2017，17（5）：366-369.

［6］严梦琴，肖水源，胡宓.我国一些抑郁量表的中文翻译与信效度问题［J］.中国心理卫生杂志，2016，30（7）：501-505.

［7］杨川，张素素，赵菊梅，等.医院焦虑抑郁量表在耳鼻咽喉科患者中的应用分析［J］.中国耳鼻咽喉头颈外科，2017，24（8）：413-416.

［8］施慎逊，黄悦勤，陈致宇，等.抑郁症、强迫症及进食障碍研究新进展［J］.中国心理卫生杂志，2017，31（12）：4-6.

［9］刘嫚，陈旭，王刚.抑郁症患者量表评估研究进展［J］.中国医刊，2018，53（4）：373-374.

［10］陈丽萍，许崇涛.抑郁症患者认知功能的脑功能影像学研究进展［J］.国际精神病学杂志，2012，39（1）：17-21.

［11］张晶，徐茜，杨紫君，等.抑郁症患者认知功能评估方法的研究进展［J］.中国老年学杂志，2018，38（15）：3810-3813.

［12］罗兰兰，张勉.抑郁症患者认知功能障碍的研究进展［J］.国际精神病学杂志，2005，32（3）：159-162.

［13］瞿伟，谷珊珊.抑郁症治疗研究新进展［J］.第三军医大学学报，2014，36（11）：1113-1117.

［14］吴崇胜，陈家旭，袁海宁，等.抑郁症中医证候诊断标准中证－症对应关系研究［J］.中华中医药杂志，2009，24（4）：507-510.

［15］孙晓艳，李怡雪，余灿清，等.中文版抑郁量表信效度研究的系统综述［J］.中华流行病学杂志，2017，38（1）：110-116.

［16］刘平.老年抑郁量表［M］//汪向东.心理卫生评定量表手册（增订版）.北京：中国心理卫生杂志社，1999：217-218.

［17］施慎逊，陈致宇，张斌，等.全球抑郁症研究最新进展［J］.中国医师杂志，2015，229-232.

［18］李凌江，马辛.中国抑郁障碍防治指南（第二版）［M］.北京：中华医学电子音像出版社，2015.

［19］张焱.社会人文因素对《黄帝内经》养生学思想的影响［J］.南京中医药大学学报（社会科学版），2010，11（4）：201-204.

［20］张宏邈，谷松.《伤寒论》四逆散证病机辨识［J］.实用中医内科杂志，2017，31（2）：67-69.

［21］王檬，刘瑞涛，杨进.社会因素与健康［J］.基因组学与应用生物学，2015，34（9）：1860-1864.

［22］何茹，于方舟.夫妻关系冲突对子女心理健康影响研究进展［J］.中国公共卫生，2015，31（4）：525-528.

［23］詹奕，李海峰，陈天勇，等.老年人的家庭和非家庭社会关系与生活满意度的关系［J］.社会精神病学，2015，29（8）：593-598.

［24］胡小勇，杨沈龙，钟琪等.社会阶层与健康的关系："社会－心理－生理"机制［J］.科学通报，2019，64（2）：194-205.

［25］夏梦幻，王庆其.中医论治郁证研究概述［J］.浙江中医杂志，2019，54（7）：544.

［26］蒋健.郁证发微（五）——郁证疼痛论［J］.上海中医药杂志，2015，49（12）：5.

［27］王静，滕晶.基于"郁闷不舒状态"之因郁致病与因病致郁［J］.吉林中医药，2014，34（6）：546.

［28］何雅琪，陈露洁，周剑宇，等.李丹丹从脾论治焦虑症经验［J］.湖南中医杂志，2019，35（6）：19.

［29］蒋健.郁证发微（十七）——郁证眩晕论［J］.上海中医药杂志，2016，50（12）：4.

［30］叶影，王德龙，夏永良.夏永良运用血府逐瘀汤治疗郁证经验［J］.浙江中西医结合杂志，2018，28（2）：157.

［31］邢风举，颜新.论因病致郁对病势和病情转归影响的重要性［J］.上海中医药杂志，2017，32（1）：34.

［32］李桂德，田军彪.中药治疗广泛性焦虑症的研究近况［J］.河北中医药学报，2018，33（6）：55.

［33］万文蓉.张仲景小柴胡汤临床运用发微［J］.中华中医药杂志，2013，28（1）：124.

［34］Coons SJ，Eremenco S，Lundy JJ，et al.Capturing patient-reported outcome（PRO）data electronically：the past，present，and promise of ePRO measurement in clinical trials［J］.Patient，2015，8（4）：301-309.

［35］Muehlhausen W，Doll H，Quadri N，et al.Equivalence of electronic and paper administration of patient-reported outcome measures：a systematic review and meta-analysis of studies conducted between 2007 and 2013［J］.Health and Quality of Life Outcomes，2015，13：167.